D1701141

Hans-Jürgen Tietz
Horst Ulbricht

Humanpathogene Pilze der Haut
und Schleimhäute

Hoechst Marion Roussel

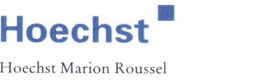

Hoechst Marion Roussel
Das Pharma-Unternehmen von Hoechst

Hans-Jürgen Tietz
Horst Ulbricht

Humanpathogene Pilze der Haut und Schleimhäute

Entnahme
Anzucht
Differenzierung

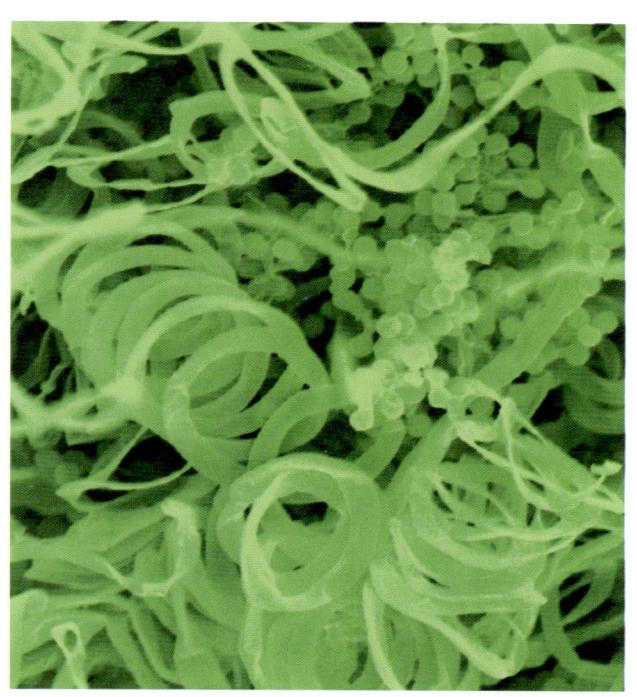

schlütersche

*Die Deutsche Bibliothek -
CIP-Einheitsaufnahme*

*Tietz, Hans-Jürgen:
Humanpathogene Pilze der Haut und Schleimhäute:
Entnahme, Anzucht, Differenzierung /
Hans-Jürgen Tietz / Horst Ulbricht. -
Hannover: Schlütersche, 1999
ISBN 3-87706-540-6*

© *1999 Schlütersche GmbH & Co. KG,
Verlag und Druckerei,
Hans-Böckler-Allee 7, 30173 Hannover*

*Alle Rechte vorbehalten. Das Werk ist
urheberrechtlich geschützt. Jede Verwertung
außerhalb der gesetzlich geregelten Fälle
muß vom Verlag schriftlich genehmigt
werden.*

*Eine Markenbezeichnung kann warenzeichen-
rechtlich geschützt sein, ohne daß dies besonders
gekennzeichnet wurde.*

Anschrift der Autoren

Prof. Dr. med. habil. Hans-Jürgen Tietz

Klinik für Dermatologie, Venerologie und
Allergologie mit Asthmapoliklinik
Campus Charité Mitte,
Universitätsklinikum Charité
Medizinische Fakultät der Humboldt-Universität
zu Berlin
Schumannstraße 20-21
10117 Berlin

Dr. rer. nat. Horst Ulbricht

"Chefmykologe" der Hoechst Marion Roussel
Deutschland GmbH
Königsteiner Straße 10
65796 Bad Soden am Taunus

Bildmaterial

*Prof. Dr. med. habil. Hans-Jürgen Tietz, Berlin
Dr. Michael Hopp, Berlin
Dr. rer. nat. Horst Ulbricht, Bad Soden
Jo. Relling, Neu Anspach*

Grafische Gestaltung

Grafik-Studio Jo. Relling, Neu Anspach

Druck

*Schlütersche GmbH & Co. KG,
Verlag und Druckerei,
Hans-Böckler-Allee 7
30173 Hannover*

**Die Autoren danken der
Hoechst Marion Roussel Deutschland GmbH
für die freundliche Unterstützung bei
der Realisierung dieses Buches,
ohne deren Förderung dieses Projekt
nicht hätte realisiert werden können.**

Inhaltsverzeichnis

1. Warum überhaupt mykologische Diagnostik? 8

2. Der mykologische Arbeitsplatz 11

3. Die korrekte Materialentnahme 12

    3.1   Hautschuppen 12
    3.2   Haare 14
    3.3   Nagelmaterial 16
    3.4   Pilzinfektion des männlichen Genitale 17
    3.5   Pilzinfektion des weiblichen Genitale 17

4. Aufarbeiten des Patientenmaterials 18

    4.1   Im Nativpräparat 18
    4.1.1 Spezialfall Haare 21
    4.2   Anlegen einer Primärkultur 22

5. Die gebräuchlichsten Nährmedien in der Mykologie 23

    5.1   Kimmig-Agar 23
    5.2   Sabouraud-Glucose-Agar 23
    5.3   Reis-Agar 23
    5.4   Selektiv-Agar 24
    5.5   Differenzierungsmedien 26
    5.5.1 Urease-Agar 26
    5.5.2 Kartoffel-Glucose-Agar 27

6. Erstellen eines Agar-Nährbodens unter Praxisbedingungen 28

    6.1   Arbeitsvorbereitung Nährmedium 28
    6.2   Arbeitsvorbereitung Druck-/Schnellkochtopf 28
    6.3   Durchführung der Sterilisation 28
    6.4   Herstellen der Agar-Platten 29
    6.5   Schrägagar-Röhrchen 32

7. Mykologische Darstellungstechniken von Primärkulturen zur Pilzdifferenzierung ... 36

- 7.1 Zupfpräparat ... 36
- 7.2 Klebestreifen- (Abriß-) Präparat ... 37
- 7.3 Direktmikroskopie der Pilzkultur ... 39
- 7.4 Objektträger-Kultur ... 40
- 7.5 Ito-Refai (Petrischalen-) Kultur ... 41

8. Fachgerechte Beseitigung von Pilzkulturen ... 42

9. Differentialdiagnostische Charakteristika humanpathogener Pilze ... 44

- 9.1 Einleitung und Grundbegriffe ... 46
- 9.2 Kurzbeschreibung des mikroskopischen Erscheinungsbildes ... 60
- 9.3 Artcharakteristika ausgewählter Dermatophytenarten ... 66
- 9.3.1 Häufige Erreger in der Praxis ... 68
- 9.3.2 Faviforme Erreger ... 106
- 9.3.3 Seltene Dermatophytenarten ... 118
- 9.4. Artcharakteristika ausgewählter Hefearten ... 128
- 9.4.1 Reisplattenkultur ... 138
- 9.4.2 Kurzbeschreibung des mikroskopischen Erscheinungsbildes ... 146
- 9.5 Artcharakteristika ausgewählter Schimmelpilze ... 154

10. Literaturverzeichnis ... 166
11. Stichwortregister ... 168

Die rechtsstehende elektronenmikroskopische Aufnahme zeigt Makrokonidien des Dermatophyten Microsporum cookei

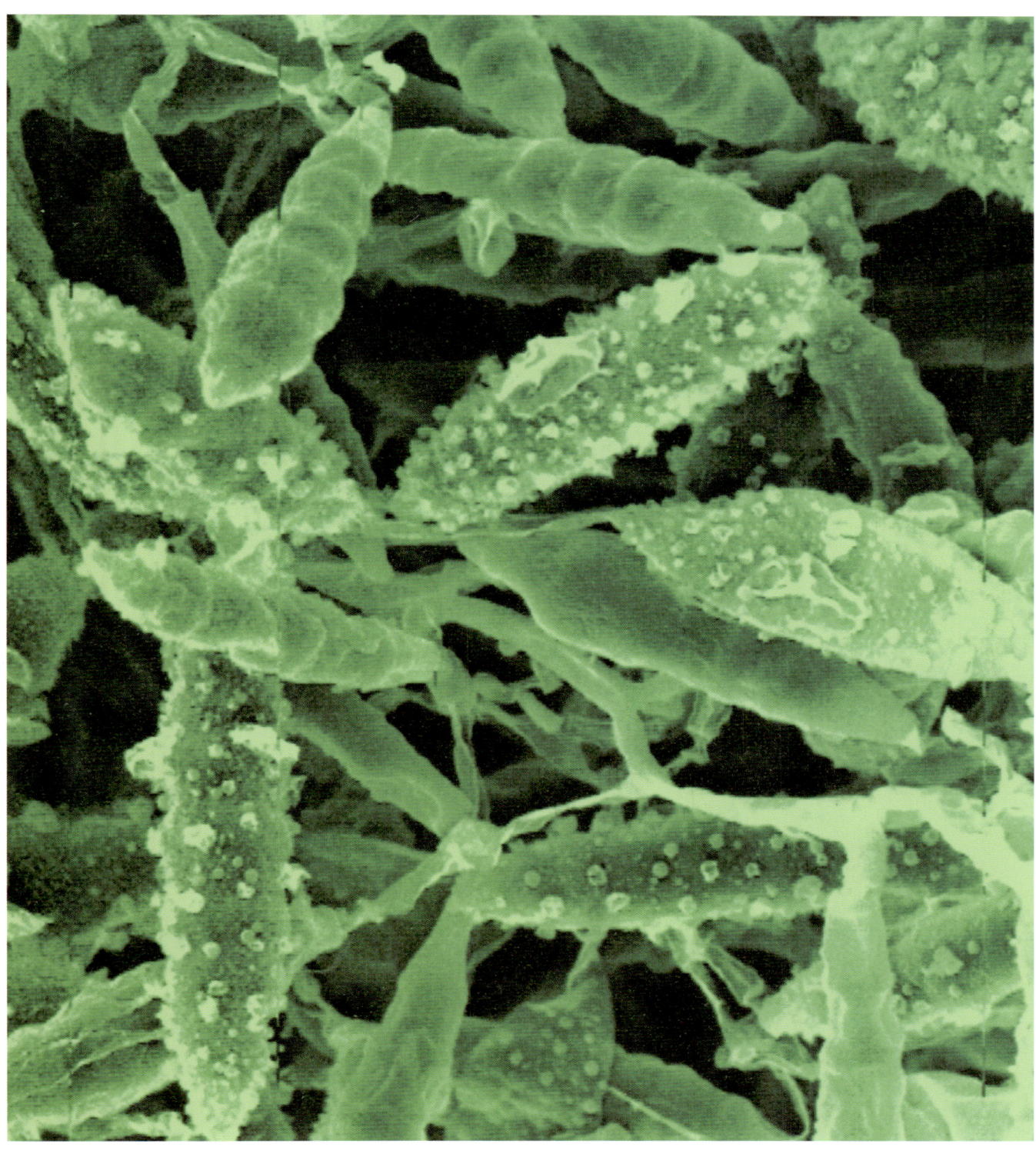

1. Warum überhaupt mykologische Diagnostik?

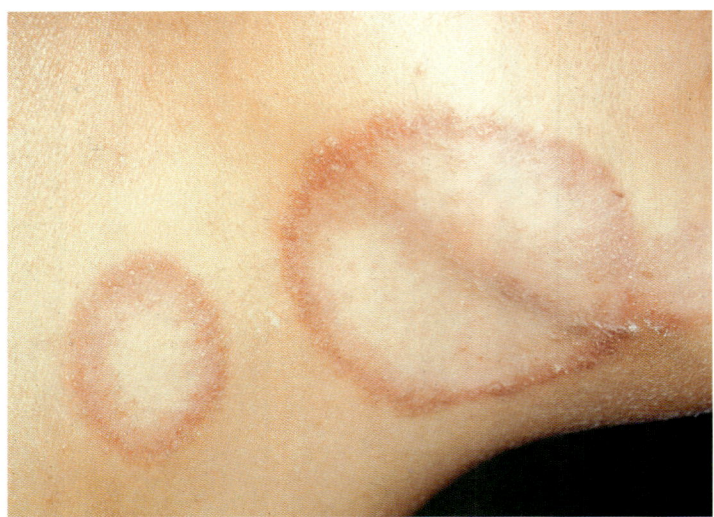

Abb. 1: Klinische Zeichen einer Tinea faciei trichophytica, hervorgerufen durch Trichophyton mentagrophytes variatio granulosum. Infektionsquelle: Meerschweinchen.

Pilze können auf der Haut die unterschiedlichsten Reaktionen hervorrufen.

Nur in seltenen Fällen kann man durch blosses Betrachten der Hautschädigungen berechtigte Vermutungen darüber anstellen, wodurch diese entstanden sind.

Eine am Körperstamm lokalisierte Mykose (Tinea corporis) ist im Anfangsstadium relativ sicher durch Blickdiagnose zu erkennen. Die geröteten Hautveränderungen stellen sich als "Hexenring" dar.

Sie weisen die folgenden 3 typischen Merkmale auf:

>kreisförmige Rötung
>randbetonte Schuppung
>zentrale Abblassung.

Der infizierte Bereich erscheint von der gesunden Haut wie durch eine breite Girlande scharf abgegrenzt. Im Zentrum der Tinea corporis ist die Rötung kaum mehr wahrnehmbar.

Um den Verdacht auf Vorliegen einer Mykose erhärten zu können, muß die Blickdiagnose abgesichert werden.

Das geschieht über das Anlegen eines Nativpräparates und den Versuch der kulturellen Anzucht des Erregers.

Materialentnahme, Mikroskopie und kulturelle Identifizierung - die drei Seiten der mykologischen Diagnostik

Aus den Mykose-verdächtigen Regionen wird an den Übergangsstellen zum scheinbar Gesunden Material entnommen und auf Pilzelemente untersucht.

Das Nativpräparat kann Auskunft darüber geben, ob Erreger in der Mykose-verdächtigen Region enthalten sind oder nicht.

Es sagt nicht aus, um welchen Pilz es sich handelt, ob diese Pilzelemente für die Ausprägung der Krankheitsbilder verantwortlich sein können und ob der Pilz überhaupt noch lebt.

Diese Fragen müssen über das Anlegen einer Kultur abgeklärt werden, mit deren Hilfe auch die Art des Krankheitserregers identifiziert wird.

Die exakte Kenntnis der Pilzspezies ist heute bedeutend, da viele Antimykotika nicht nur gruppenspezifische Wirkspektren (Dermatophyten, Hefen, Schimmelpilze) aufweisen, sondern auch innerhalb dieser drei Gruppen über Erregerlücken verfügen.

Desweiteren ermöglicht das Auswerten der Kultur, zwischen zoophilen und anthropophilen Erregern zu unterscheiden. Diese Differenzierung ist von therapeutischer Bedeutung, da sich je nach identifiziertem Erreger Unterschiede im therapeutischen Regime ergeben können (Dauer, Dosierung und Art der Applikation, d. h. topisch, systemisch oder in Kombination). Zugleich eröffnen sie Wege für eine adäquate Infektionsquellensanierung (Beispiel anthropophile Erreger: Desinfektionsmaßnahmen, Beispiel zoophile Erreger: Behandlung der Tiere zur Eradikation der Auslöser).

Andere Pilzspezies wiederum sind apathogen, ihre Differenzierung und Erkennung gelingt ebenfalls durch das Anlegen einer Kultur.

Die wichtigsten Dermatophyten-, Hefen- und Schimmelpilzarten (isoliert von Patienten mit Verdacht auf Dermatomykosen) sind in Tabelle 1 auf Seite 10 aufgeführt.

Es kommt vor, daß im Nativpräparat keine Pilzelemente nachgewiesen werden können, da die Erreger nicht gleichmäßig verteilt sind und erst die Kultur ein positives Ergebnis zeigt. Das kann aber auch daran liegen, das die Hautveränderungen des Patienten nicht durch Pilze hervorgerufen wurden.

So könnten Hautreaktionen z.B. durch Bakterien verursacht worden sein, eine entzündliche oder allergische Reaktion auf Umweltreize darstellen, oder die Hautveränderungen zählen zum Kreis der ekzematösen Erkrankungen.

Zum anderen besteht die Möglichkeit, das bei der Materialentnahme und der sich anschliessenden Probenaufarbeitung Fehler gemacht wurden und deshalb ein falsch negatives Ergebnis entstanden ist.

Umgekehrt kann auch das Nativpräparat positiv sein und die Kultur negativ ausfallen.

Die beiden nächsten Abschnitte nennen die benötigten Arbeitsutensilien für die korrekte Materialentnahme, deren Techniken und die fachgerechte Aufarbeitung der Untersuchungsproben.

Rang	Pilzart	Anzahl der Stämme	Anteil in Prozent
1	Trichophyton rubrum	2028	44,3
2	Candida parapsilosis	356	7,8
3	Candida albicans	353	7,7
4	Trichophyton mentagrophytes variatio interdigitale	254	5,5
5	Malassezia furfur	249	5,4
6	Microsporum canis	199	4,3
7	Trichosporon cutaneum	144	3,1
8	Candida guilliermondii	121	2,6
9	Trichophyton tonsurans	53	1,2
10	Scopulariopsis brevicaulis	53	1,2

Tab. 1: Die 10 häufigsten Pilzarten, isoliert von Patienten mit Verdacht auf Dermatomykose in der Zeit von 1993 bis 1997 (Mykologisches Labor der Charité). Gesamtzahl der Stämme: n = 4578.

2. Der mykologische Arbeitsplatz

Die Checkliste stellt in einer Übersicht die Arbeitsutensilien vor, die Sie in Ihrer Labor-Grundausrüstung benötigen, um mykologisch exakt arbeiten und somit Nativpräparate und Primärkulturen anfertigen zu können, die zu verläßlichen Ergebnissen und Aussagen führen.

Checkliste

Grundausrüstung des mykologischen Arbeitsplatzes:

Bunsenbrenner oder Spiritusbrenner
Kalilauge (10-20%ig)
TEAH-Lösung
(Tetraethylammoniumhydroxid)
Alkohol (70%ig)
Aqua dest.
Fließpapier
Abfallbehälter
Mulltupfer
Farblösungen (z.B. Lactophenolblau)
Präpariernadel
Standblock für Präpariernadeln
Kollehalter
Petrischalen (leer)
Petrischalen mit Agar
Reagenzröhrchen mit Agar
Objektträger
Deckgläschen
Mikroskop
Impfhaken
Impföse
Pinzette
Skalpell
scharfer Löffel
Schere

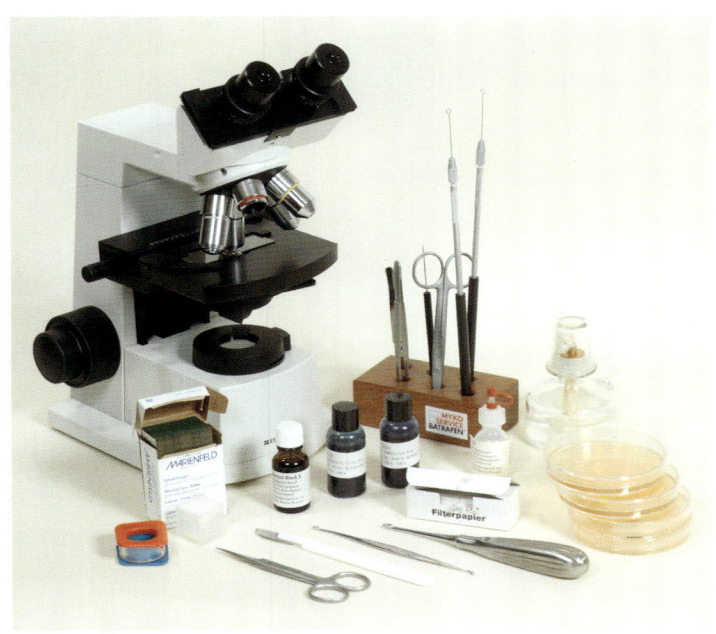

Abb. 2: Der mykologische Arbeitstisch hat Platz in jedem Praxislabor.

3. Die korrekte Materialentnahme

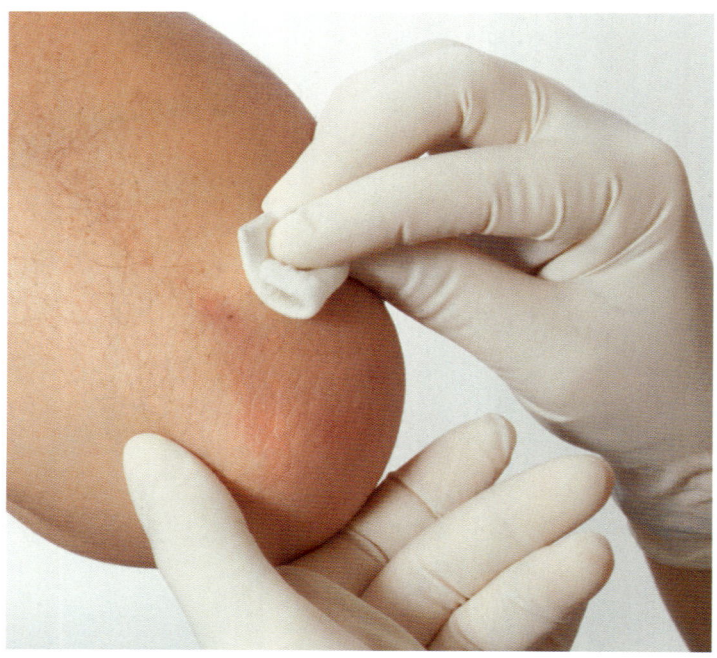

Abb. 3: Gründliche Reinigung mit einem 70%igem Alkohol.

Beim Verdacht auf Vorliegen einer Mykose ist zur Absicherung der Diagnose sowohl die mikroskopische Untersuchung im Nativpräparat als auch das Anlegen einer Kultur und deren Auswertung erforderlich. Beide Methoden ergänzen einander.

Unabdingbare Voraussetzung bei der Abnahme des Untersuchungsmaterials von der Haut und deren Anhangsgebilden ist das Verwenden eines sterilen Instrumentariums wie Skalpell, scharfer Löffel, Schere oder Pinzette.

Die Technik der Materialentnahme richtet sich in erster Linie nach der Lage des Untersuchungsortes, von dem das Probenmaterial entnommen werden soll.

3.1. Hautschuppen

Bei Verdacht des Vorliegens einer Tinea der freien Haut erfolgt zunächst das Entfernen der groben Schuppenpartikel mit stumpfem Skalpell oder scharfem Löffel.

Reinigung des Krankheitsherdes mit 70%-igem Ethyl- oder Isopropylalkohol. Dies geschieht am besten mit nicht faserndem Zellstoff oder Verbandmull, um Fehlinterpretationen im Nativpräparat zu vermeiden.

Grund:

Beseitigen von oberflächlichen Auflagerungen wie Schmutz, Krusten, Bakterien und/oder Anflugkeimen, die unter Umständen die Auswertung erschweren oder unmöglich machen können.

Entnahme von kleinen Schuppen am Rande des Krankheitsherdes zum Gesunden hin mit einem stumpfem Skalpell oder scharfem Löffel. Möglichst Kleinstpartikel!

Nachträgliches Zerkleinern ist technisch aufwendig und zeitraubend.

Auffangen des Probenmaterials in steriler (Einweg-) Petrischale.

Falls erforderlich, Zerkleinern der Hautpartikelchen mit sterilem Skalpell und Präpariernadel.

Grund:

Kleine Hautpartikel werden im Nativpräparat schneller durch KOH oder TEAH aufgeschlossen als größere. Aus kleinen Partikeln kann der Pilz leichter den Nährboden (Agar) besiedeln und Kolonien bilden.

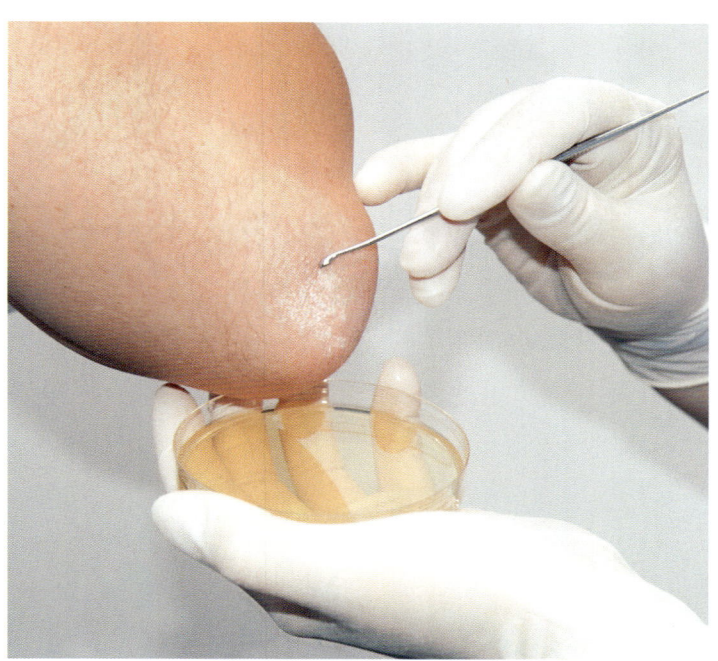

Abb. 4: Entnahme von Untersuchungsmaterial.

CAVE!

Die beschriebene Vorreinigung (Entfernen der groben Schuppenpartikel und Reinigen des Krankheitsherdes mit 70%igem Alkohol) ist erforderlich, da harmlose Oberflächenanflugkeime, wie schnell wachsende Schimmelpilze, die Agaroberfläche rasch bedecken und die Entwicklung der eigentlichen Mykose-Verursacher möglicherweise unterdrücken können.

Bei Verwendung von Selektivnährmedien, die als Zusätze Hemmstoffe gegen Schimmelpilze wie Cycloheximid (Actidion, 500 µg/ml Nährboden) und Antibiotika gegen Bakterien enthalten, kann die vorherige Desinfektion der Entnahmestelle entfallen. Dies ist insofern vorteilhaft, da durch zu ausgiebige Desinfektionsmaßnahmen auch relevante Pilze (wie Hefen) unterdrückt werden und falsch negative Ergebnisse entstehen können.

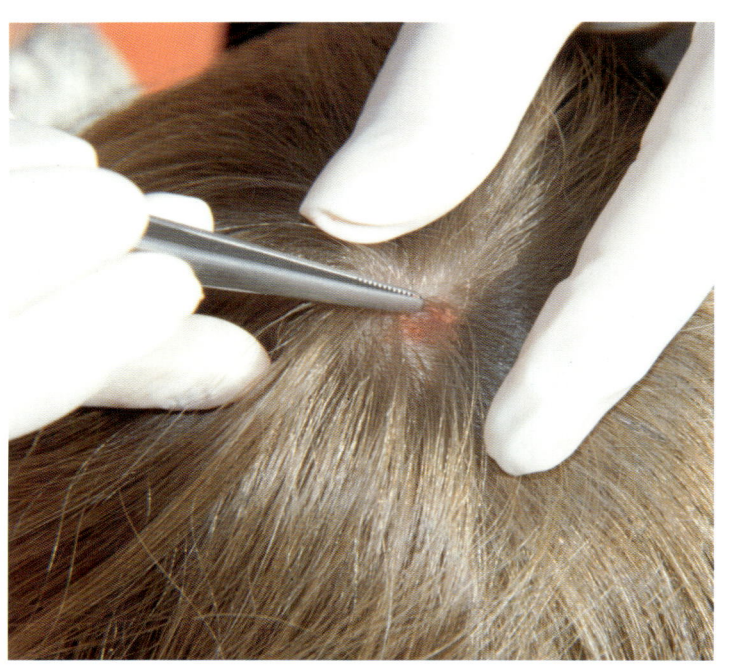

Abb. 5: Entnahme von Haarstümpfen.

3.2. Haare

Behaarte, Mykose-verdächtige Areale sorgfältig mit 70%igem Alkohol reinigen.

Die um den vermeintlich infizierten Haarbezirk herum vorkommenden Krusten und Schuppen mit Skalpell oder scharfem Löffel vorsichtig abtragen.

Herausziehen der Mykose-verdächtigen Haarstümpfe mit einer Pinzette.

Ausreichend Untersuchungsmaterial gewinnen (mind. 20-30 Haarstümpfe epilieren).

CAVE!

Bei Verdacht auf eine tiefe Trichophytie sind die Haarstümpfe oft mit Eiter verunreinigt.

Vor dem Überimpfen empfiehlt sich daher das Waschen der Haarstümpfe in steriler Flüssigkeit. Diese kann in einer Konzentration von etwa einem Prozent Antibiotika wie Chloramphenicol oder Penicillin enthalten. Danach Haarstümpfe in den Nährboden implantieren. Einfacher ist die Verwendung Antibiotika-haltiger Nährmedien (s. Abb. 6).

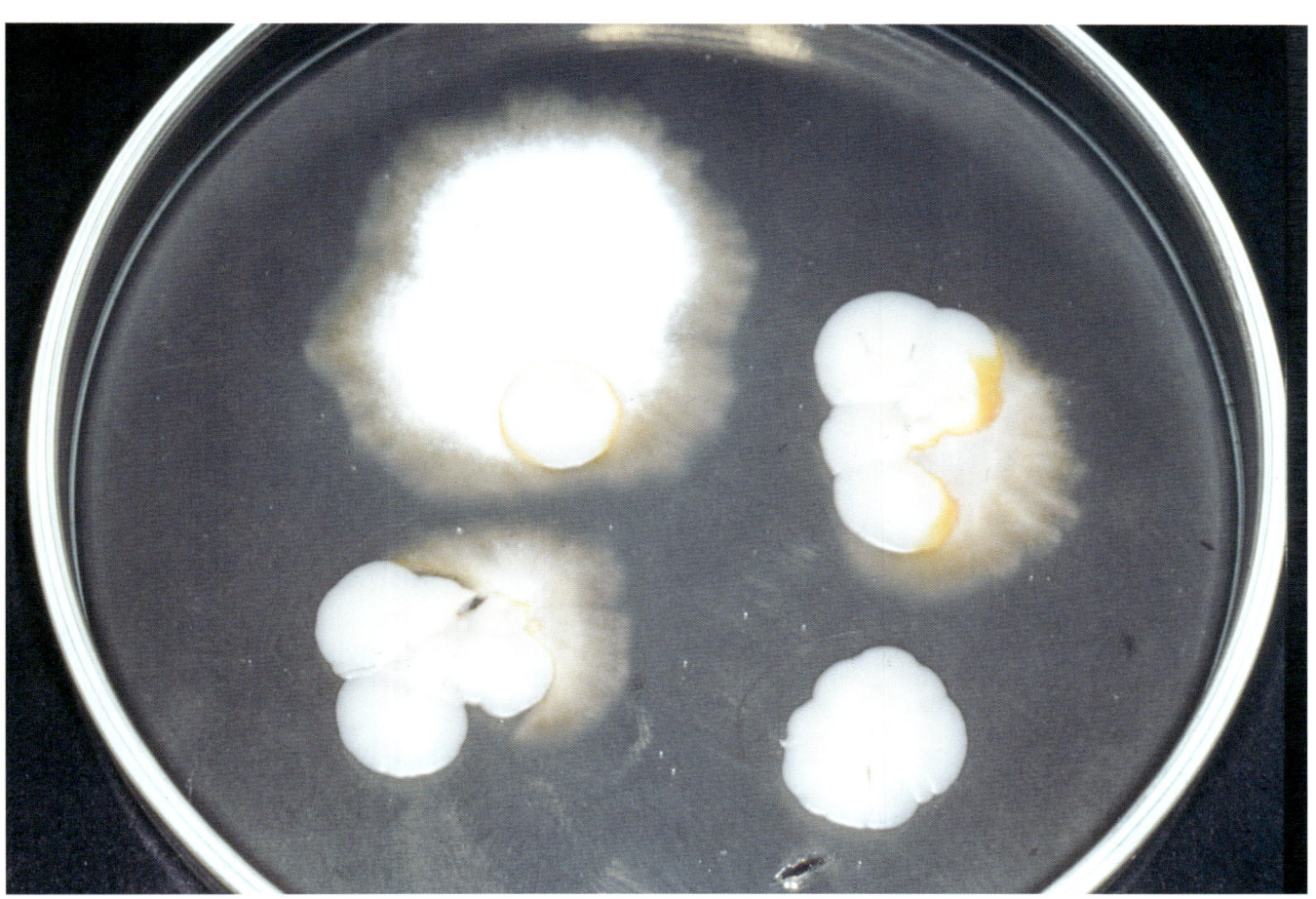

Abb. 6: Wachstum von Dermatophyten und Hefen aus implantierten Haarstümpfen.

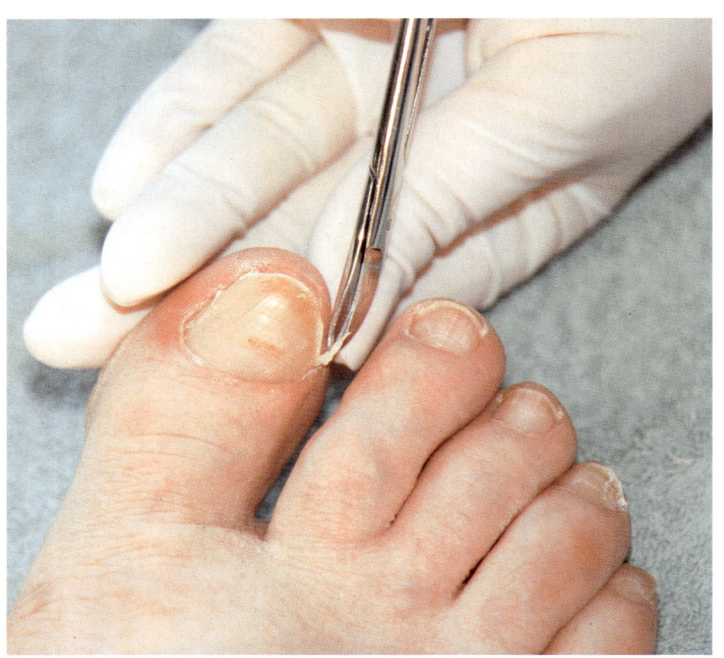

Abb. 7: Vorbereitung zur anschließenden Entnahme von feinen Nagelspänen mittels stumpfem Skalpell (kein Einmalskalpell!) oder Brocque'schen Kürette.

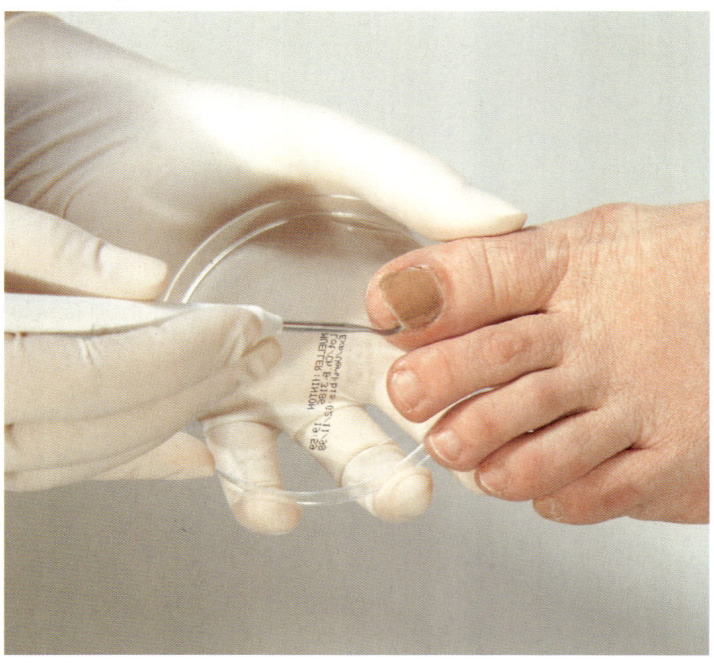

Abb. 8: Entnahme von Nagelgewebe mit der Brocque'schen Kürette.

3.3. Nagelmaterial

Vorgehensweise:

Zerstörtes Nagelgewebe mit dem Skalpell oder dem scharfen Löffel weitestgehend entfernen.

Übergangsstelle zwischen pilzbefallener und vermeintlich noch gesunder Nagelplatte freilegen.

Reinigen der so freigelegten Übergangsstelle mit einem in 70%igem Alkohol getränkten, nicht fasernden Mulltupfer.

Vorsichtige Entnahme sehr feiner Nagelspäne mit dem Skalpell oder der Brocque'schen Kürette.

Möglichst viele kleine Nagelspäne in steriler Auffangschale aufnehmen, da die Pilze nesterweise auftreten und deshalb nicht damit zu rechnen ist, daß in jedem entnommenen Nagelspan Pilzhyphen oder Sporen nachgewiesen werden können.

Ist das Paronychium befallen, empfiehlt sich die Materialentnahme mit dem mykologischen Haken.

CAVE!

Nicht einfach ganze Nagelstücke abschneiden. Diese Methode führt weder beim Nativpräparat noch in der Kultur zu erfolgversprechenden Ergebnissen!

Je feinspäniger das Material - desto besser die Kulturausbeute.

3.4. Pilzinfektion des männlichen Genitale

Bei Verdacht auf mykotische Balanitis/ Balanopostitis:

Sterilen Nährboden einer Agarplatte in direkten Kontakt mit der Glans penis und/oder dem Präputium bringen und in beschriebener Weise den Nährboden an mehreren Stellen beimpfen.

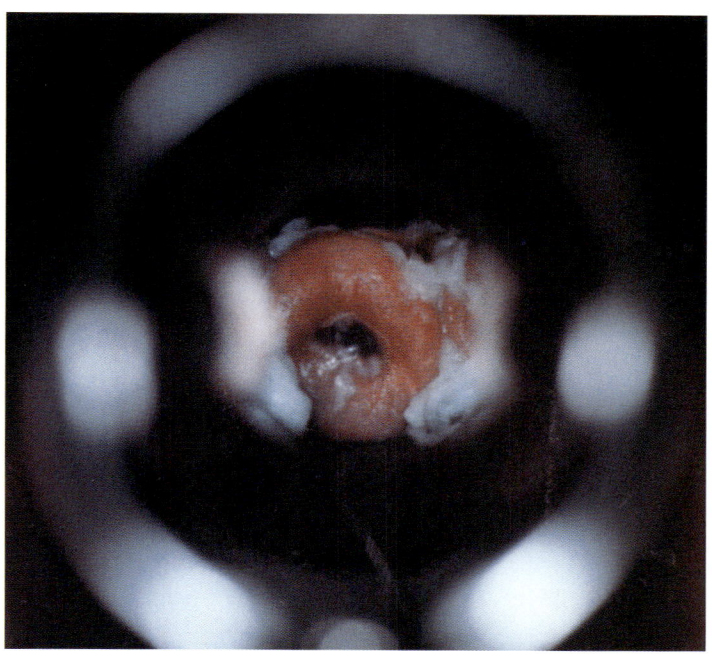

Abb. 9: Inspektion der Vagina vor der Materialentnahme mittels Spekulum.

3.5. Pilzinfektion des weiblichen Genitale
(siehe auch Kapitel Hefen)

a) Vaginalsekret

Entnahme des Probenmaterials mit steriler/ sterilem

> Impföse
> Abstrichtupfer
> Spekulum

möglich. Das Vaginalsekret kann sofort auf den Pilznährboden aufgetragen werden.

Kann das Sekret nicht sofort überimpft werden, empfiehlt sich sein Einbringen in eine sterile, physiologische Kochsalzlösung bzw. in ein Versandröhrchen mit Transportmedium. Es ist so vor Austrocknung fachgerecht geschützt.

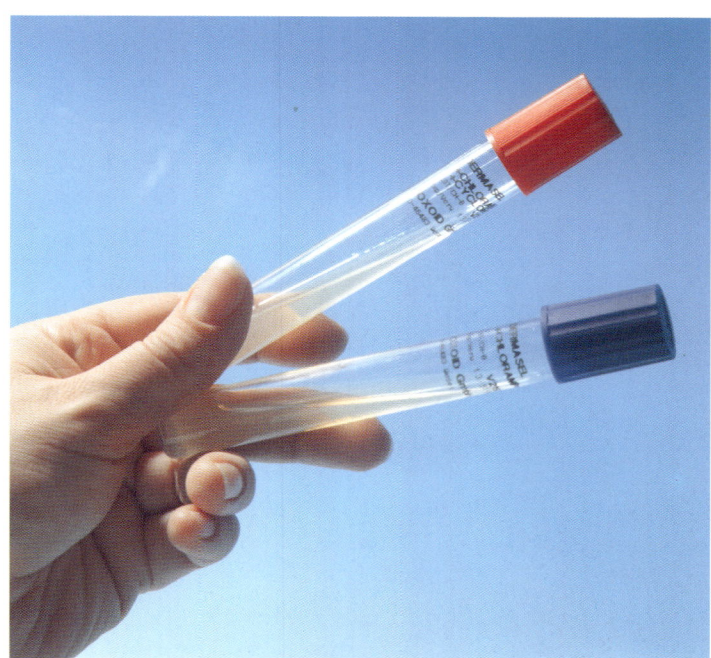

Abb. 10: Handelsübliches Versandröhrchen mit Transportmedium.

4. Aufarbeiten des Patientenmaterials

4.1. Im Nativpräparat

KOH-Technik
TEAH-Technik
feuchte Kammer

Nach erfolgter Materialentnahme an der Grenze zwischen scheinbar gesundem und krankem Gewebe wird die als Auffangschale benutzte sterile Petrischale geschlossen und das mikroskopische Direktpräparat, das Nativpräparat, vorbereitet.

Dazu gibt man auf einen Objektträger 1-2 Tropfen 20%ige Kalilauge (KOH) oder Tetraethylammoniumhydroxid (TEAH)-Lösung. Diese Lösungen dienen zur Suspendierung des Untersuchungsmaterials. Sie fördern durch Mazeration der keratinhaltigen Proben das Freisetzen der sich vermeintlich im Inneren befindlichen Pilzelemente, die man mikroskopisch nachweisen will.

Dazu gibt man mit dem mykologischen Haken 15-20 Partikelchen des entnommenen Materials in den Tropfen auf den Objektträger.

Es ist ein Vorteil, wenn die Partikelchen so klein wie möglich sind. Um das zu erreichen, kann man das Untersuchungsmaterial mit Hilfe von Präpariernadel und Skalpell bei Bedarf noch weiter in der Auffang-Petrischale zerkleinern.

✗ TIP

Ein nachträgliches Zerkleinern ist technisch schwierig und aufwendig. Die Gewinnung kleiner Partikel sollte deshalb bereits bei der Materialentnahme erfolgen.

Nach dem Aufbringen wird ein Deckgläschen über das Untersuchungsmaterial gelegt. Dabei sollte der Raum unter dem Deckgläschen ganz mit Flüssigkeit ausgefüllt sein.

Zeigen sich Luftbläschen, gibt man an den Rand des Deckgläschens etwas KOH (TEAH). Der Überschuß an Flüssigkeit wird mit Fließpapier aufgesogen. Befindet sich zu viel Flüssigkeit auf dem Objektträger, kann das Präparat beim mikroskopischen Durchmustern nicht fixiert werden. Es schwimmt buchstäblich fort.

Um das Freisetzen der Pilzelemente aus dem Keratin des Untersuchungsmaterials zu beschleunigen, wird das KOH-Präparat vorsichtig erwärmt.

Bitte nicht kochen!

Bei diesem Erwärmungsvorgang kann die Kalilauge auskristallisieren. Die dabei entstehenden Artefakte können Pilzfäden sehr ähnlich sehen und führen deshalb oft zu Fehlinterpretationen.

✗ TIP

Wirkliche Pilzfäden sind in Längsausrichtung überall gleich breit und zumeist durch Zwischenwände, die sogenannten Septen, unterteilt.

Die richtige Temperatur ist erreicht, wenn der erwärmte Objektträger bei Berühren des Handrückens einen leichten Brennschmerz verursacht. Bei dem Erwärmungsprozess verdunstet das KOH. Um das Austrocknen des Präparates zu verhindern, füllt man den Raum unter dem Deckglas mit etwas H_2O auf und saugt den Überschuß mit Fließpapier ab.

Wenn man zur Mazeration der Keratinbestandteile KOH verwendet hat, sollte man das Präparat in eine sogenannte feuchte Kammer geben.

Die feuchte Kammer besteht im einfachsten Fall aus einer leeren Petrischale, in die ein Streifen mit feuchtem Fließpapier gegeben wurde, der sich am Rand der Petrischale befindet und durch einen Objektträger beschwert wird. Dieser Objektträger dient seinerseits als Unterlage für unser mikroskopisches Präparat, das im rechten Winkel auf die Unterlage gelegt wird.

Je fester die Konsistenz des entnommenen Materials ist, desto länger sollte das Präparat in der feuchten Kammer verweilen.

Handelt es sich bei dem Probenmatertial um Hautschuppen, so genügen in der Regel wenige Minuten zu deren Zersetzung durch KOH und damit zum Freilegen der Pilzelemente. So kann beispielsweise bei Mikrosporieverdacht das Präparat noch in Anwesenheit des Patienten begutachtet werden.

Stark verhorntes Untersuchungsmaterial bleibt über Nacht in der feuchten Kammer.

Wird statt der Kalilauge Tetraethylammoniumhydroxid (TEAH) verwendet, ist die mikroskopische Untersuchung in der Regel nach wenigen Minuten möglich. Bei längerem Verweilen besteht die Gefahr, daß das TEAH auch die Pilzelemente auflöst.

Die Auswertung der Präparate erfolgt zunächst bei schwacher Vergrößerung mit einem 10er Objektiv. Ist man in der mikroskopischen Ebene, kann man auf eine höhere Vergrößerung (z.B. 40er) umschalten.

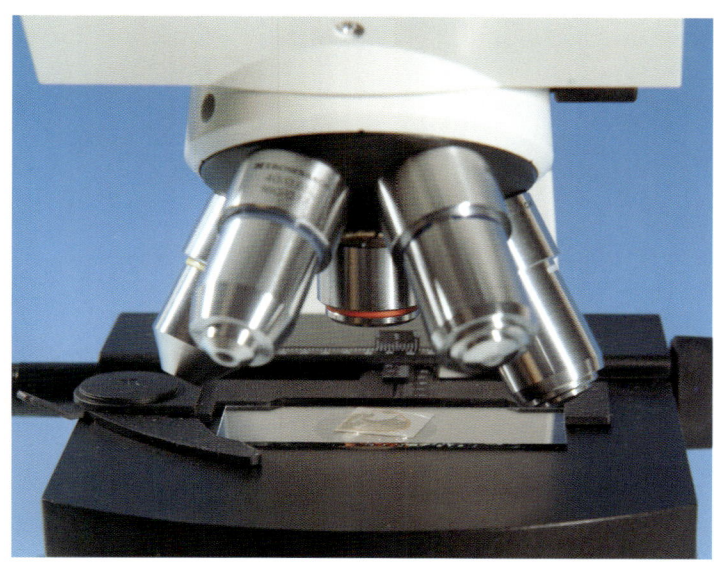

Abb. 11: Ist die Ebene erst einmal gefunden, kann man auf eine höhere Vergrößerung umschalten.

✗ TIP

Sollten Sie nicht sofort das Nativpräparat begutachten können, ist es möglich, in der feuchten Kammer eine größere Anzahl von Präparaten zu sammeln, um sie dann zu einem günstigen Zeitpunkt nacheinander zu durchmustern. So entfällt das ewig neue "Eingucken" in das Präparat und das stetige Neueinstellen des Mikroskops.

✗ TIP

Die optimale Vergrößerung für alle mykologischen Mikroskopierverfahren liegt bei 400, d.h. bei einer Kombination von 10er Okular und 40er Objektiv.

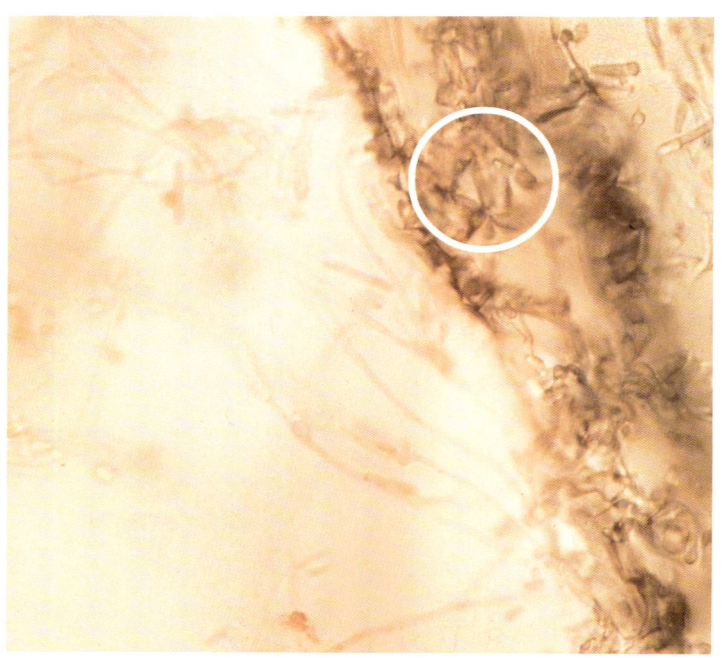

Abb. 12: Darstellung von Pilzhyphen in der Differentialfärbung mit Chlorazol Black E. Die Pilzhyphen sind im Gegensatz zum übrigen Präparat selektiv dunkel eingefärbt.

Pilzfäden lassen sich relativ einfach im Mikroskop nachweisen. Schwieriger wird das Erfassen von Sproßzellen bei der Untersuchung von Haar- und Nagelmaterialproben.

Zum besseren Sichtbarmachen dieser Pilzelemente kann man zum Präparat etwas Farbstoff wie Lactophenolblau geben, der für das optische Herausheben der Grenzstrukturen sorgt.

Mit einem Farbstoff wie Chlorazol Black E lassen sich die Pilzelemente spezifisch anfärben, d.h. nur die Pilzelemente erscheinen im mikroskopischen Bild dunkelgrün, während alle anderen nicht chitinhaltigen Bestandteile wie etwa Horn- und Hautzellen nach wie vor rot eingefärbt sind.

Damit erfüllt dieses Verfahren auch abrechnungstechnisch die Anforderungen an eine Differentialfärbung.

Eine noch bessere färberische Darstellung der Pilzelemente kann unter Verwendung von Fluorochromen erreicht werden (Acridinorange, Calcofluor).

Diese Methode setzt jedoch die Anschaffung eines kostenintensiven Fluoreszenzmikroskopes voraus.

4.1.1. Spezialfall Haare

Bei zoophilen Erregern wie Microsporum canis, Trichophyton mentagrophytes variatio granulosum oder Trichophyton verrucosum treten häufig sehr eindrucksvolle, typische Sporenmanschetten zutage, die das von einem dichten Sporenrasen umscheidete Haar im Falle der Mikrosporie als ein "in Sand gewälzter Glasstab" erscheinen lassen. Noch imposanter sind die sogenannten Megasporen bei Trichophyton mentagrophytes (Abb. 14).

Grundsätzlich ist der Befall des Haares bei Tinea capitis und zoophilem Erreger ektotrich. Anthropophile Dermatophyten neigen eher zu endotrichen Lokalisationen (Abb.13), wobei fließende Übergänge möglich sind.

Nach unseren Erfahrungen liegt die Empfindlichkeit des herkömmlichen Nativpräparates im Falle von T. rubrum, dem derzeit häufigsten Dermatophyten, bei etwa 95%. Ein solch überragender Wert kann auch fluoreszenzmikroskopisch nicht mehr übertroffen werden.

Bei Hefen, die kulturell eine nahezu 100%ige Trefferquote besitzen, ist die Empfindlichkeit im Nativpräparat mit Ausnahme von Malassezia furfur (>95%) unter 50% und kann durch Fluoreszenzmikroskopie erheblich gesteigert werden.

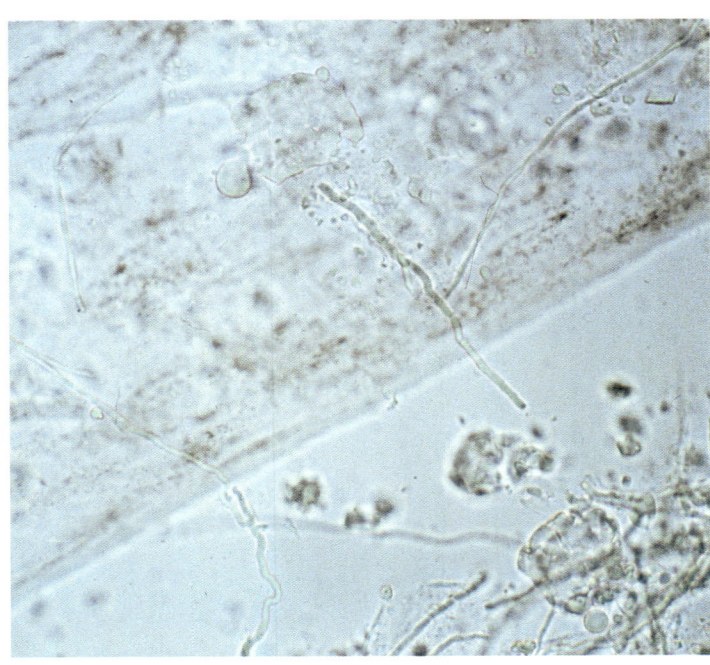

Abb. 13: Endotricher Pilzbefall mit Trichophyton tonsurans.

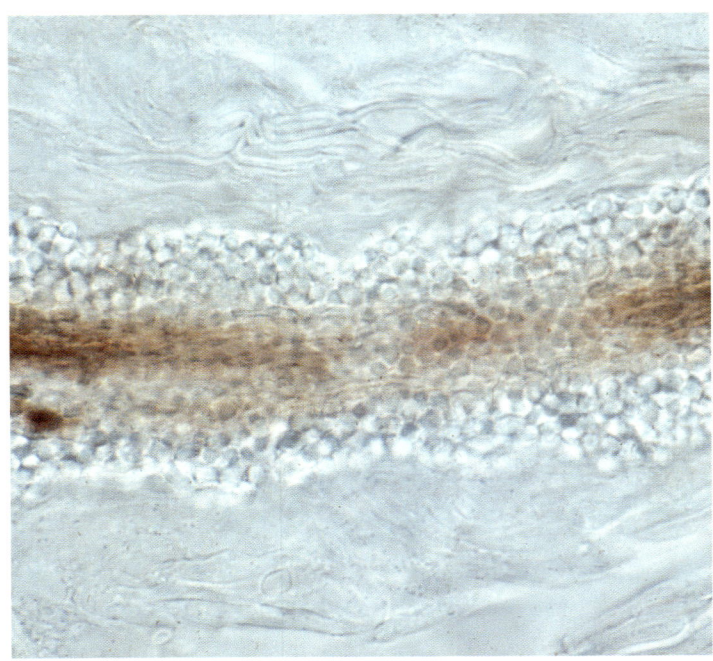

Abb. 14: Ektotricher Pilzbefall mit Megasporen von Trichophyton mentagrophytes var. granulosum.

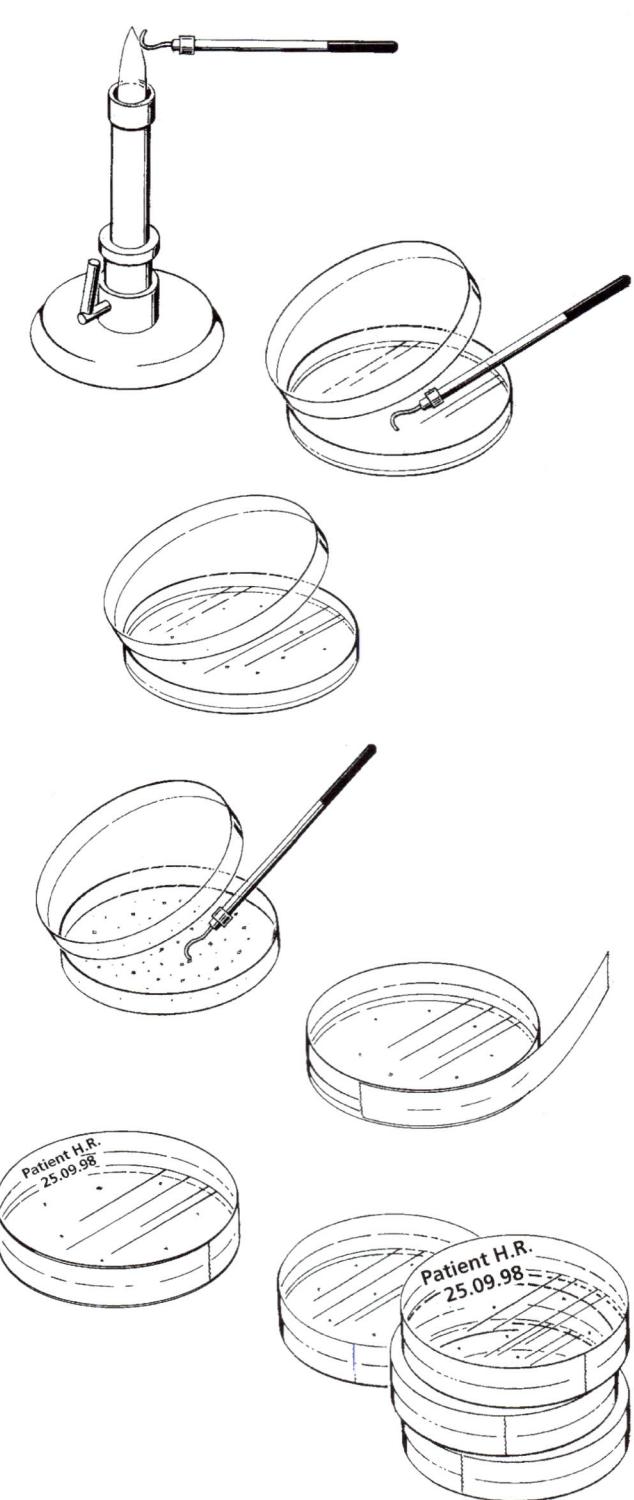

4.2 Anlegen einer Primärkultur

Türen und Fenster geschlossen halten, um Zugluft und Luftwirbel zu vermeiden.

Unmittelbaren Arbeitsplatz mit 70%igem Alkohol reinigen.

Impfhaken und Metallteile des Kollehalters ausglühen.

Deckel der Agarschale anheben und den ausgeglühten Impfhaken zum Abkühlen auf die Agaroberfläche drücken. Dabei wird der Impfhaken benetzt. Die Materialentnahme gelingt leichter. Deckel wieder schließen.

Deckel der Petrischale mit dem Probematerial schräg anheben und das Impfgut entnehmen.

Deckel der Agarschale wieder schräg anheben und das Material punktförmig auf den Nährboden auftragen. Die Partikel durch sanften Druck leicht implantieren.

Nach dem Beimpfen Deckel auflegen und Impfschale eventuell mit Klebeband fest verschließen.

Mit Filzschreiber erforderliche Patientendaten bzw. die fortlaufende Labornummer auf die Deckeloberseite schreiben.

Beimpfte Petrischale bei Zimmertemperatur bebrüten.

5. Die gebräuchlichsten Nährmedien in der Mykologie

Kriterien für den Einsatz verschiedener Fertignährböden.

Der Laborhandel bietet eine große Zahl von mykologischen Fertignährböden der unterschiedlichsten Hersteller an. Im folgenden finden Sie eine Auswahl der in der Mykologie gebräuchlichsten Nährböden.

5.1. Kimmig-Agar

Der Kimmig-Agar ist neben dem Sabouraud-Glucose-Agar der wohl am häufigsten in der medizinischen Mikrobiologie eingesetzte Pilz-Nährboden.

Er ermöglicht den meisten pathogenen Pilzen ein optimales Wachstum und fördert die Entwicklung von Pilzstrukturen wie Mikro- und Makrokonidien, die eine nicht unerhebliche Bedeutung für die Artdifferenzierung haben.

Die Entwicklung von sterilem, watteartigem Myzel wird bei Verwendung dieses Agars weitestgehend verhindert.

Kimmig-Agar eignet sich demnach besonders gut für das Anlegen und die Differenzierung von Pilzkulturen.

Er enthält jedoch selten den Hemmstoff Cycloheximid. Cycloheximid hemmt insbesondere in den Primärkulturen das Angehen der unerwünschten Schimmelpilz-Begleitflora.

Kimmig-Agar eignet sich unserer Meinung nach besonders gut für die Fälle, bei denen die Primärkultur keine eindeutige Zuordnung erlaubt und deshalb eine Folgekultur angezeigt ist. Wie beim Kimmig-Agar erfolgt die Anzucht auf Sabouraud bei Zimmertemperatur.

5.2. Sabouraud-Glucose-Agar

Der Sabouraud-Glucose-Agar enthält in seiner Zusammensetzung gegenüber dem Kimmig-Agar einen sehr viel höheren Anteil an verwertbaren Kohlehydraten (bis zu 4% Glucose). Die Zucker fördern und unterstützen die Ausprägung der charakteristischen Farbpigmentierung der Pilze.

Andererseits ermöglichen sie den Pilzen ein Maximalwachstum, so daß die Nährstoffe rascher aufgebraucht sind und die einzelnen Pilze zum Pleomorphismus (Vielgestaltigkeit) neigen.

5.3 Reis-Agar

Der Reisagar stellt ein sogenanntes Minimalmedium dar. Mit seiner Hilfe ist eine erste Differenzierung in Bezug auf Hefen möglich. Candida albicans bildet wie seine Varianten C. stellatoidea und C. dubliniensis bei mikroaerophilem Wachstum die beweisenden Chlamydosporen (Mantelsporen), die von anderen Hefen nicht gebildet werden.

Ferner entwickeln sich auf dem Reisagar Pseudomycel und echtes Mycel, Arthrosporen, sowie bei perfekten Hefen Askosporen.

Der Reisagar wird in aller Regel immer dann eingesetzt, wenn die Primärkultur den Verdacht auf eine Hefe zuläßt und über eine Sekundärkultur abgeklärt werden soll, ob es sich um Candida albicans handelt. Dazu wird über die Impfstriche ein Deckgläschen gelegt, das für die Ausbildung mikroaerophiler Bedingungen sorgt, unter denen sich die Chlamydosporen ausbilden.

Die Anzucht erfolgt bei Zimmertemperatur. Die Inkubationsdauer beträgt mindestens 2 Tage, wobei eine Auswertung der Reisplatten auch noch nach 10-12 Tagen möglich ist. Der Nährboden darf für etwa 8 Untersuchungen (Parzellen) genutzt werden.

5.4 Selektiv-Agar

Von mehreren Firmen werden sogenannte Selektiv-Agar angeboten.

Einige dieser Selektivagar enthalten Nährstoffe, die bevorzugt von bestimmten Pilzen abgebaut werden.

Durch die Verarbeitung der Nährstoffe wird eine pH-Änderung im Medium hervorgerufen.

Zusätzlich sind diesen Nährböden Farbstoff-Indikatoren beigefügt, die durch die pH-Verschiebung zu einer Umfärbung der Agar-Platte führen.

CAVE!

Ein solcher Effekt ist jedoch auch durch apathogene Pilze und Bakterien möglich.

Solche Selektiv-Agar liefern zwar einen hinreichenden Verdacht auf das Vorliegen einer bestimmten Spezies, sind jedoch kein notwendiger Beweis. Außerdem ist die Ausprägung artspezifischer mikromorphologischer Merkmale auf den meisten Selektivmedien noch immer mangelhaft.

Da die Pilzmorphe im wesentlichen durch den verwendeten Nährboden bestimmt wird, empfiehlt sich für die tägliche Routine-Diagnostik die Verwendung nur eines Agartyps.

Zusätzlich enthalten die meisten Selektivmedien Hemmstoffe gegen Schimmelpilze (Cycloheximid) und/oder Bakterien (Breitbandantibiotika wie Penicillin, Streptomycin, Chloramphenicol oder Gentamycin) zur Unterdrückung des Wachtums unerwünschter Kontaminanten, die speziell das Gedeihen langsamer wachsender Dermatophytenarten wie Trichophyton rubrum oder Trichophyton violaceum verhindern können. Doch auch bei mittelschnellem Wachstum von Trichophyton mentagrophytes, Trichophyton tonsurans und Epidermophyton floccosum kann es durch kontaminierende Schimmel zu Störungen kommen.

CAVE!

Durch Cycloheximid in den Selektivnährmedien können auch pathopotente Schimmelpilze und – mit Ausnahme von Candida albicans – auch fast alle anderen Candida-Spezies in ihrem Wachstum gehemmt werden. Deshalb sollte bei Verdacht auf Dermatomykosen durch Dermatophyten, Hefen und/oder Schimmelpilze stets eine Kombination von Nährböden mit und ohne Cycloheximid verwendet werden.

Bei reiner Hefepilzdiagnostik (z.B. Soor, Stuhldiagnostik oder vaginalen Candidosen) muß der Zusatz von Hemmstoffen entfallen. Die Gefahr der Schimmelkontamination ist bei diesen Materialien ohnehin außerordentlich gering und das Wachstum der Hefen schnell.

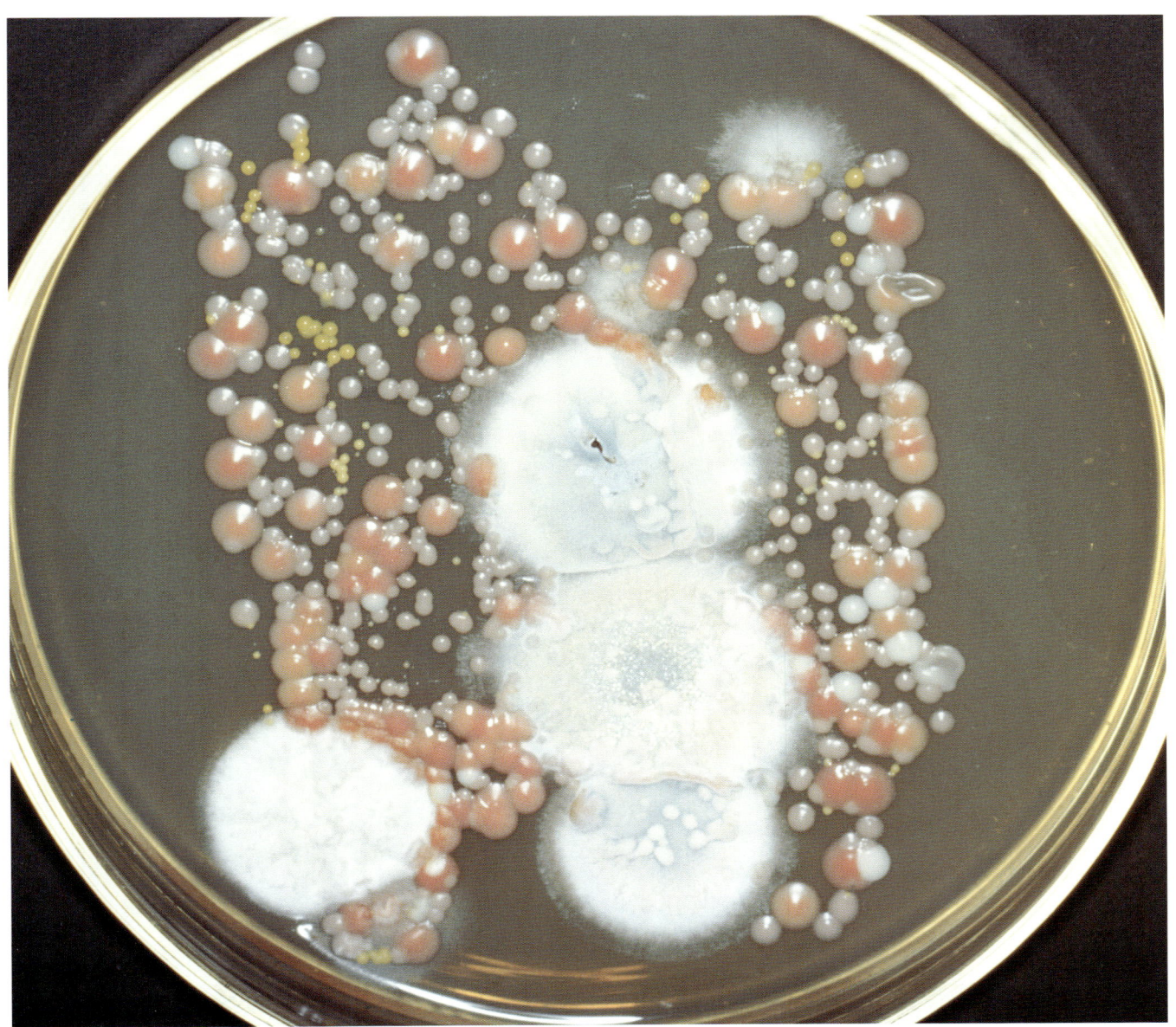

Abb. 15: Wachstum von Schimmelpilzen, Bakterien (Sarcina) und Hefen (Rhodotorula, Candida) auf einem nicht antibiotisch (Cycloheximid gegen Schimmel; Antibiotika gegen Bakterien) geschützten Nährboden. In diesem Dschungel haben langsamer wachsende Dermatophyten keine Chance auf Gedeih und Identifizierung.

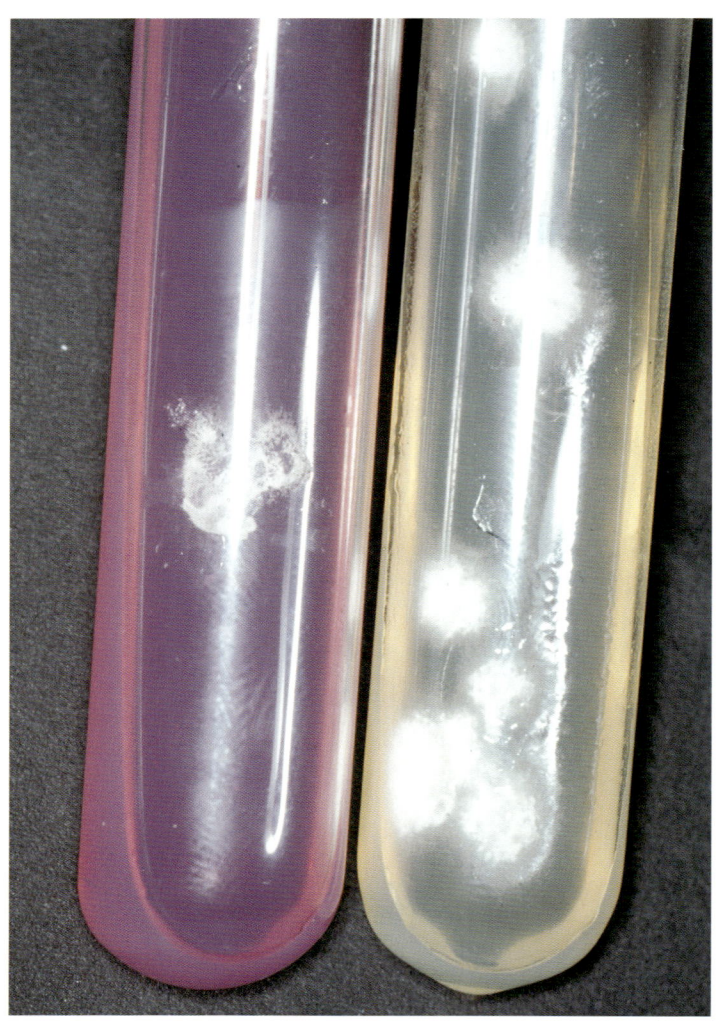

Abb.16: Urease-Agar. Rotfärbung des Mediums bei Trichophyton mentagrophytes. Negativ: T. rubrum.

5.5. Differenzierungsmedien

Da die beiden nachfolgend aufgeführten Medien im Handel bei Redaktionsschluß noch nicht erhältlich waren, ist die Rezeptur mit genannt.

5.5.1. Urease-Agar nach Philot

Zur Differenzierung zwischen Trichophyton mentagrophytes (positiv) und Trichophyton rubrum sowie Trichophyton mentagrophytes var. erinacei (negativ)

Glucose	5 g
Pepton	1 g
NaCl	5 g
KH_2PO_4	2 g
Agar-Agar	15 g
Phenolrot (0,2%ig in Äthanol)	6 ml
Aqua dest.	ad 1000 ml

autoklavieren, nach Abkühling auf etwa 50°C Zusatz von 100ml Harnstofflösung (20%ig, zuvor sterifiltriert).

5.5.2. Kartoffel–Glucose–Agar nach Lodder

Kartoffel-Agar wird zur Pigmentinduktion bei Trichophyton rubrum und zur Differenzierung zwischen Trichophyton rubrum (rot) und Trichophyton mentagrophytes var. interdigitale (weiß) verwendet:

> 200 g geschälte Kartoffeln in kleine Stücke schneiden und 1 Stunde in 1000 ml aqua dest. kochen,
> anschließend filtrieren,
> 20 g Glucose und
> 15 g Agar-Agar (Grundgerüst) zugeben,
> auf 1000 ml auffüllen,
> erhitzen bis Agar gelöst ist,
> autoklavieren.

Das Medium ist auch für die Primäranzucht von Pilzen, speziell aus Nagelmaterial, geeignet, da die zu differenzierenden Erreger T. rubrum und T. mentagrophytes variatio interdigitale einen hohen Anteil an diesem Erregerspektrum ausmachen.

CAVE!

Zur Hemmung einer Schimmelpilzkontamination Zusatz von Actidion (ca. 500 mg/l) vor dem Autoklavieren.

Die Dauer der Farbinduktion beträgt 2-3 Wochen **und stellt abrechnungstechnisch eine Sonderleistung dar.**

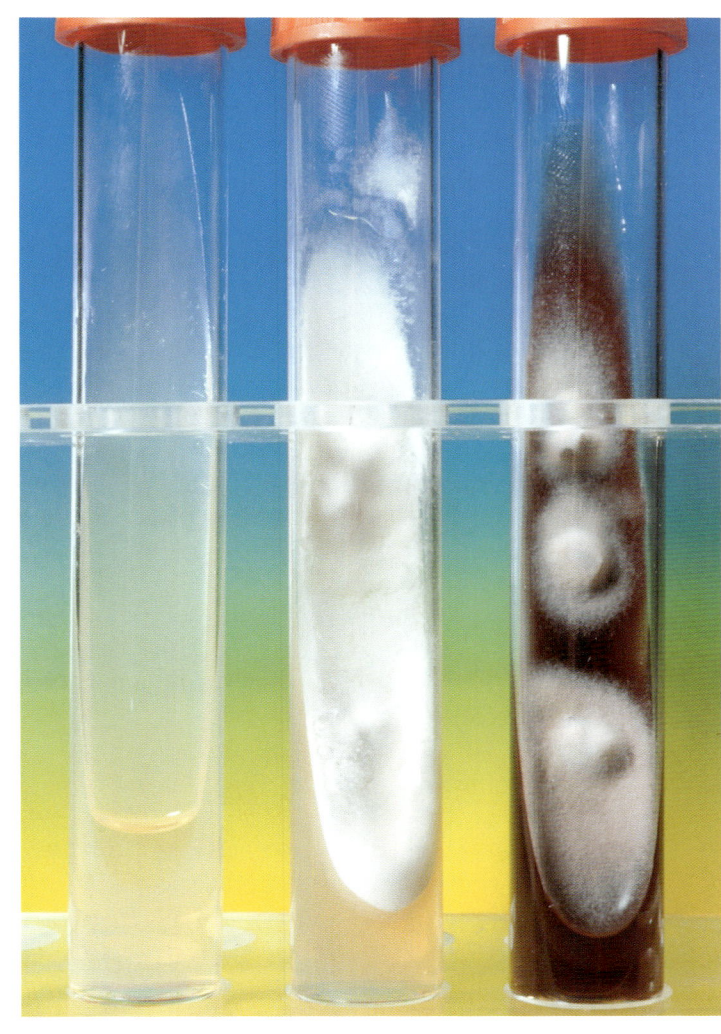

Abb.17: Kartoffel-Agar. Pigmentinduktion bei Trichophyton rubrum (rechts). Keine Farbbildung bei Trichophyton mentagrophytes var. interdigitale (Mitte). Unbeimpftes Kontrollröhrchen links.

6. Erstellen eines Agar-Nährbodens unter Praxisbedingungen

6.1 Arbeitsvorbereitung Nährmedium

1. Substanzen einzeln abwiegen und unter ständigem Rühren die entsprechende Wassermenge zuführen. (Am besten Magnetrührer verwenden!).

2. pH-Wert des Mediums kontrollieren und auf gewünschten pH-Wert einstellen. Dazu Stab in die Lösung halten und einen Tropfen des Mediums auf pH-Papier aufbringen. Notfalls mit 2N NaOH oder 2N HCl auf gewünschten pH-Wert unter ständigem Rühren einstellen.

3. Agar-Medium kurzfristig erhitzen, um gleichmäßige Verteilung des Agars zu erreichen. Medium in autoklavierbares Gefäß geben.

4. Gefäß maximal zu 70 % füllen.

5. Gefäßverschluß lose auflegen, um Verdrängen der Luft durch Wasserdampf zu ermöglichen und ein Platzen des Gefäßes zu verhindern.

6.2 Arbeitsvorbereitung Druck-/Schnellkochtopf

1. Aufheizen des Autoklaven. Bei Inhalt von 500 - 1000 ml ca. 20 Minuten Aufheizzeit.

2. Ventil öffnen, Dampf entweichen lassen. Luftreste werden so entfernt.

6.3 Durchführung der Sterilisation

1. Nährmedium-Behältnis in Autoklav geben und diesen verschließen.

2. 15 Minuten autoklavieren.

3. Dampf langsam ablassen.

4. Flüssigkeit ausreichend lange vor Schließen des Gefäßes abkühlen lassen, da sonst die Gefahr eines explosionsartigen Siedeverzugs besteht.

5. Nährmedium mit Autoklav-Handschuhen entnehmen.

6. Gefäß verschließen.

6.4 Herstellen der Agar-Platten

1. Türen und Fenster des Arbeitsraumes schließen. Sprechen, Husten oder Niesen vermeiden (Kontaminationsgefahr).
2. Arbeitsfläche mit 70%igem Alkohol reinigen.
3. Sterile Einweg-Petrischalen in langer Reihe auf ebener, waagerechter Arbeitsfläche ausrichten.
4. Bunsenbrenner bereitstellen.
5. Autoklaviertes Medium etwas abkühlen lassen (45-55°C), um nach Ausgießen Kondenswasserbildung am Deckel der Petrischale weitestgehend zu verhindern. Medium muß jedoch vollkommen flüssig sein. Bei dieser Temperatur ist das Einbringen von Zusätzen wie Cycloheximid und/oder Antibiotika möglich.
6. Verschluß des Agargefäßes vorsichtig abheben und den Rand des Gefäßes abflammen.
7. Deckel einer Petrischale gerade so weit schräg anheben, daß der Agar eingegossen werden kann. Die gesamte Bodenfläche der Petrischale soll bedeckt sein.
8. Deckel schließen und Boden der Schale sanft über die Tischplatte kreisen lassen (gleichmäßiges Verteilen des Agars, vermeiden der Bildung von Luftbläschen).
9. Agar-Medium in ruhiger, waagerechter Stellung auf dem Tisch erstarren lassen.
10. So fortfahren, bis alle Petrischalen gefüllt und das Medium verteilt ist.
11. Feuchte Platten (Feuchtigkeitsfilm über der Agarfläche) vor Gebrauch evtl. für max. 1 Stunde in den Brutschrank.
12. Schalenränder mit Textilband verkleben.

✗ TIP:

Befindet sich noch etwas Nährboden im Erlenmeyer-Kolben, läßt man diesen erkalten und verschließt den Hals mit dem Stopfen, der zuvor durch die Flamme des Bunsenbrenners gezogen wurde. Bei erneutem Bedarf an Agar stellt man das Vorratsgefäß in ein Bad mit kochendem Wasser: Der Agar wird wieder flüssig. Sobald er klumpenfrei ist, kann er ausgegossen werden.

Hier einige Rezepturen für einfache Standard-Nährböden, die unkompliziert herzustellen sind:

Sabouraud-Glucose Agar

Pepton	10 g
Glucose	40 g
Agar	29 g
Aqua dest.	1000 ml
pH	5,6

Der Sabouraud-Glucose Agar ist ein Universalnährmedium für Pilze. Er kann zur Züchtung und Differenzierung pathogener Pilze eingesetzt werden.

Der hier beschriebene Agar stellt eine Minimalvariante dar. Er ist sofort einsatzfähig; der pH–Wert stellt sich automatisch auf den richtigen Wert ein.

Kimmig Agar

Pepton	5 g
Glucose	10 g
Glycerin	5 ml
NaCl	5 g

Standardnährbouillon 15 g (wird von Merck und anderen Firmen verarbeitungsfertig angeboten)

Agar	20 g
auffüllen mit	
Aqua dest. auf	1,0 l

Vorteile von Kimmig-Agar:

Die Kulturen werden nicht so schnell pleomorph. Sie behalten länger ihr charakteristisches Aussehen. Kimmig-Agar erleichtert mitunter die Bestimmung der Spezies, da die zur Differenzierung herangezogenen Formen der Sporen (z.B. Mikro- und Makrokonidien) zu einem höheren Prozentsatz ausgebildet werden.

Nachteile von Kimmig-Agar:

Da der Kimmig-Agar den Organismen weniger verwertbaren Stickstoff und Kohlenstoff bietet als der Sabouraud-Glucose-Agar, entwickeln sich die Pilzkolonien auf ihm langsamer.

Alle aufgeführten Chemikalien sind beim Chemikalienhändler vorrätig. Es können auch bereits fertig abgemischte Nährböden bestellt werden, die nur noch in Wasser gelöst und autoklaviert werden müssen.

Reis Agar

Brühreis	20 g
Agar	20 g
auffüllen mit	
Aqua dest. auf	1,0 l

Herstellen von Brühreis

Über Nacht in Leitungswasser gequollenen Reis (kein Milchreis!) gut mit Wasser überschichten

- zum Kochen bringen
- 45 Minuten bei kleiner Flamme kochen lassen
- anschließend durch feines Sieb filtrieren

CAVE!

Verwendung findet im Nährboden lediglich das Filtrat, das dann dem Pilz im Agar als Minimalnährquelle dient. Reiskörner verwerfen.

Vorteile von Reisagar:

Der Reisagar stellt ein Minimalmedium dar. Er enthält sehr wenig Kohlehydrate. Der Reisagar kann als Subkultur zur Diagnostik von C. albicans herangezogen werden (Bildung der Chlamydosporen). Auch für die Differenzierung pathogener Schimmelpilze wird er sehr gerne verwendet.

Nachteile von Reisagar:

Die sichere Identifizierung von Non-C. albicans-Arten verlangt vom Untersucher ein hohes Maß an Erfahrung (siehe Kapitel 9.4).

Kartoffel–Glucose–Agar nach Lodder

200 g geschälte Kartoffeln in kleine Stücke schneiden und 1 Stunde in 1000 ml Aqua dest. kochen und filtrieren

20 g Glucose und
15g Agar - Agar
(Grundgerüst zugeben,
auf 100 ml auffüllen,
erhitzen bis Agar gelöst ist,
autoklavieren.

Vorteile von Kartoffel-Glucose-Agar:

Zur Pigmentinduktion bei T. rubrum und Differenzierung zwischen T. rubrum (rot) und T. mentagrophytes variatio interdigitale (weiß). Das Medium eignet sich auch für die Primäranzucht von Pilzen, speziell aus Nagelmaterial.

CAVE!

Um Schimmelpilzkontaminanten zu vermeiden, Actidion (ca. 500 mg/l) dem Nährmedium zufügen.

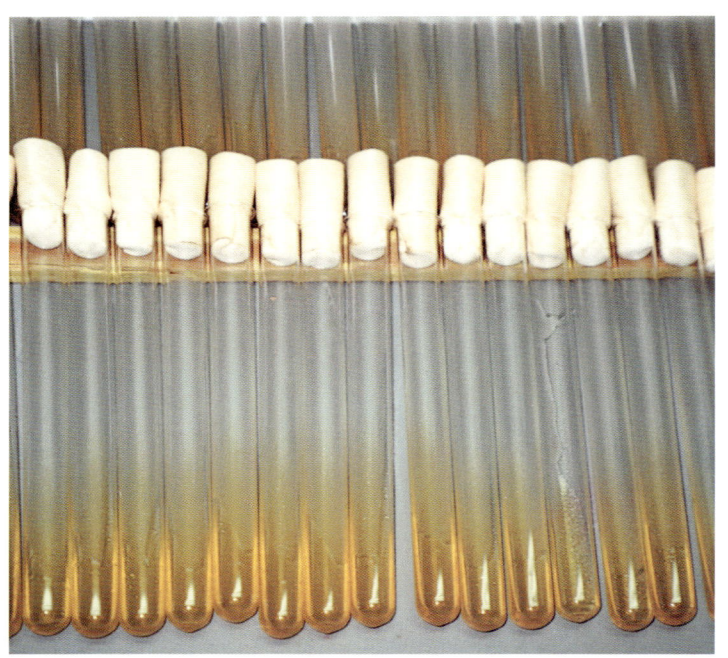

Abb. 18: Unmittelbar nach dem Abfüllen werden die Röhrchen mit dem noch flüssigen Medium in Schräglage gebracht. Dadurch ergibt sich die verlängerte Ausstreichfläche.

6.5 Schrägagar-Röhrchen

Die Anzucht von Pilzen kann auch auf Schrägagar-Röhrchen erfolgen.

Sie bieten gegenüber den Petrischalen folgende Vorteile:

Es wird weniger Nährmedium benötigt: pro Schrägagar-Röhrchen etwa 5-7 ml gegenüber 15-20 ml für eine Petrischale.

Jedem Material wird Eigenständigkeit garantiert.

Günstigeres Verhältnis von Oberfläche zu Volumen; Schrägagar-Röhrchen trocknen nicht so rasch aus wie Petrischalen.

Es besteht eine Feuchte-Kammer-Situation, die das Anwachsen der Kultur begünstigt.

Schrägagar-Röhrchen benötigen viel weniger Platz. Auf Schrägagar-Röhrchen angezogene Stammsammlungen (Mykotheken) brauchen nicht so häufig überimpft zu werden und gestatten eine übersichtliche Verwaltung, was auch ein Vorteil im diagnostischen Routinebetrieb darstellt (z.B. Auffindbarkeit einer bestimmten Patientenkultur).

Bei Zeitproblemen in der Praxis kann die Identifizierung der Erreger auch noch zu einem sehr späten Termin, d.h. Wochen bzw. Monate nach der Beimpfung erfolgen. Die Gefahr des Auftretens von Pleomorphien, hervorgerufen durch zu häufiges Überimpfen, wird drastisch reduziert.

Herstellen der Schrägagar-Röhrchen

In einem Rack befinden sich sterilisierte Laborröhrchen, die mit einem (Watte-) Stopfen verschlossen sind.

Ein selbstgedrehter Wattestopfen eignet sich unserer Erfahrung nach besser zum Verschliessen als Kappen aus Metall oder Plastik, da von ihnen ausgehende Metallionen oder Plastikteile in oder auf den Agar gelangen können, die das Anwachsen des Pilzes zu inhibieren vermögen.

Der Stopfen des zu füllenden Röhrchens wird mit dem kleinen Finger der rechten Hand über der Flamme des Bunsenbrenners abgehoben.

In das geöffnete Reagenzglas werden etwa 5-7 ml Agar mit sterilem Nährmedium nach vorherigem Abflammen der Ränder des Vorratsgefäßes eingefüllt.

Verschließen des Reagenzglases

Solange der Agar noch flüssig ist, wird das Röhrchen schräg auf eine Unterlage aufgelegt.

Als Unterlage können ein Stab oder ein Schlauch dienen. Dabei ist darauf zu achten, daß der Boden des Schrägagar-Röhrchens noch vollständig mit Agar gefüllt ist. Bei den Standardröhrchen (16 x160 mm) soll das Kulturmedium nicht weiter als etwa 5 cm an die Oberkante des Röhrchens heranragen.

Ist der Agar erstarrt, d.h. fest geworden, kann das Röhrchen aufrecht stehend gelagert werden.

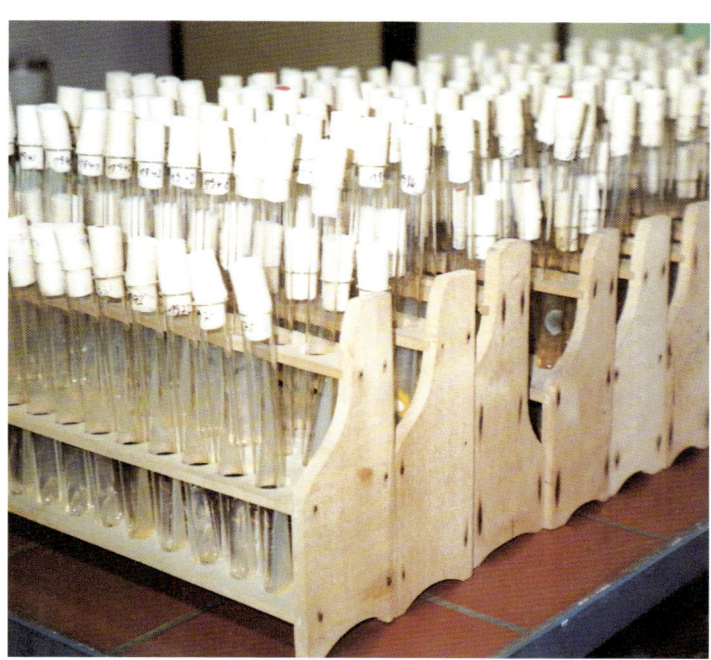

Abb. 19: Schrägagar-Röhrchen benötigen weniger Platz und erleichtern die Übersicht.

✗ TIP:

Ist der Autoklav hoch genug, können Röhrchen und Medium zusammen mit bereits geschlossenem Stopfen sterilisiert werden. Nach dem Öffnen des Autoklaven müssen die Röhrchen jedoch vor dem Erkalten in die entsprechende Schräglage gebracht werden.

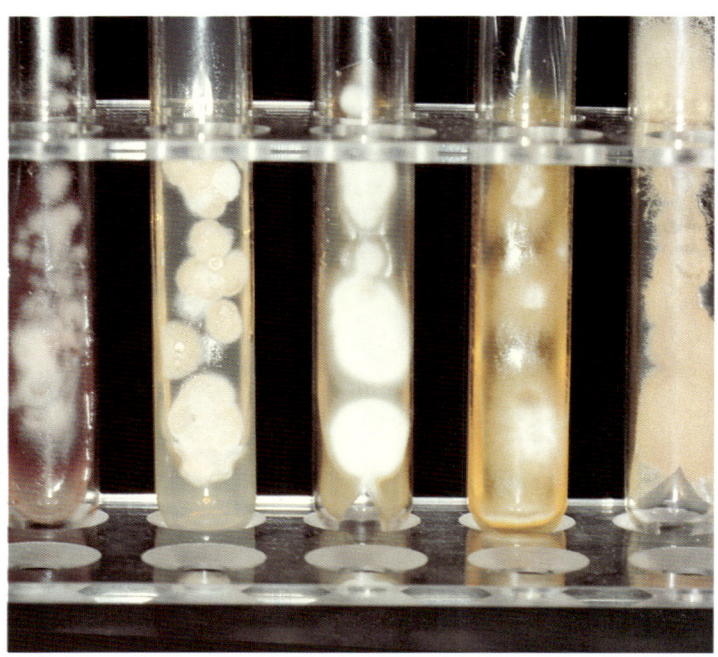

Abb. 20: Platzsparende Lagerung und leichterer Vergleich verschiedener Schrägagar-Kulturen in einem Rack.

Aufgrund der Vorteile ist die Verwendung von Schrägagar-Röhrchen speziell bei Anzucht von Dermatophyten aus Nagelproben angezeigt. Dieses Verfahren kann die Anzuchtquote von etwa 70% wesentlich erhöhen.

Nachteile der Anzucht im Schrägagar-Röhrchen:

Das makroskopische Bild erscheint bei Anzucht auf Schrägagar-Röhrchen nicht so ausgeprägt wie auf Petrischalen. Die geformten Kolonien sind ungleich kleiner.

Eine Direkt-Mikroskopie ist nur schwer möglich, wenn keine Auflagevorrichtung für das Röhrchen existiert. Deshalb müssen Zupfpräparate hergestellt werden, so daß die mikroskopische Pilzbestimmung gegenüber der Anzucht auf Petrischalen deutlich erschwert wird (dreidimensionale Darstellung der Pilze und ihrer Sporenanordnung im mikroskopischen Bild nicht immer gewährleistet).

Die Wandung des Schrägagar-Röhrchens ruft außerdem eine starke optische Verzerrungen hervor.

Leichtere Entsorgung der Schrägagar-Röhrchen:

Der in den Röhrchen enthaltene Pilz wird mitsamt dem Nährmedium in ein kochendes Wasserbad gegeben. Das Medium verflüssigt sich beim Aufkochen, der Pilz wird abgetötet. Der Überstand kann in einen mit einer Plastiktüte ausgelegten Topf abgegossen und nach dem Erkalten einfach entsorgt werden.

Die Glasröhrchen können nach dem Spülgang problemlos wiederverwendet werden.

Auf Reinigungsmittelreste achten, da sie das Angehen der Pilzkulturen erschweren können.

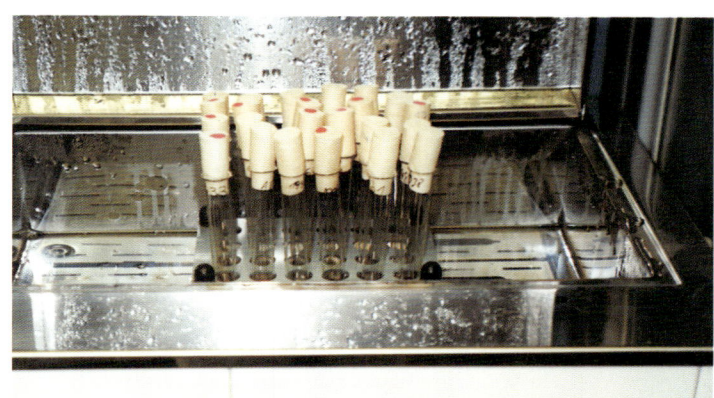

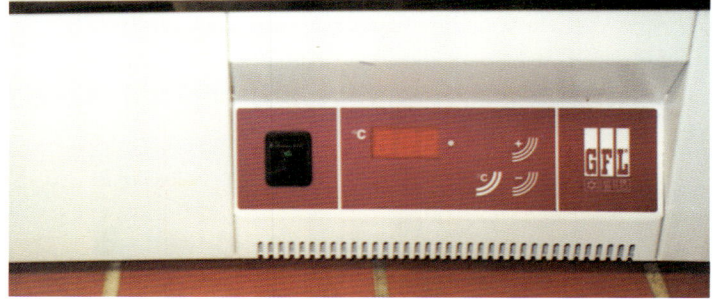

Abb. 21: Schrägagar-Röhrchen können durch das Einbringen in ein kochendes Wasserbad schnell, kostengünstig und umweltfreundlich entsorgt werden.

7. Mykologische Darstellungstechniken von Primärkulturen zur Pilzdifferenzierung

Eine Identifizierung des Pilzes ist erst nach mikroskopischer Betrachtung seiner morphologischen Charakteristika möglich. Aussagekräftige Kriterien sind dabei unter anderem:

- Kulturelle Ausprägung des Mycels
- Form der Hyphen
- Anordnung von Hyphen
- Septierungsgrad der Hyphen
- ob Fruchtkörper wie Makro- und Mikrokonidien und in welcher Form vorhanden sind
- welche Sporenformen in welcher Ausprägung vorhanden sind.

Die mikroskopische Überprüfung der Pilzstrukturen und damit die exakte Auswertung wird oft dadurch beeinträchtigt, daß bei der mikroskopischen Begutachtung Strukturelemente wie etwa die Mikro- oder Makrokonidien aus ihrer arttypischen Lagerung herausgerissen werden und diffus im Präparat verteilt vorliegen.

Die mikroskopische Auswertung des kulturellen Bildes ist deshalb mitunter sehr zeitaufwendig, da man unter Umständen lange suchen muß, um arttypische Bilder unter dem Mikroskop zu finden.

Zur mikroskopischen Pilzdifferenzierung stehen folgende Methoden zur Verfügung:

1. Zupfpräparat
2. Klebestreifen- (Abriß-) Präparat
3. Direktmikroskopie der Pilzkultur in der Petrischale oder im Schrägagarröhrchen
4. Objektglaskultur nach Ridell
5. Ito-Refai (Petrischalen-)-Kultur

7.1 Zupfpräparat

Benötigt werden:

Mykologischer Haken (aufgebogene Impföse), Objektträger, Deckgläschen, Aqua dest. oder Färbelösung, Filterpapier.

Durchführung:

1. Auf den Objektträger einen Tropfen Flüssigkeit (z.B. Aqua dest.) oder Färbelösung (z.B. Methylenblau, Parker-Tinte) geben.

2. Materialentnahme aus der Kultur mit dem mykologischen Haken: Deckel der Petrischale dazu seitlich anheben und mit der Biegung des sterilen mykologischen Hakens Pilzelemente aus der Kultur herauszupfen. Bei Schrägagarröhrchen Abnahme des Stopfens durch Klemmgriff des kleinen Fingers.

3. Einbringen des Hakens in den Suspensionstropfen und Verteilen des Entnahmematerials auf dem Objektträger.

4. Deckgläschen an der einen Seite des Tropfens schräg aufstellen und über den Tropfen fallen lassen.

5. Überschüssige Flüssigkeit mit Fließpapier absaugen.

6. Mikroskopieren.

Vorteil:

Einfaches, schnelles Verfahren.

Nachteil:

Die typische Anordnung der Pilzstrukturen wird oft bei der Präparation zerstört (z.B. büschelförmige Makrokonidien von E. floccosum werden vereinzelt).

7.2 Klebestreifen- (Abriß-) Präparat

Benötigt wird:

Schlierenfreies, transparentes Klebeband (z.B. Tesafilm kristallklar), Objektträger und evtl. Färbelösung und Filterpapier.

Durchführung:

1. In Objektträger-Länge (7,5 cm) Klebestreifen abschneiden.

2. Daumen und Zeigefinger formen mit dem Klebeband eine Schlaufe; dabei weist die Klebefläche nach außen, die Klebebandfläche haftet an den Fingerkuppen.

3. Mit der linken (rechten) Hand Deckel der Petrischale leicht anheben. Am besten führt man vorsichtig mit der Schlaufenspitze eine abrollende Bewegung über der Kultur durch. Zur zielgerichteten Entnahme berührt der Zeigefinger von innen die Klebebandschlaufe und ermöglicht so eine punktuelle, vorsichtige Entnahme.

4. Petrischale schließen.

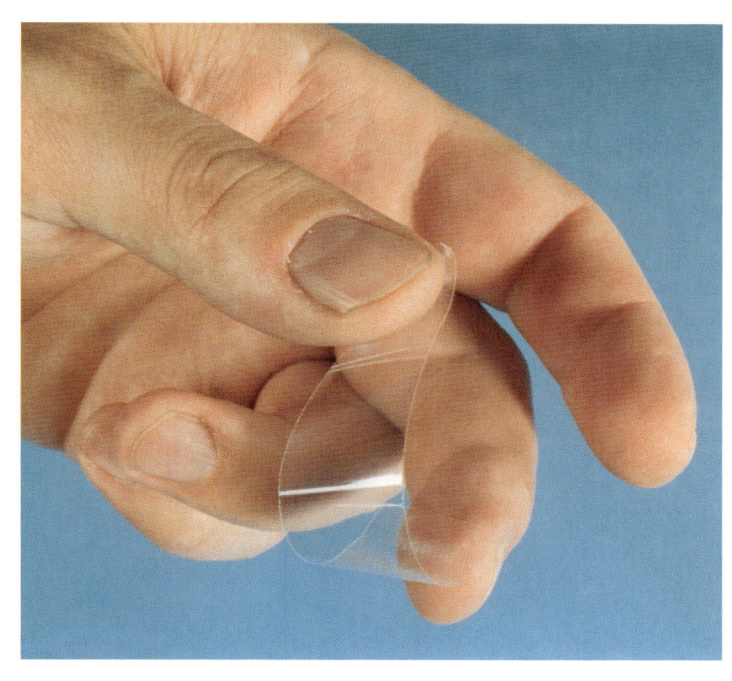

Abb. 22: Wölbung der Klebefläche nach außen.

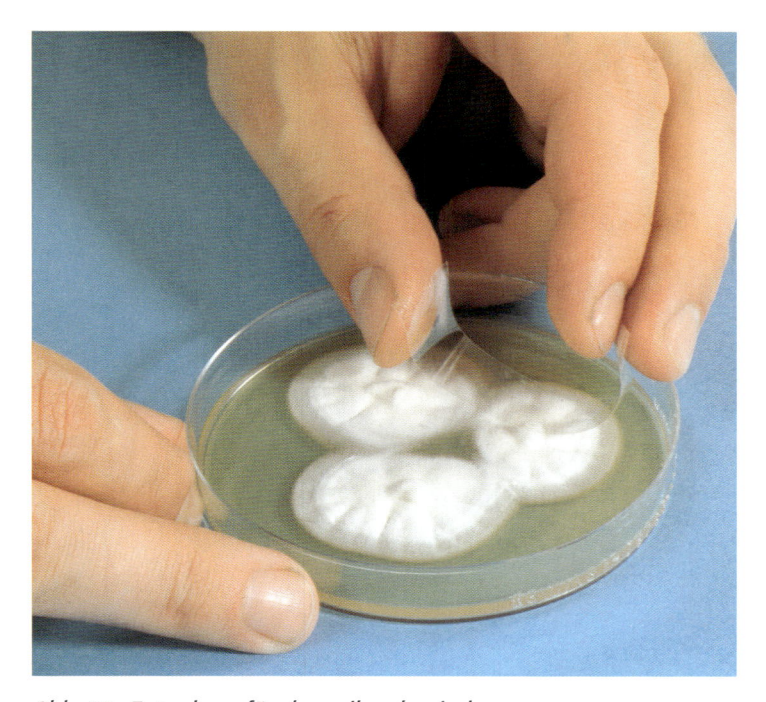

Abb. 23: Entnahme für das mikroskopische Präparat.

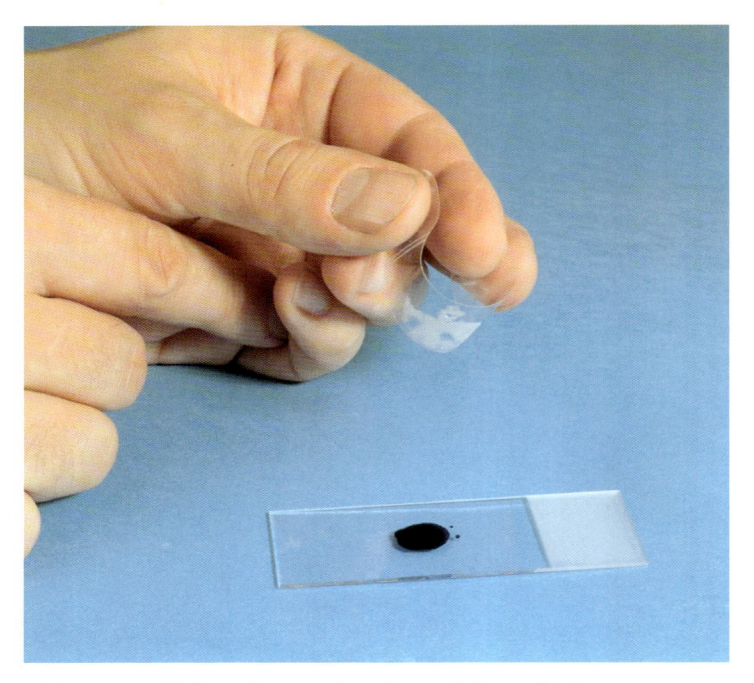

Abb. 24: Festkleben des Tesabandes auf dem Objektträger.

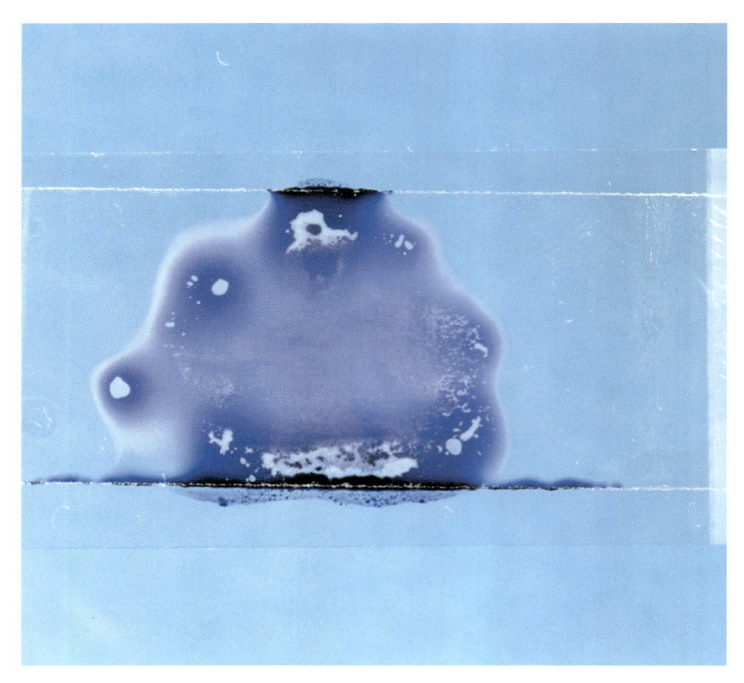

Abb. 25: Mikroskopierfertiges Tesabandpräparat.

5. Klebestreifen möglichst faltenfrei auf dem Objektträger abrollen: die Spitze der Schlaufe in Kontakt mit der Mitte des Objektträgers bringen und dann den Klebestreifen beidseitig abrollen lassen, Klebestreifen nur an den Enden des Objektträgers festdrücken.

Vorteil:

Einfache und rasche Methode,

geringer Materialverbrauch,

die typische Anordnung der Sporen bleibt fast immer erhalten.

Nachteil:

Die Abrißtechnik verlangt einige Übung, da bei nicht sachgemäßer Ausübung zu viel Material entnommen und somit die mikroskopische Auswertung zumindest erschwert wird.

CAVE!

Dermatophyten wachsen zentrifugal und lassen Reifestrukturen zuerst in Nähe des Koloniezentrums erwarten.

Im Gegensatz zur Materialgewinnung ist bei der Identifizierung des Pilzes eher dort der ideale Entnahmeort.

7.3 Direktmikroskopie der Pilzkultur
   - in der Petrischale und
   - im Schrägagar-Röhrchen

Benötigt werden keine zusätzlichen Materialien

Durchführung:

Der Deckel der Petrischale wird abgehoben und die Kulturoberfläche in deren Randzonen direkt mikroskopiert.

Das Schrägagar-Röhrchen wird in Längsrichtung unter das Objektiv gelegt und durch Drehen in eine geeignete Beobachtungslage gebracht.

Vorteil:

Schnelle Methode,

weiteres Arbeitsmaterial wird nicht benötigt,

Strukturen sind in ursprünglicher Anordnung.

Nachteil:

Das mikroskopische Justieren ist schwierig, ein Objektivwechsel oft nicht möglich. Die geöffnete Petrischale ist während des Mikroskopiervorganges der Kontamination ausgesetzt. Pilzsporen können eingeatmet (Allergiegefahr) und/oder im Raum verteilt werden (Versporung des Labors).

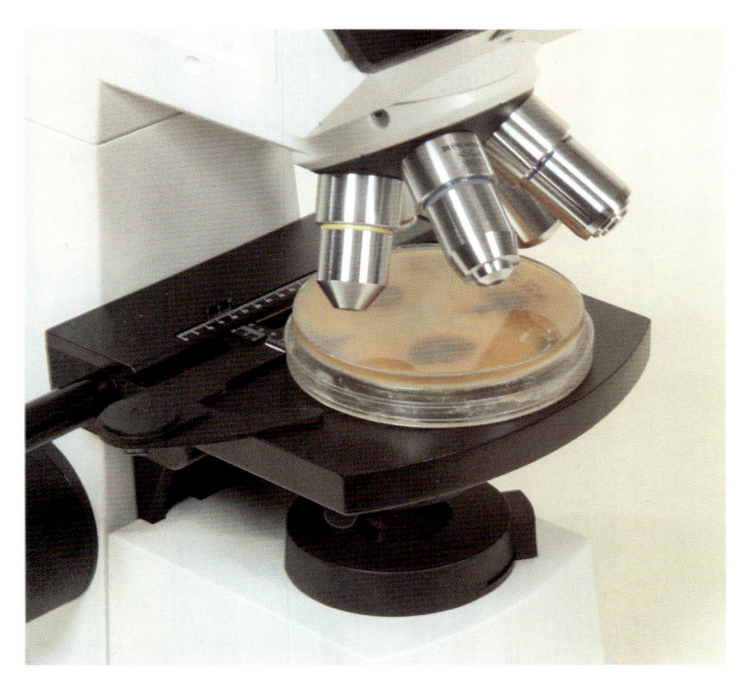

Abb. 26: Mikroskopieren bei geschlossener Petrischale. Die Betrachtung geschieht durch den Boden der Petrischale.

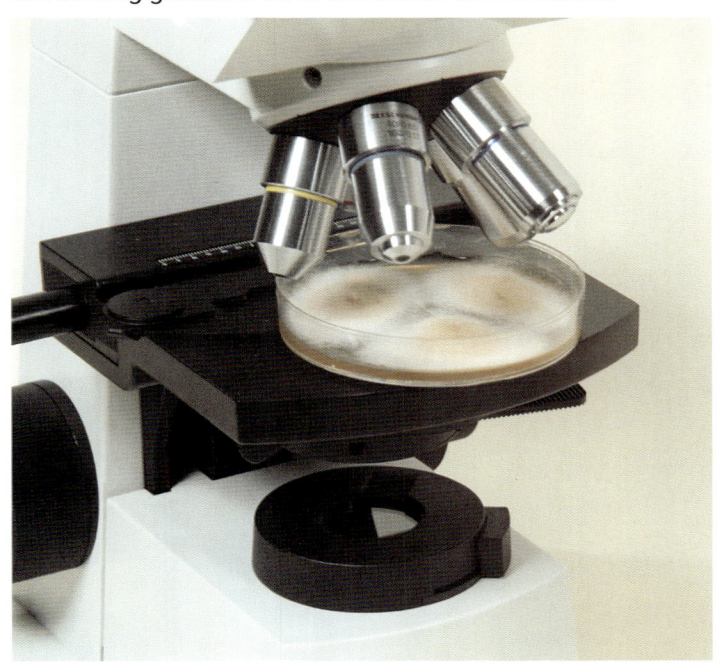

Abb. 27: Direktmikroskopie bei geöffneter Petrischale. Das Objektiv ist dem Luftmyzel, an dem die zu differenzierenden Sporen lokalisiert sind, direkt zugewandt.

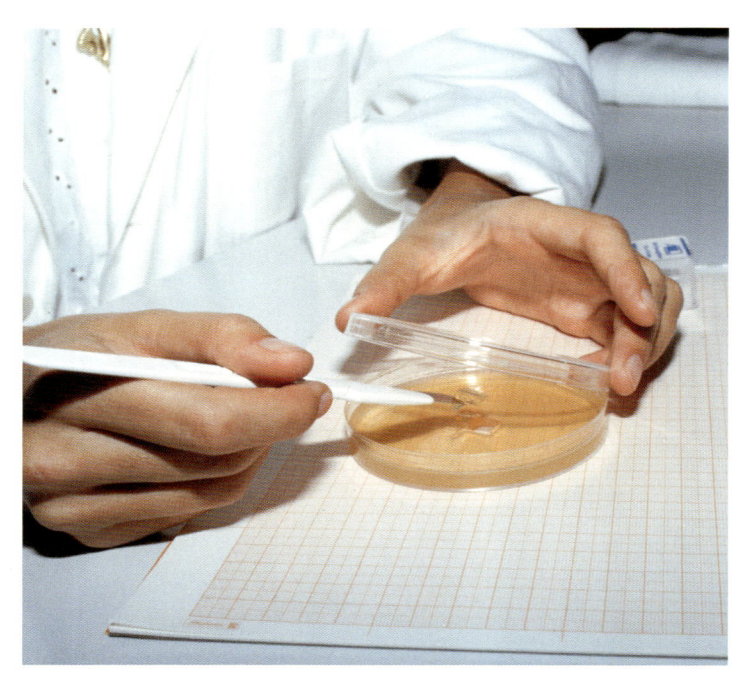

Abb. 28: Herausschneiden des Agarwürfel.

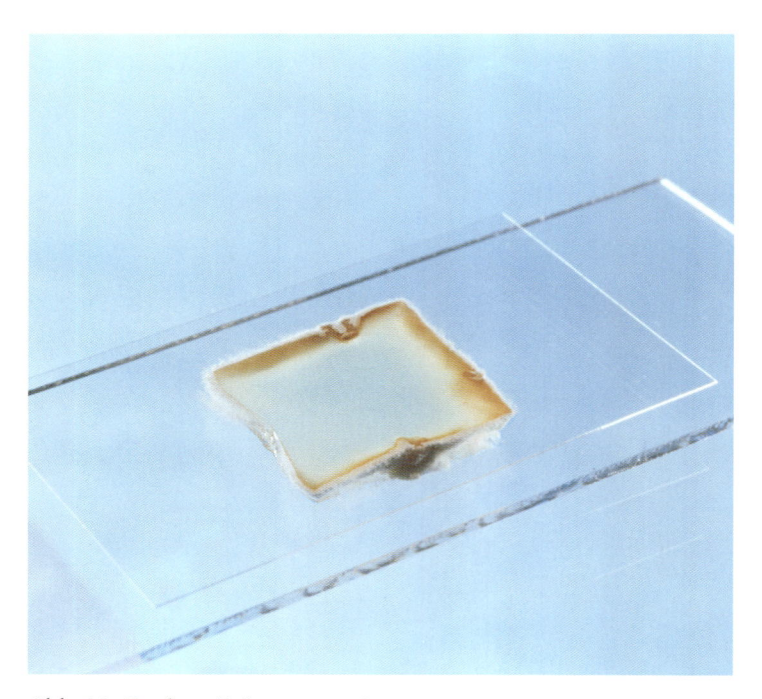

Abb. 29: Fertiges Präparat zur Auswertung.

7.4 Objektträger-Kultur

Benötigt werden:

feuchte Kammer
steriler Objektträger
sterile Deckgläschen
steriles Skalpell
sterile Petrischale mit Nährboden

Durchführung:

1. Aus der Petrischale mit sterilem Skalpell Agarwürfel schneiden ca. 1 x 1 cm. (Millimeterpapier unterlegen).

2. Agarwürfel mit Skalpell aus der Petrischale herausheben und auf sterilen Objektträger geben.

3. Seiten des Agarstreifens mit mykologischem Haken beimpfen.

4. Steriles Deckgläschen auflegen.

5. Einbringen der Objektglas-Kultur in feuchte Kammer.

6. Bebrüten der Kultur in der feuchten Kammer.

Vorteil:

Präparat kann mikroskopisch gut ausgewertet werden, da zur Betrachtung der Kultur keinerlei verändernde Manipulationen hervorgerufen werden.

Nachteil:

Zeitaufwendige Vorbereitung erforderlich.

7.5 Ito-Refai- (Petrischalen-) Kultur

Benötigt werden:

>sterile Kulturschale
>steriles Skalpell
>sterile Deckgläschen
>Kollehalter mit Impföse/Impfhaken
>sterile Petrischale

Durchführung:

1. Deckel der Petrischale schräg über dem Nährboden anheben und mit sterilem Skalpell Agarstück(e) herausschneiden.

2. Beimpfen der Schnittkanten und evtl. der weiteren Agarfläche mit dem mykologischen Haken.

3. Steriles Deckgläschen auf Schnittflächen legen. Die unbeimpfte Seite bleibt unbedeckt.

4. Verschließen der Petrischale und Anzucht bei Zimmertemperatur.

Vorteil:

Das Luftmyzel mit seinen Sporen steht automatisch senkrecht zur optischen Achse. Zur mikroskopischen Auswertung müssen keine Manipulationen vorgenommen werden. Die artcharakteristischen Merkmale können im nativen, ursprünglichen Zustand untersucht werden.

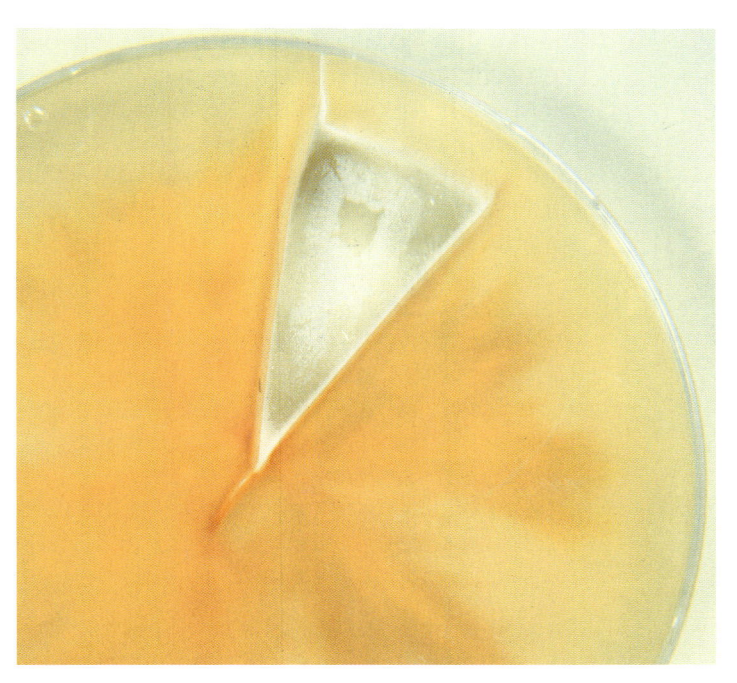

Abb. 30: Sektorenvariante der Ito-Refai-Kultur.

Nachteil:

Die ganze Petrischale muß auf den Mikroskop-Tisch gelegt werden. Ein Objektivwechsel ist erschwert. Zeitaufwendige Vorbereitung. Kulturelles Gesamtbild wird oft beeinträchtigt.

✗ TIP:

Zur Schnitterleichterung Millimeterpapier unter die Agarschale legen.

8. Fachgerechte Beseitigung von Pilzkulturen

Liegen die kulturellen Auswertungen der Petrischalen vor, werden sie in aller Regel nicht mehr benötigt und können beseitigt werden. Nach dem Abfallbeseitigungsgesetz sind Kulturen so zu beseitigen, daß das Wohl und die Gesundheit der Allgemeinheit nicht gefährdet wird.

Daraus ergibt sich, daß Dermatophyten und Schimmelpilze (Gefahrenklasse II der Krankheitserreger) samt ihrer Überdauerungsformen vor Abgabe in den (Haus-) Müll abgetötet werden müssen.

Der Sorgfaltspflicht gehorchend, sollte dies auch für Hefen gelten (Erreger der Gefahrenklasse I).

Es gibt mehrere Möglichkeiten der fachgerechten Beseitigung der Pilzkulturen:

1. Abgabe in den Sondermüll

Einige Kommunen sind darauf eingerichtet, diesen Sondermüll auf Anfrage entgegenzunehmen und teilweise unentgeltlich fachgerecht zu entsorgen.

Ihre Beseitigung geschieht in aller Regel in Spezial-Müllverbrennungsanlagen, die über eine Nachverbrennungseinrichtung mit einer Mindesttemperatur von 800 °C verfügen.

Durch einen Anruf in der Kommunalverwaltung können Sie erfragen, ob diese Möglichkeit auch bei Ihnen besteht.

2. Vernichtung durch Autoklavieren

Die Kulturen werden vor Einbringen in den Autoklaven (auch Dampfdrucktopf möglich) in autoklavfeste Beutel eingepackt und bei einer Atmosphäre Überdruck (ca. 121°C) je nach Menge zwischen 10 und 30 Minuten autoklaviert.

Anschließend können die so abgetöteten Pilzkulturen in ihren Beuteln in den Hausmüll gegeben werden.

3. Chemische Mittel zur Desinfektion

Im August 1987 veröffentlichte das BGA im Bundesgesundheitsblatt 30 eine Liste mit geprüften und anerkannten Desinfektionsmitteln.

Geeignet sind Wirkstoffe wie:

Phenol und seine Derivate
(Amocid, Gevisol, Lysolin, Phenol, Sagrotan)
Chlor oder
Substanzen mit aktivem Chlor
(Aktiven, Steribayrol)

Die Desinfektionsmittel können oft mit Wasser auf eine Konzentration von z.B. 5-6% verdünnt werden.

Mit der gebrauchsfertigen Lösung wird der Nährboden überschichtet und die Petrischale wieder geschlossen.

Nach einer Einwirkzeit von etwa 4-6 Stunden sind die Pilze und das Sporenmaterial abgetötet. Die Petrischalen können dann in den Hausmüll gegeben werden. Die vollständige Liste ist gegen eine kleine Gebühr erhältlich beim

Robert-Koch- Institut
Nordufer 20
13353 Berlin.

9. Differentialdiagnostische Charakteristika humanpathogener Pilze

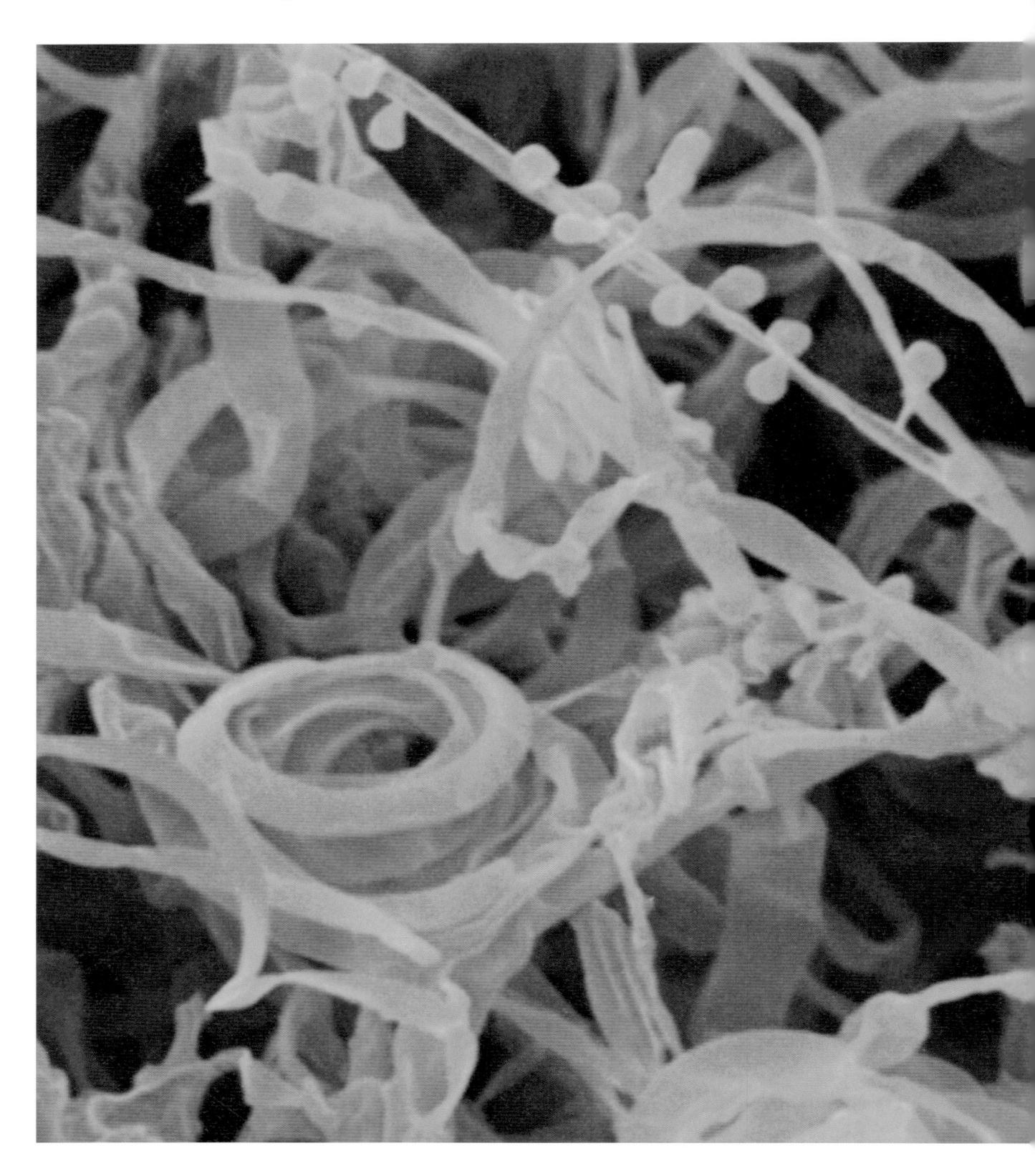

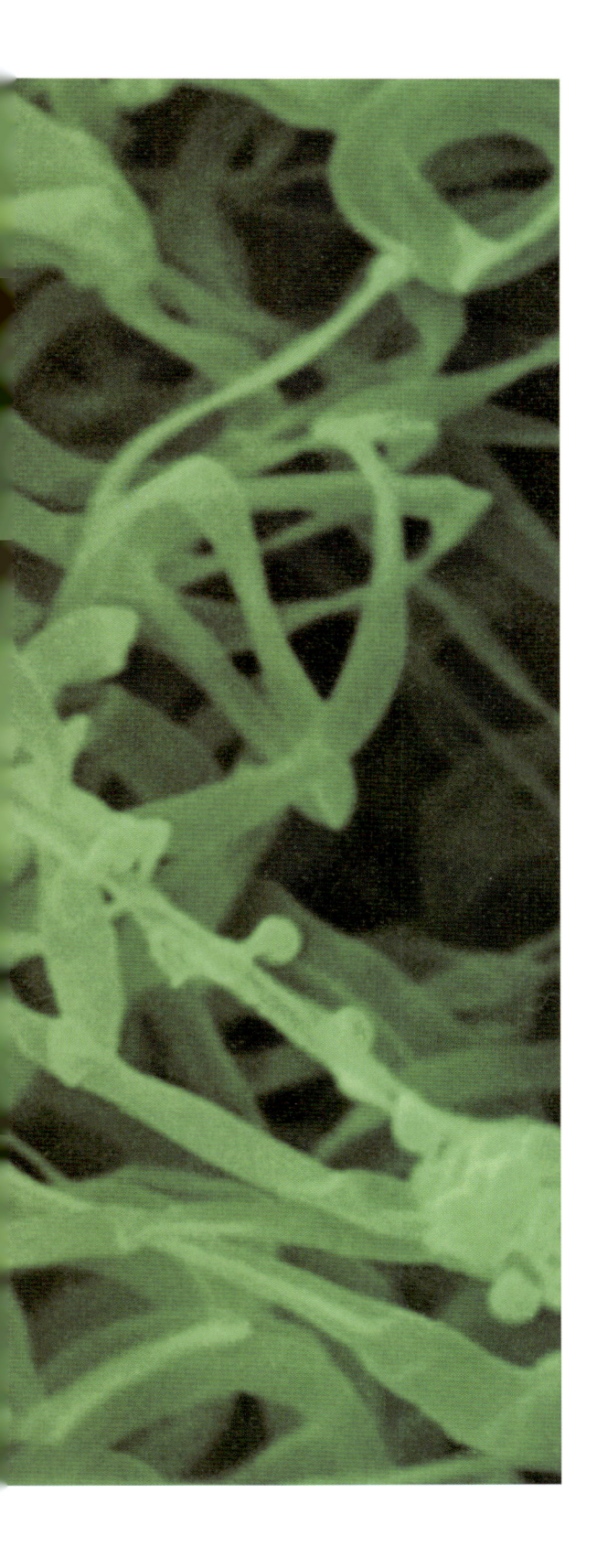

Der zweite Teil dieses Buches gibt gezielte Hinweise auf eine mykologische Erregerdifferenzierung.

Es folgt eine Einführung in die Grundbegriffe der Pilzmikromorphe anhand von Schemazeichnungen.

Anschließend werden wichtige humanpathogene Dermatophyten, Hefen und Schimmelpilze in makromorphologischen Großaufnahmen dargestellt und bei den häufigsten Erregern ein entsprechendes mikroskopisches Bild der Pilze, das zu ihrer Artcharakterisierung herangezogen werden kann, abgebildet.

Auf den Seiten der zu differenzierenden Pilze finden Sie unter der Rubrik "Das sollten Sie unter dem Mikroskop sehen" durchgängig eine Kurzcharakterisierung der arttypischen Merkmale anhand von instruktiven Übersichtszeichnungen.

Abb. 31: Elektronenmikroskopische Aufnahme von T. mentagrophytes var. granulosum.

9.1 Einleitung und Grundbegriffe

Pilze sind in allen Regionen der Erde anzutreffen. Sie gelten als ubiquitär verbreitet. Man geht heute davon aus, daß es mehr als 300.000 verschiedene Pilzarten gibt.

Von dieser großen Zahl sind jedoch nur wenige (ca. 100) zu einer Schädigung der Hautoberfläche in der Lage.

Die Mehrzahl aller Oberflächenmykosen wird sogar nur von gut einem Dutzend verschiedener Pilzspezies hervorgerufen.

Obwohl demnach nur wenige Pilze als potentielle Auslöser einer Oberflächenmykose gelten, ist das von ihnen hervorgerufene Erscheinungsbild äußerst heterogen.

Selbst für den Fachmann ist es nur in Ausnahmefällen möglich, vom klinischen Erscheinungsbild her sofort und zweifelsfrei auf eine Pilzerkrankung schließen zu können.

Zur Diagnosesicherung und Differenzierung der Erreger ist deshalb das Anlegen der Kultur und deren makroskopische und mikroskopische Beurteilung notwendig.

Während das makroskopische Bild einen ersten Aufschluß darüber gibt, ob es sich bei der zu betrachtenden Art um einen Dermatophyten, eine Hefe oder einen Schimmelpilz handelt, wird erst durch eine mikroskopische Beurteilung dieser Kultur die endgültige Differenzierung herbeigeführt.

Auf den folgenden Seiten geben wir einen Überblick über die Grundbegriffe der Pilzmikromorphe.

Hier wird beispielsweise erklärt, was eine Makrokonidie ist, bei welchen Arten diese spezielle Sporenform vorkommt und welche artspezifischen Differenzierungsmerkmale zur Bestimmung der Pilzart beitragen können.

Es schließt sich eine Kurzcharakteristik des mikroskopischen Erscheinungsbildes wichtiger humanpathogener Pilze an.

Spore

Allgemein für:

Samenzelle
Ausgangszelle
Keimzelle

Sie dient der:

Vermehrung
Verbreitung
Überdauerung

Merkmale:

Wassergehalt stark herabgesetzt, verminderte Stoffwechselaktivität, dickwandig

Sporenkeimung

Bei geeignetem Medium und günstigen Umweltbedingungen wie

Temperatur
pH-Wert
O_2-Gehalt
Feuchtigkeitskonzentration

Sporenkeimung

Spore

Ausbildung Keimschlauch

apikales Spitzenwachstum

Verzweigung nur im Bereich des "Bildungsmeristems" möglich

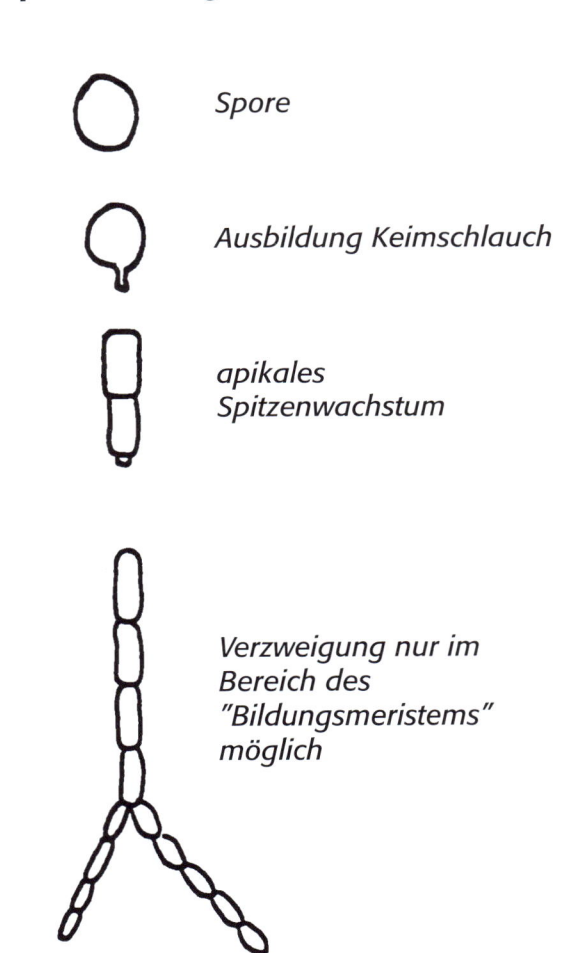

Arthrosporen

Einfachste Form der "Sporenbildung" und Vermehrungssicherung.

Sie entstehen durch den Zerfall von Hyphen und haben zunächst leichten Kontakt miteinander (daher griechischer Name Gelenkspore)

Arthrosporen sind zunächst rechteckig, später abgerundet.

Arthrosporenbildung

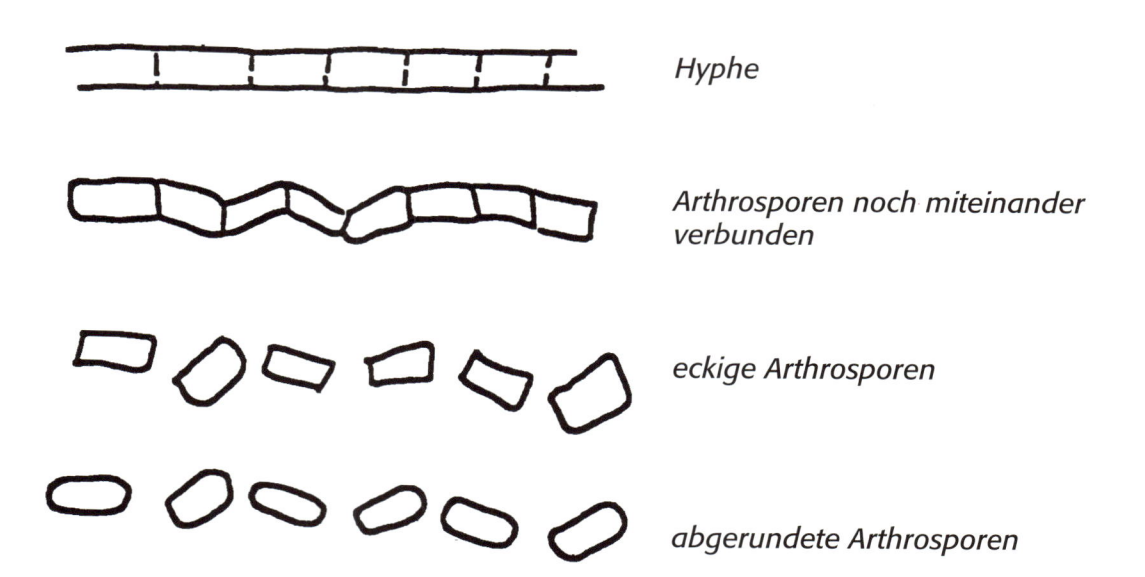

Hyphe

Arthrosporen noch miteinander verbunden

eckige Arthrosporen

abgerundete Arthrosporen

Blastosporen

Blastosporen sind durch Sprossung entstandene Vermehrungszellen von runder oder ovaler Form.

Blastosporenbildung

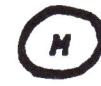

Sporenmutterzelle

polige Cytoplasmaausstülpung, die bei einer gewissen Sporengröße erfolgt

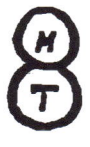

über mitochondrische Reduplikation ist eine erbgleiche Tochterzelle entstanden

Mutter- und Tochterzelle lösen sich voneinander

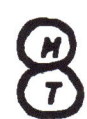

oder

bleiben aneinander haften (Pseudomyzelbildung)

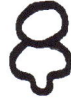

erneute Cytoplasmaausstülpung und somit Kettenverlängerung

Chlamydosporen

Chlamydosporen sind dickwandige Dauersporen (auch unter der Bezeichnung Mantelsporen bekannt) von faß- oder birnenförmigem Aussehen. Sie entstehen häufig durch Verdickung der Zellwände aus Hyphenzellen und sind größer als vegetative Zellen.

Ihr Nährstoffreichtum erzeugt eine starke Lichtbrechung im Lichtmikroskop. Durch Einlagerungen erscheinen sie oft dunkel gefärbt.

Chlamydosporen dienen vor allem als Dauersporen zur Erhaltung ihrer Art. Sie sind hilfreich zur Artdifferenzierung bei Hefen. So bildet z.B. nur Candida albicans auf Reisagar Chlamydosporen.

Typische Merkmale

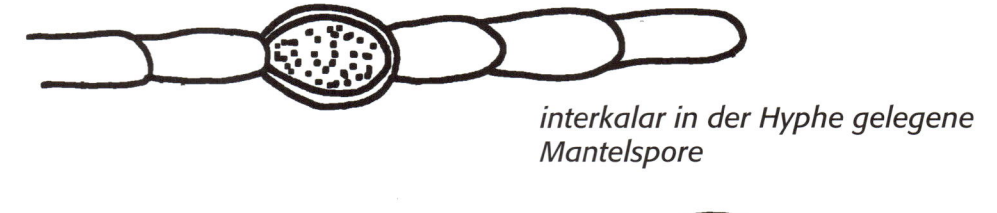

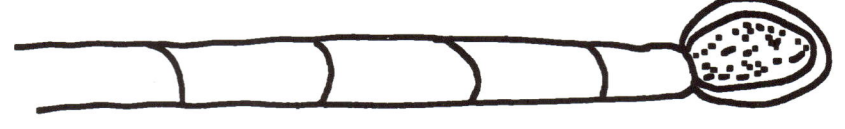

interkalar in der Hyphe gelegene Mantelspore

terminal (endständig) gelegene Mantelspore

Konidien

Ungenauer "Sammelbegriff" für vegetative, asexuelle Sporen.

Sie werden von Pilzfäden (Hyphen) oder speziellen Trägern (Konidienträgern) abgeschnürt.

Man unterscheidet zwischen

Exokonidien,
die nach außen abgeschnürt werden. Die Bildung erfolgt einzeln oder in (un-)verzweigten Ketten und

Endokonidien,
die in speziellen Hüllen z.B. den Fruchtkörpern gebildet werden.

Die Art der Konidienbildung ist ein wichtiges Differenzierungsmerkmal.

Botrytysform
(Bäumchen-/Traubenform)
z.B. T. mentagrophytes

Mikrokonidien

Kleine Konidien, ein- bis zweikammrig

Unterscheidungsmerkmale:

Form: rund   z.B. M. canis
       oval   z.B. T. equinum
       tröpfchenförmig   z.B. M. gypseum
       birnenförmig   z.B. T. verrucosum

Anordnung:

   gestielt   z.B. T. tonsurans
   entlang der Hyphen
   ungestielt   z.B. T. rubrum

3 D-Anordnung:

Akladiumform (Ährenform)
Mikrokonidien stehen kreuzweise gegenständig   z.B. T. rubrum

Makrokonidien

Makrokonidien sind große, unterkammerte Konidien, die von Dermatophyten gebildet werden.

Unterscheidungskriterien

Form:

zylinderförmig
(T. mentagrophytes)

keulenförmig
(E. floccosum)

spindelförmig
(M. canis)

Wandbeschaffenheit:

glattwandig
(T. rubrum)

rauhwandig
(M. audouinii)

dünnwandig
(T. tonsurans)

dickwandig
(M. canis)

Unterkammerungsgrad:

Je nach Art 3-18fach

Hyphen

Unter Hyphen versteht man Pilzfäden, die septiert (unterkammert) oder schlauchförmig (ungegliedert) sein können.

Unterscheidungsformen

unseptiert
(Mucor mucedo)

septiert
(T. rubrum)

Raquettehyphe
(M. audouinii)

Spiralhyphen
(T. mentagrophytes)

Geweihhyphen
(T. concentricum)

Pseudomyzel

Pseudomyzel wird unter bestimmten Mangelbedingungen von Hefen gebildet. Eine Mangelbedingung ist z.B. ein minimierter Sauerstoff-Partialdruck.

Pseudomyzel besteht aus langgestreckten, aneinanderhängende Blastosporen (Sproßzellen), so daß das Bild eines septierten Pilzfadens imitiert wird.

Die Abschnürungen sind im Gegensatz zu den Dermatophyten nicht streng senkrecht, sondern wurstartig.

Erscheinungsform

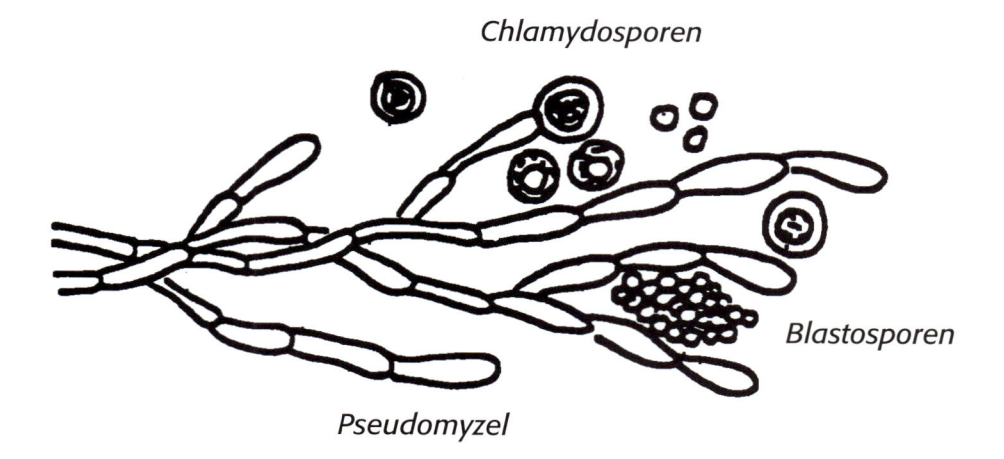

Chlamydosporen

Blastosporen

Pseudomyzel

Myzel

Myzel ist die Sammelbezeichnung aller Pilzfäden. Man unterscheidet zwischen dem Substratmyzel und dem Luftmyzel.

Substratmyzelien sind vegetative Pilzfäden, die der Nahrungsaufnahme aus dem Kultursubstrat dienen.

Luftmyzel ist ein Reproduktionsmyzel und dient der Vermehrung und Verbreitung durch Sporen.

Erscheinungsform

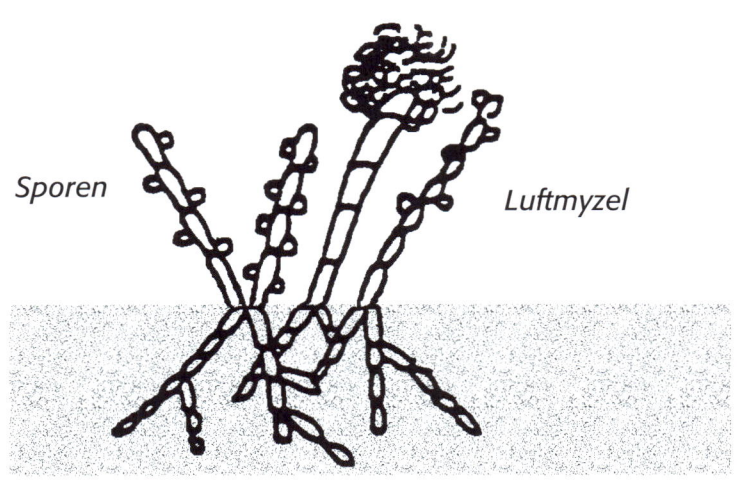

Sporen

Luftmyzel

Kultursubstrat

Substratmyzel

Pinselschimmel

Trivialname für Pilze der Gattung Penicillium

Fachtermini

Konidiophor: Konidienträger

Metulae: verzweigte Hyphenbündel

Sterigma: stielförmiger Auswuchs eines Sporenträgers

Konidien: Sporen, die vom Konidienträger abgeschnürt werden

Differenzierungsmerkmale

Sporen: rund, oval, zylindrisch, fusiform
glatt, rauhwandig
blau, gelb, grün, graugrün

Artcharakteristika:

unverzweigte Sporenkette aus 50 und mehr Gliedern
Sporen sind ungeteilt
Verzweigungen der Konidienträger- und Ketten zeigen in eine Richtung

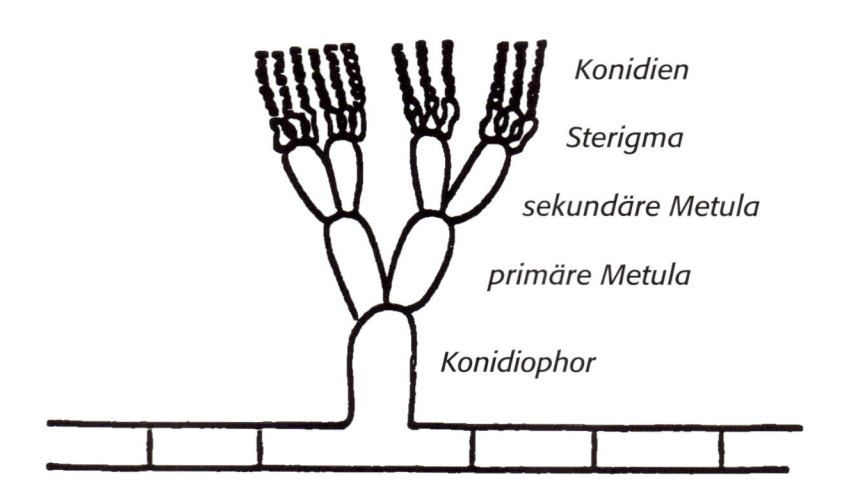

Konidien
Sterigma
sekundäre Metula
primäre Metula
Konidiophor

Köpfchenschimmel

Trivialname für Pilze der Familie der Mucoraceae

Fachtermini

Columella: Säulenstiel des Sporangienträgers, der in das Sporangium hineinragt

Sporangienträger:

Sporangiophor, Stiel, auf dem endständig das Sporangium sitzt

Sporangium: Sporenhülle, in der die Sporen des Köpfchenschimmels gebildet werden

Apophyse: Trichterförmige Erweiterung am Ende eines Sporangienträgers unterhalb des Sporangiums

Gattungen: Absidia
Rhizopus
Rhizomucor
Mucor

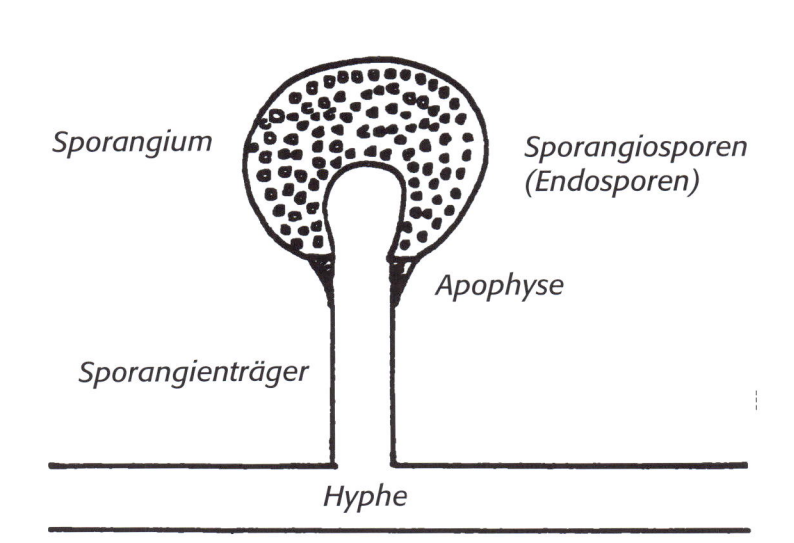

Sporangium

Sporangiosporen (Endosporen)

Apophyse

Sporangienträger

Hyphe

Aspergillaceae

Fachtermini

Vesicula: Fruchtbläschen, Träger des sporogenen Apparates

Sterigmen: nur distal oder z. B. allseitig radial angeordnet

auf den primären, keulenförmigen Sterigmen können sekundäre flaschenförmige Sterigmen aufsitzen

Sterigmen stellen Zellfortsätze (Hyphenzweige) dar

Sporen: rauhe, stachelige Oberfläche, meist kräftig gefärbt, kugelförmig

primäre und sekundäre Sterigmen

Sporen

Vesikula

Konidienträger

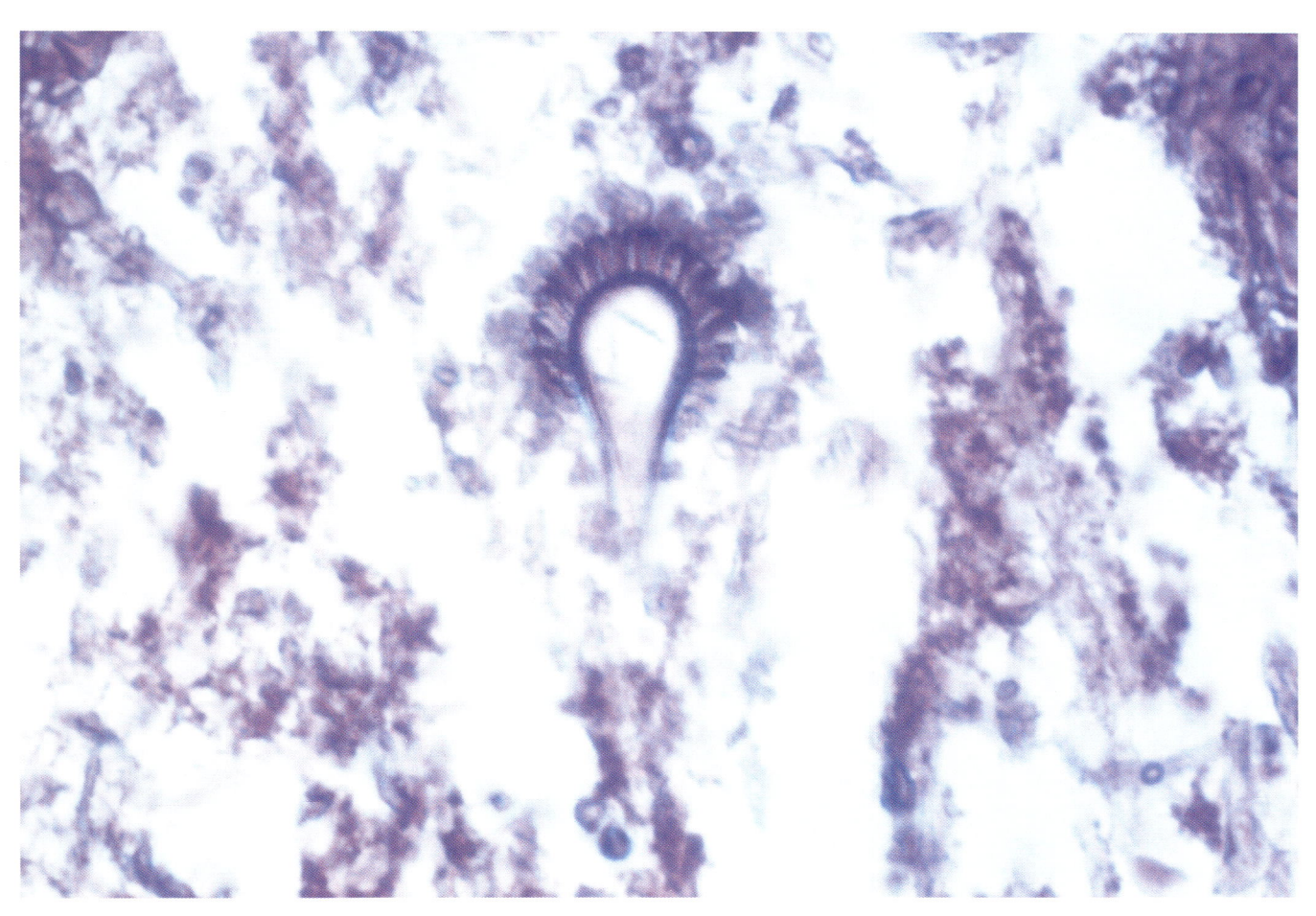

Abb. 32: Aspergillus-Köpfchen.
Abstrich aus einer Kiefernebenhöhle (PAS-Färbung).

9.2 Kurzbeschreibung des mikroskopischen Erscheinungsbildes

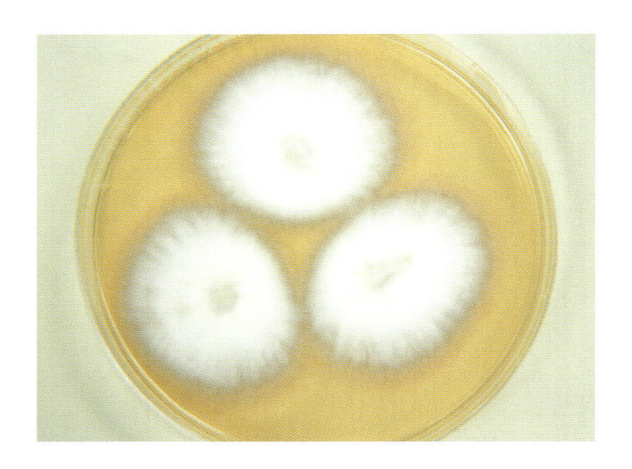

Trichophyton rubrum

Mehrere Varianten

Zur Artcharakterisierung werden herangezogen:

Mikrokonidien:

    sehr zahlreich
    birnenförmig
    in Ähren-(Akladiumform)

Makrokonidien:

    seltener
    zigarrenförmig
    lang und schmal

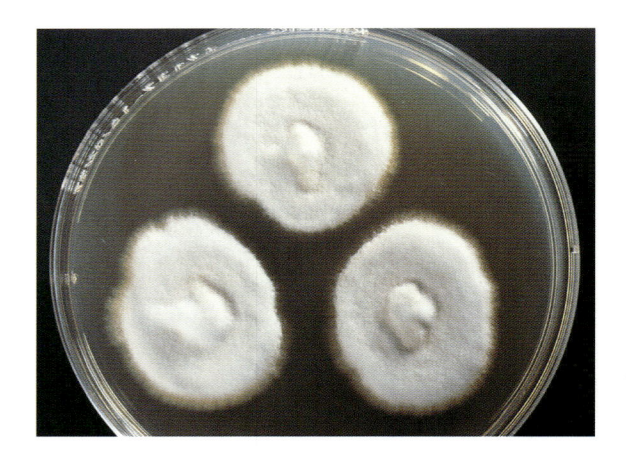

Trichophyton mentagrophytes

Mehrere Varianten

Zur Artcharakterisierung werden herangezogen:

Mikrokonidien:

    rund bis birnenförmig
    in Ähren-(Akladium) und
    Bäumchen- (Botrytysform)
    unmittelbar den Hyphen aufsitzend

Makrokonidien:

    glatt und dünnwandig mit
    ca. 3 - 4 Kammern
    leicht keulenförmig

Chlamydosporen:

    relativ häufig

Hyphen:

    Spiralhyphen relativ häufig

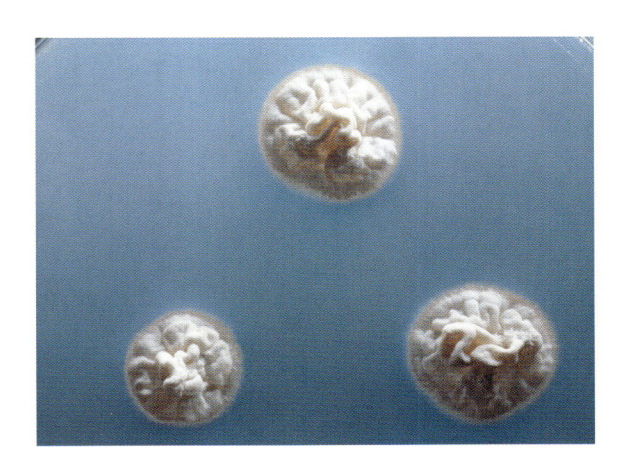

Trichophyton verrucosum

Zur Artcharakterisierung werden herangezogen:

Mikrokonidien: selten

durch Thiaminzugabe wird die Ausbildung der Mikrokonidien stimuliert. Sie sind spitz zulaufend und sitzen lateral an den Hyphen an.

Makrokonidien:

sehr selten und klein
dünn- und glattwandig

Chlamydosporen:

oft intercalar

Hyphen:

können terminal blasig anschwellen
fast rechtwinklige Seitenverzweigungen möglich

Charakteristika:

kettenförmig aufgereihte Arthrosporen

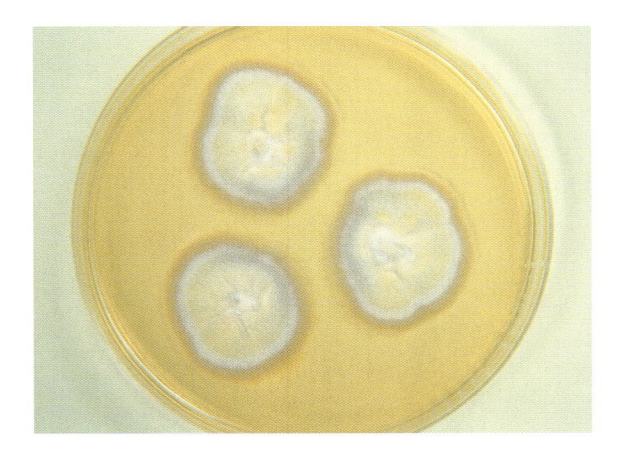

Epidermophyton floccosum

Zur Artcharakterisierung werden herangezogen:

Mikrokonidien: keine!!!!

Makrokonidien:

keulenförmig
dickwandig
dünn- und glattrandig
häufig in Bündeln

Chlamydosporen:

häufig in Ketten

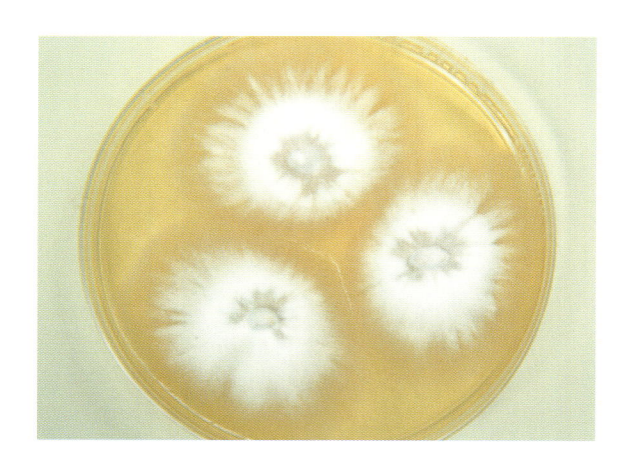

Microsporum canis

Zur Artcharakterisierung werden herangezogen:

Mikrokonidien:

> selten
> dünnmantelig
> keulenförmig ausgezogen
> sitzen ungestielt an den Hyphen

Makrokonidien:

> spindelförmig
> am distalen Ende zipfelförmig
> ausgezogener "Wolfszahn"
> warzig-stachelige Oberfläche
> bis zu 15 Kammern

Chlamydosporen:

> häufig

Hyphen:

> oft vor den Septen blasig
> aufgetriebene "Raquettehyphen"

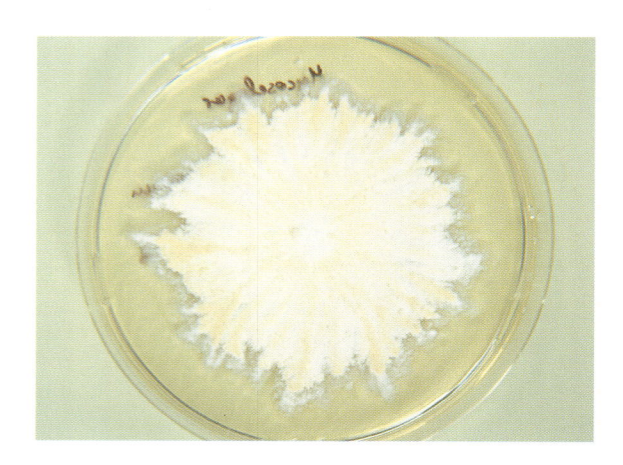

Microsporum gypseum

Zur Artcharakterisierung werden herangezogen:

Mikrokonidien:

> selten
> keulenförmig
> sitzen entlang der Hyphen

Makrokonidien:

> reichlich
> spindelförmig mit
> abgerundetem Ende
> ± warzig-stachelige Oberfläche
> 4 - 6 Kammern

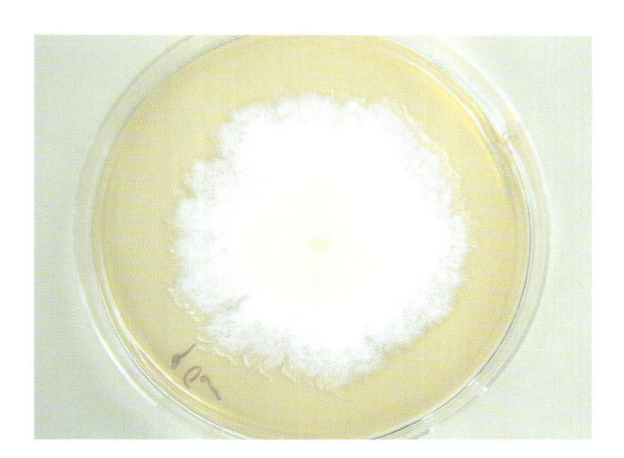

Trichophyton terrestre

Zur Artcharakterisierung werden herangezogen:

Mikrokonidien:

> häufig
> in Akladiumform
> mitunter gestielt oder
> mit breiter Basis
>
> 2 - 3 kammerige
> Intermediärformen möglich

Makrokonidien:

> häufig
> schmal
> dünn- und glattwandig
> an den Polen abgerundet

Hyphen:

> häufig Spiralhyphen und
> Raquettemyzel

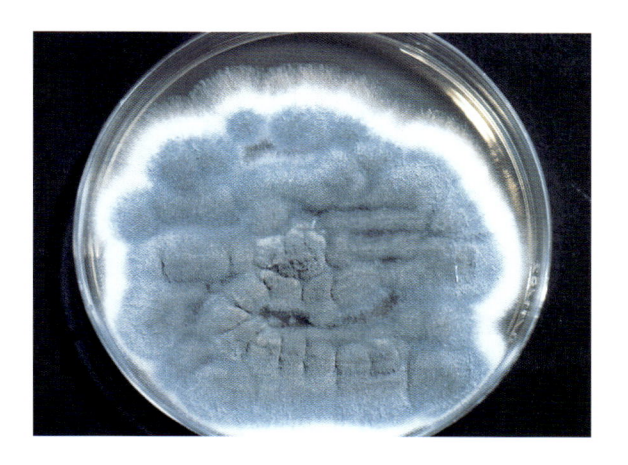

Aspergillus spec.

Zur Artcharakterisierung werden herangezogen:

Vesikula:

> Fruchtbläschen,
> Träger des sporogenen Apparates

Sterigmen:

> distal oder allseitig radial
> angeordnet.
>
> auf den primären, keulenförmigen
> Sterigmen können sekundäre,
> flaschenförmige Sterigmen auf-
> sitzen,
> Sterigmen stellen Zellfortsätze
> (Hyphenzweige) dar

Sporen:

> rauhe, stachelige Oberfläche,
> meist kräftig gefärbt, kugelförmig

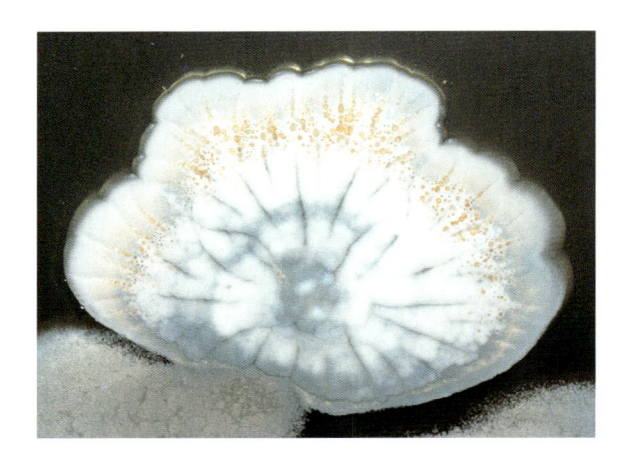

Penicillium spec.

Zur Artcharakterisierung werden herangezogen:

Myzel:

    stark verzweigt

Hyphen:

    septiert in regelmäßigen Abständen

Konidiophore:

    Konidien bildende Hyphe verzweigt oder unverzweigt

Phialiden:

    direkt am Vesikel oder nach vorgeschalteter Metulae sind je nach Art ein- oder zweireihig radiär angeordnet

Konidien:

    meist rund
    charakteristisch gefärbt
    stachelig dickwandig

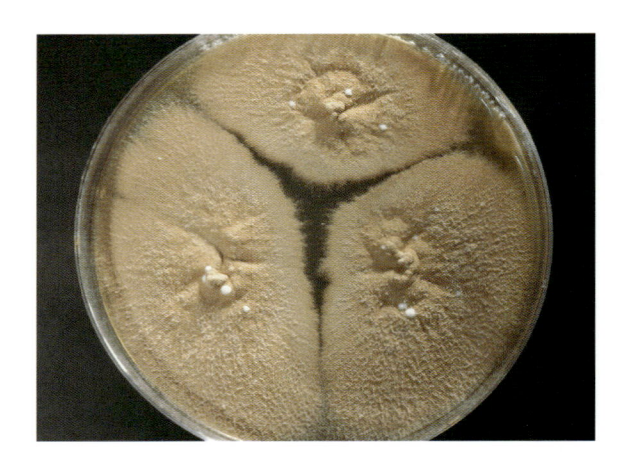

Scopulariopsis brevicaulis

Zur Artcharakterisierung werden herangezogen:

Konidiosporen:

    kurz und in Gruppen

Annellosporen:

    wirtelig (in Windungen) zylindrisch oder mit aufgetriebener Basis

Konidien:

    in Kettenform hintereinander abgeschnürt
    Außenwände stachelig (Morgenstern)
    dickwandig

Wirts- und Gattungsverteilung der weltweit bedeutendsten Dermatophytenarten

Gattung	Erregerart		
	anthropophil	zoophil	geophil
Microsporum	M. audouinii M. ferrugineum	M. canis M. gallinae	M. gypseum M. cookei
Trichophyton	T. rubrum T. mentagrophytes var. interdigitale T. tonsurans T. violaceum T. soudanense T. schoenleinii T. concentricum	T. verrucosum T. mentagrophytes - var. granulosum - var. quinckeanum - erinacei T. equinum	T. terrestre T. ajelloi
Epidermophyton	E. floccosum		

Tab. 1: Einteilung der Dermatophyten nach ihrem Habitat.

9.3 Artcharakteristika ausgewählter Dermatophytenarten

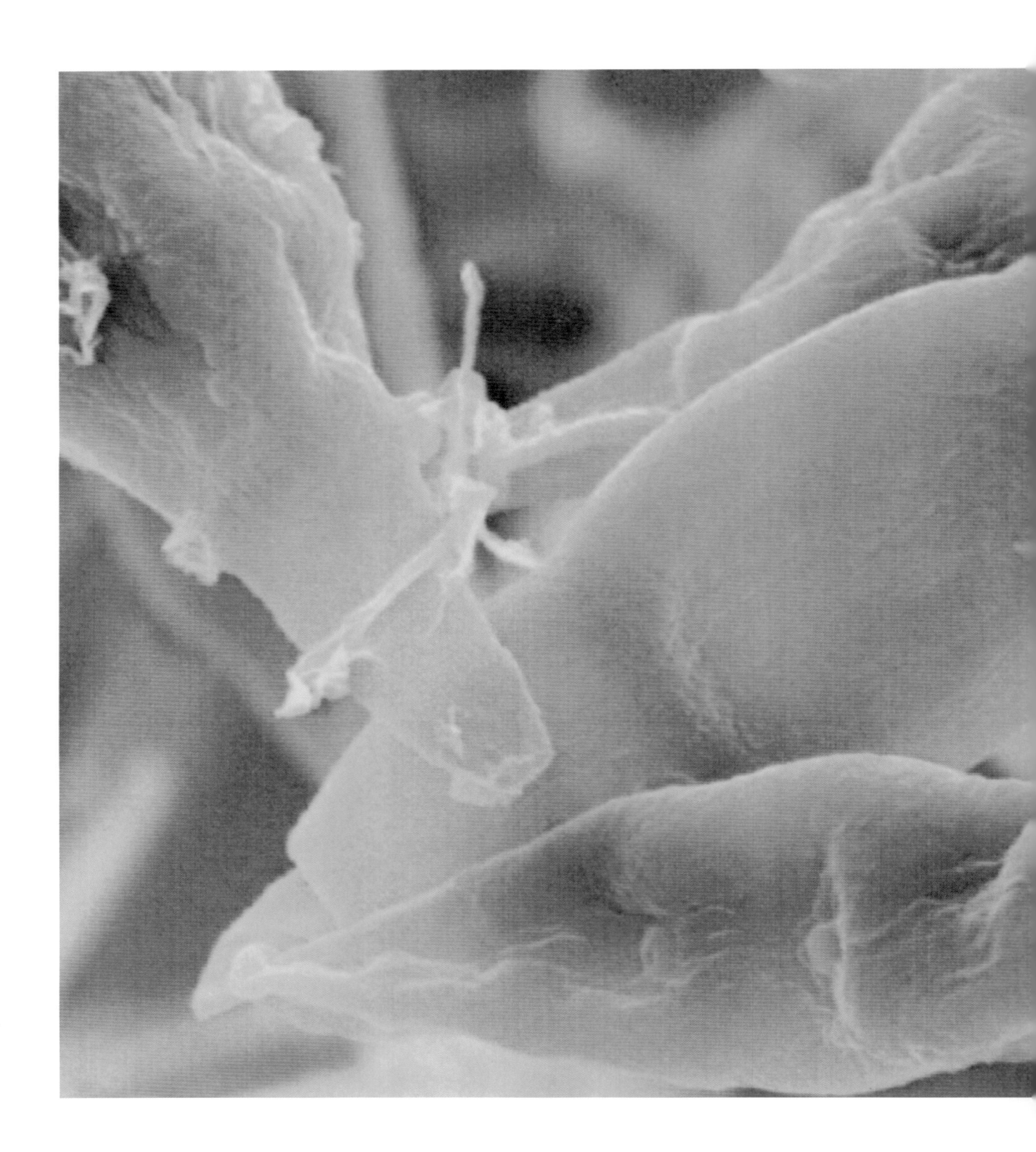

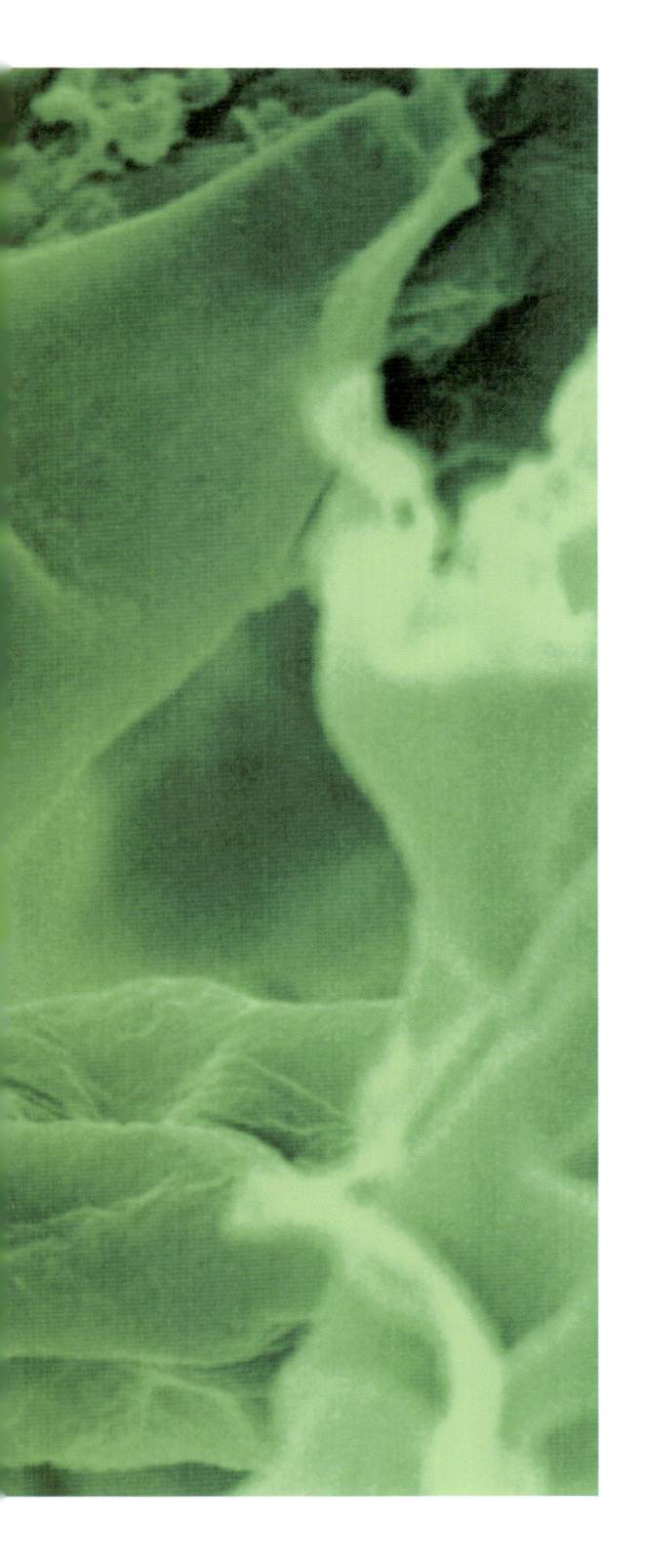

Trichophyton rubrum

Trichophyton mentagrophytes var. interdigitale

Trichophyton mentagrophytes var. granulosum

Trichophyton mentagrophytes var. erinacei

Trichophyton mentagrophytes var. quinckeanum

Trichophyton terrestre

Trichophyton tonsurans

Microsporum canis

Microsporum gypseum

Epidermophyton floccosum

Trichophyton verrucosum

Trichophyton schoenleinii

Trichophyton violaceum

Trichophyton concentricum

Trichophyton ajelloi

Trichophyton soudanense

Trichophyton equinum

Microsporum audouinii

Trichophyton gallinae

Abb. 33: Elektronenmikroskopische Darstellung von Makrokonidien der Spezies Microsporum canis.

9.3.1 Häufige Erreger in der Praxis

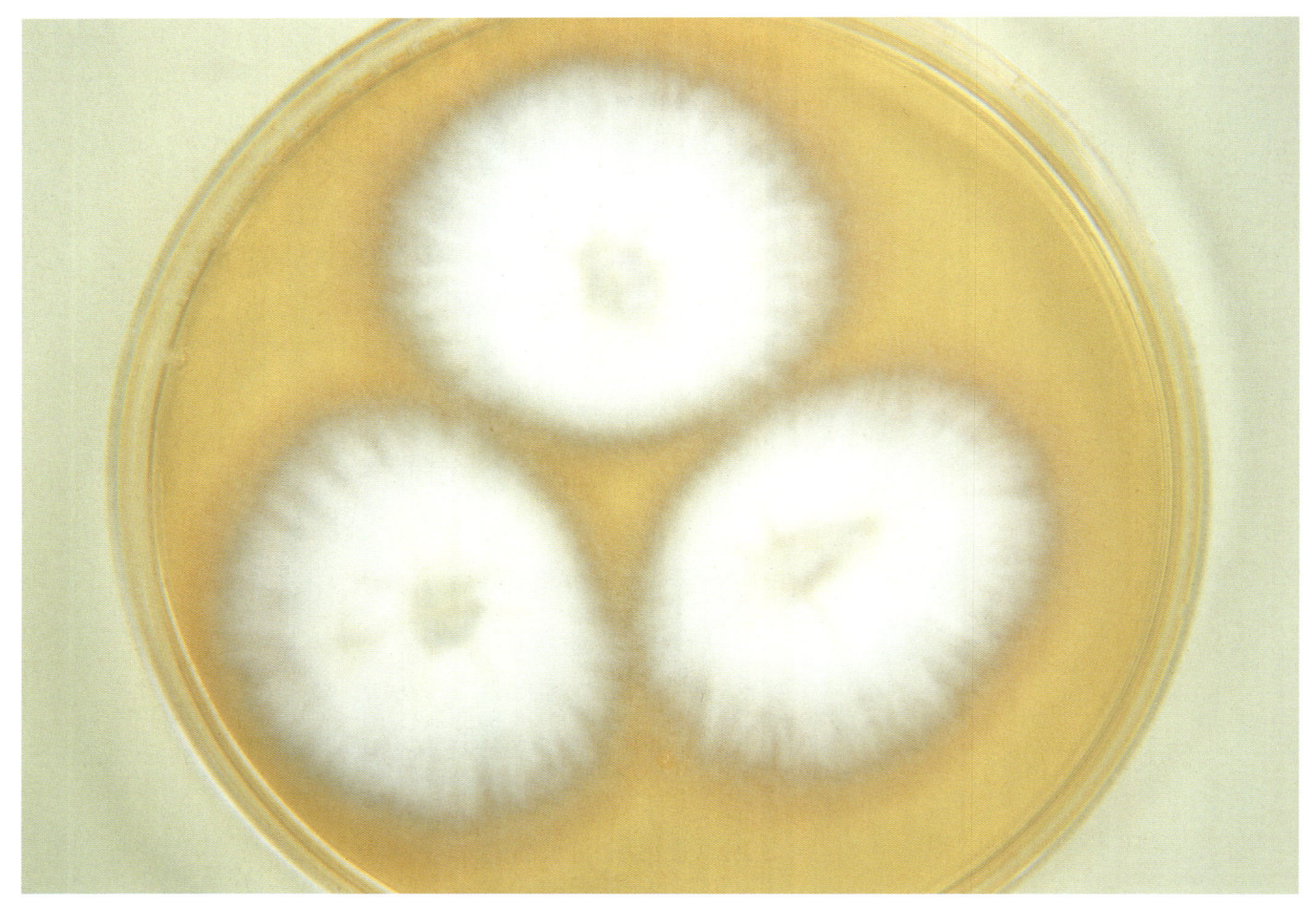

Abb. 34: Trichophyton rubrum Kultur ohne typisches Pigment.

Trichophyton rubrum

Kultur

- zunächst flaumig - wattig, später samtartig
  unter Zugabe von Suppline Ausbildung eines roten Pigments in der Peripherie

- Rückseite in der Peripherie eingefärbt (rot, rosafarben, purpur oder gelblich)

Trichophyton rubrum

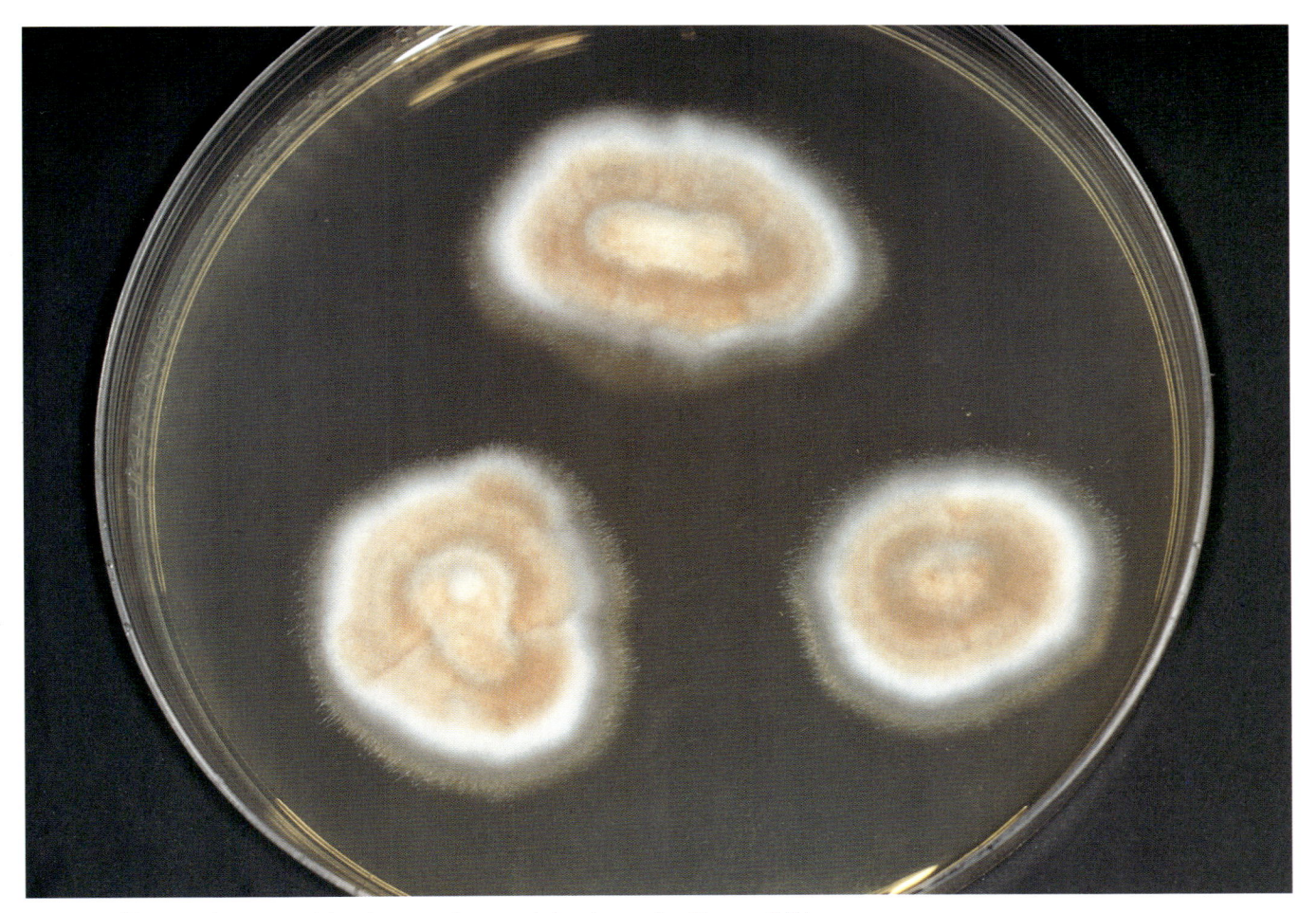

Abb. 35: Ältere Kultur von Trichophyton rubrum mit beginnender Pigmentbildung.

CAVE!

Pigment kann häufig fehlen,
bei zeitgleichem und charakteristischem
Bild Verwechslung mit Trichophyton
mentagrophytes var. interdigitale möglich.

Trichophyton rubrum

Subkultur auf Kartoffelagar

Differenzierung zwischen T. rubrum und T. mentagrophytes aus therapeutischer Sicht erforderlich, da T. mentagrophytes gegenüber verschiedenen Systemantimykotika resistent ist.

Abb. 36 zeigt eine T. rubrum Subkultur auf Kartoffelagar (Schrägagar-Röhrchen). Differenzierung zwischen T. rubrum (re) und T. mentagrophytes var. interdigitale (li) durch Farbstoffinduktion auf Kartoffelagar.

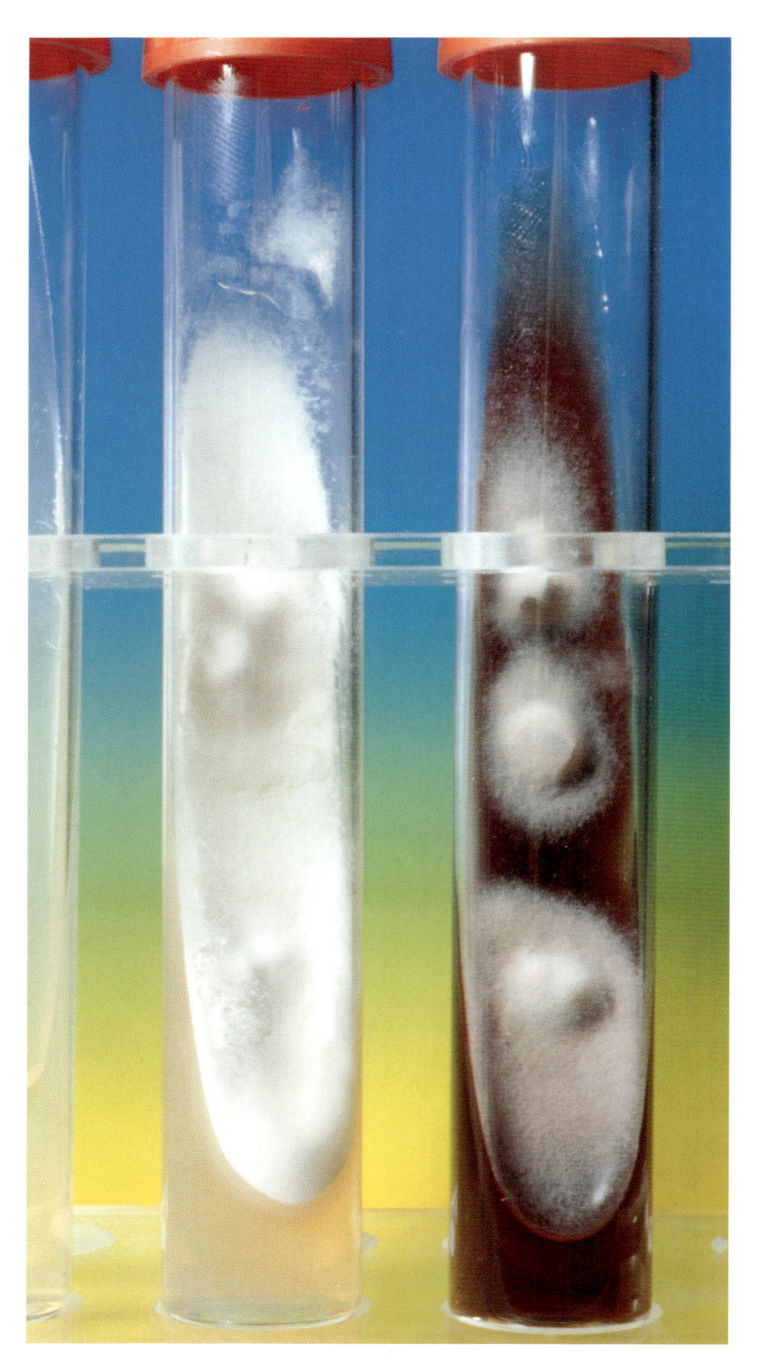

Abb. 36: Differenzierung zwischen T. rubrum und T. mentagrophytes auf Kartoffelagar.

Trichophyton rubrum

Querwände in den Pilzhyphen

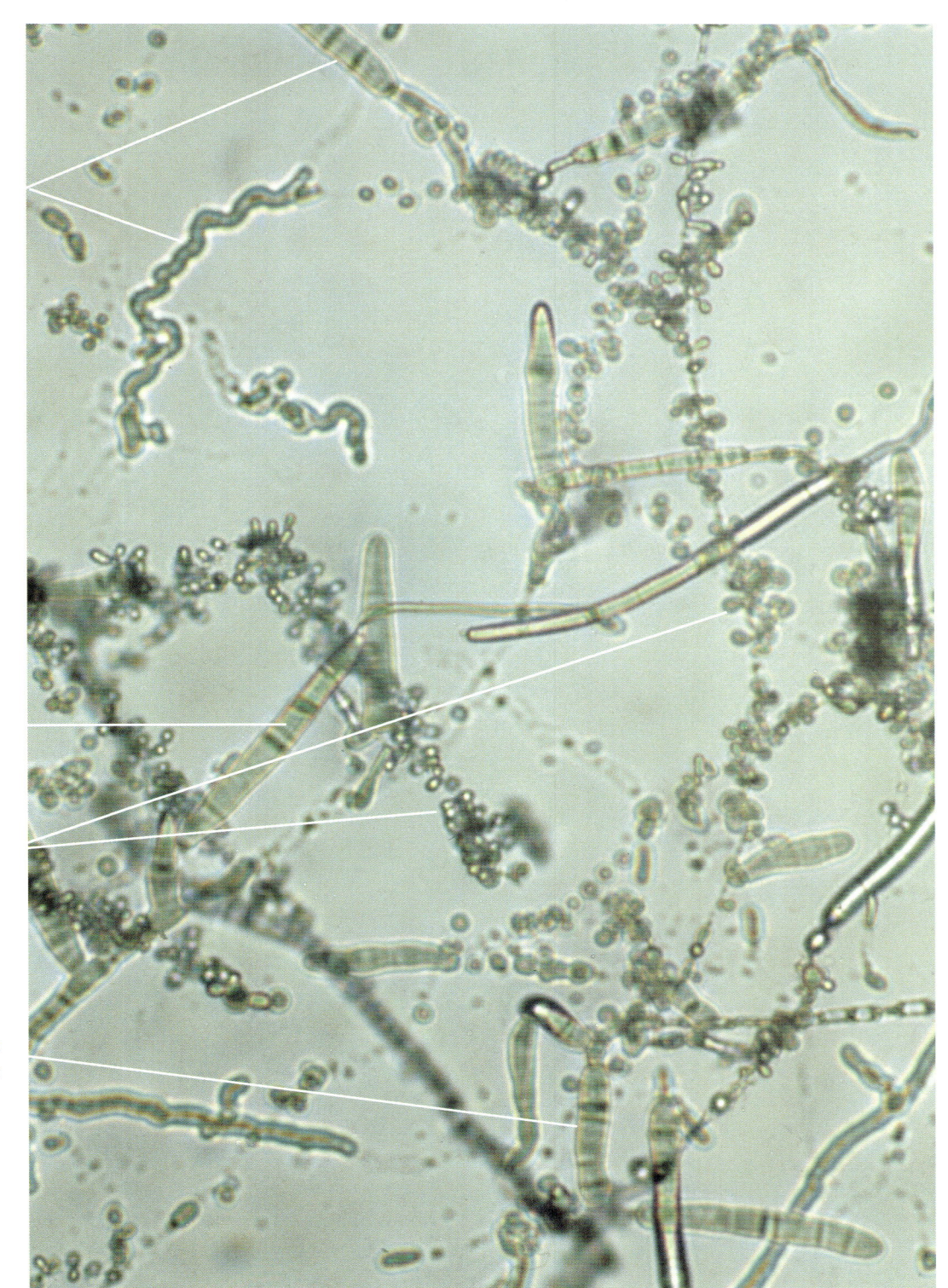

vielkammerige Makrokonidie

Mikrokonidien in der typischen Ährenform

Querwände in den Pilzhyphen

Abb. 37: Mikroskopische Charakteristika von Trichophyton rubrum.

Trichophyton rubrum

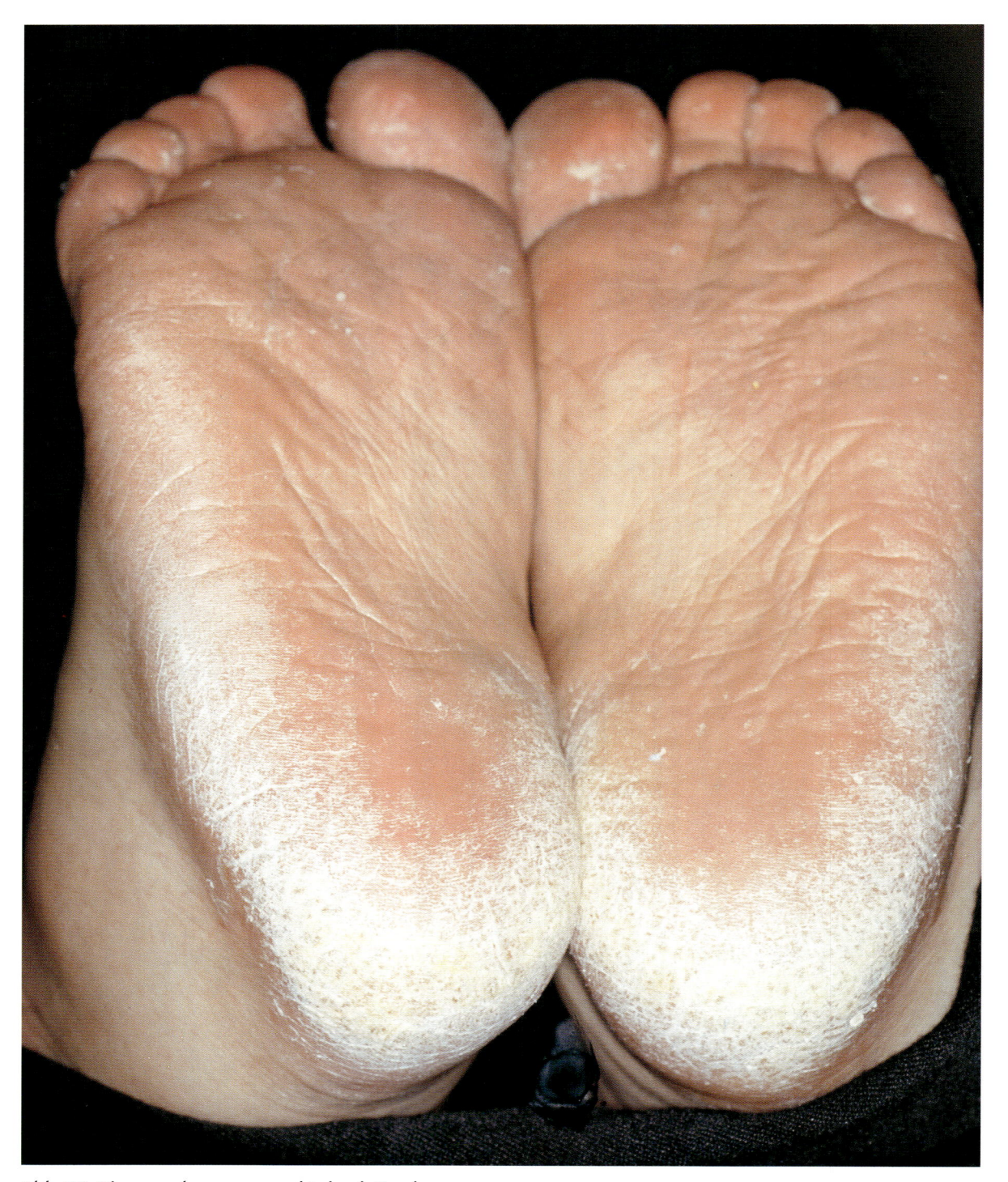

Abb. 38: Tinea pedum, verursacht durch T. rubrum.

Trichophyton rubrum

Mikroskopische Charakteristika

Wenig Konidien

Mikrokonidien akladiumförmig (1) entlang der Hyphen in Birnenform angelegt

Makrokonidien zigarrenförmig (2)
sehr dünnwandig
geringer Unterkammerungsgrad
(3 - 8 Kammern)

Chlamydosporen (3) werden selten gebildet

Kerzenhalterhyphen extrem selten

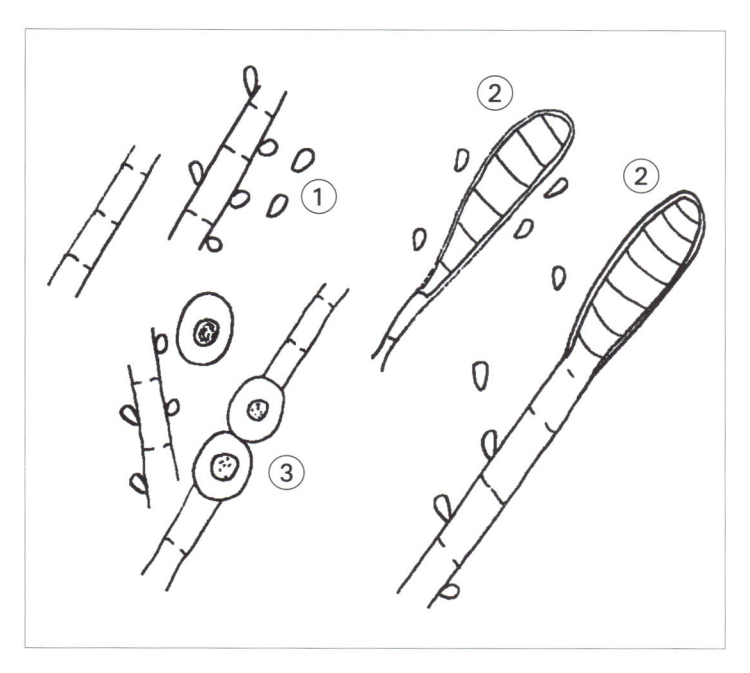

Das sollten Sie unter dem Mikroskop sehen!

Verbreitung und Ansteckung

Weltweite Verbreitung.

Erreger der Tinea corporis,
Tinea pedum,
Tinea manuum,
T. capitis
und Onychomykosen.

T. rubrum ist weltweit der mit Abstand führende anthropophile Dermatophyt. Auch in den Hauptstädten Afrikas auf Platz Nummer 1 der dermatomykologischen Erregerlisten.

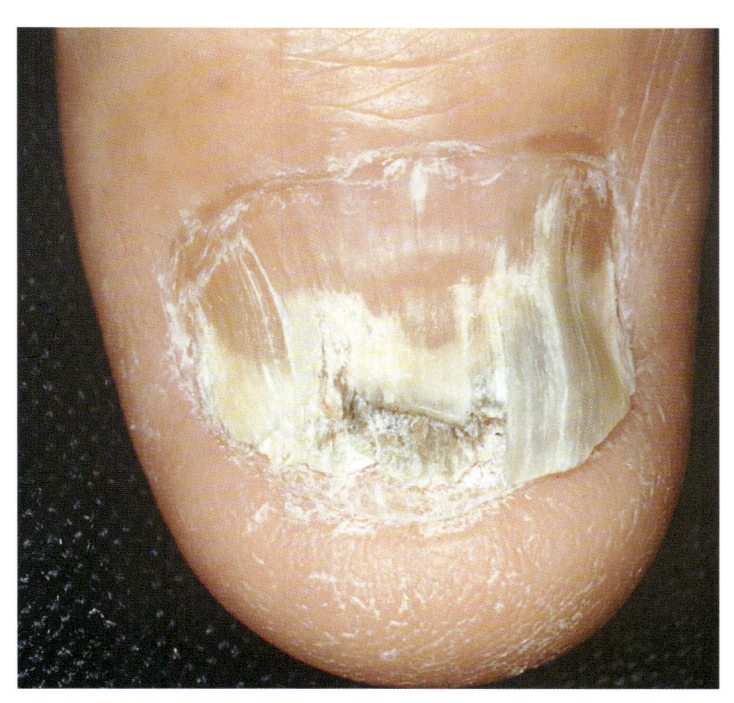

Abb. 39: Der häufigste Auslöser einer Onychomykose ist T. rubrum.

Trichophyton mentagrophytes var. interdigitale

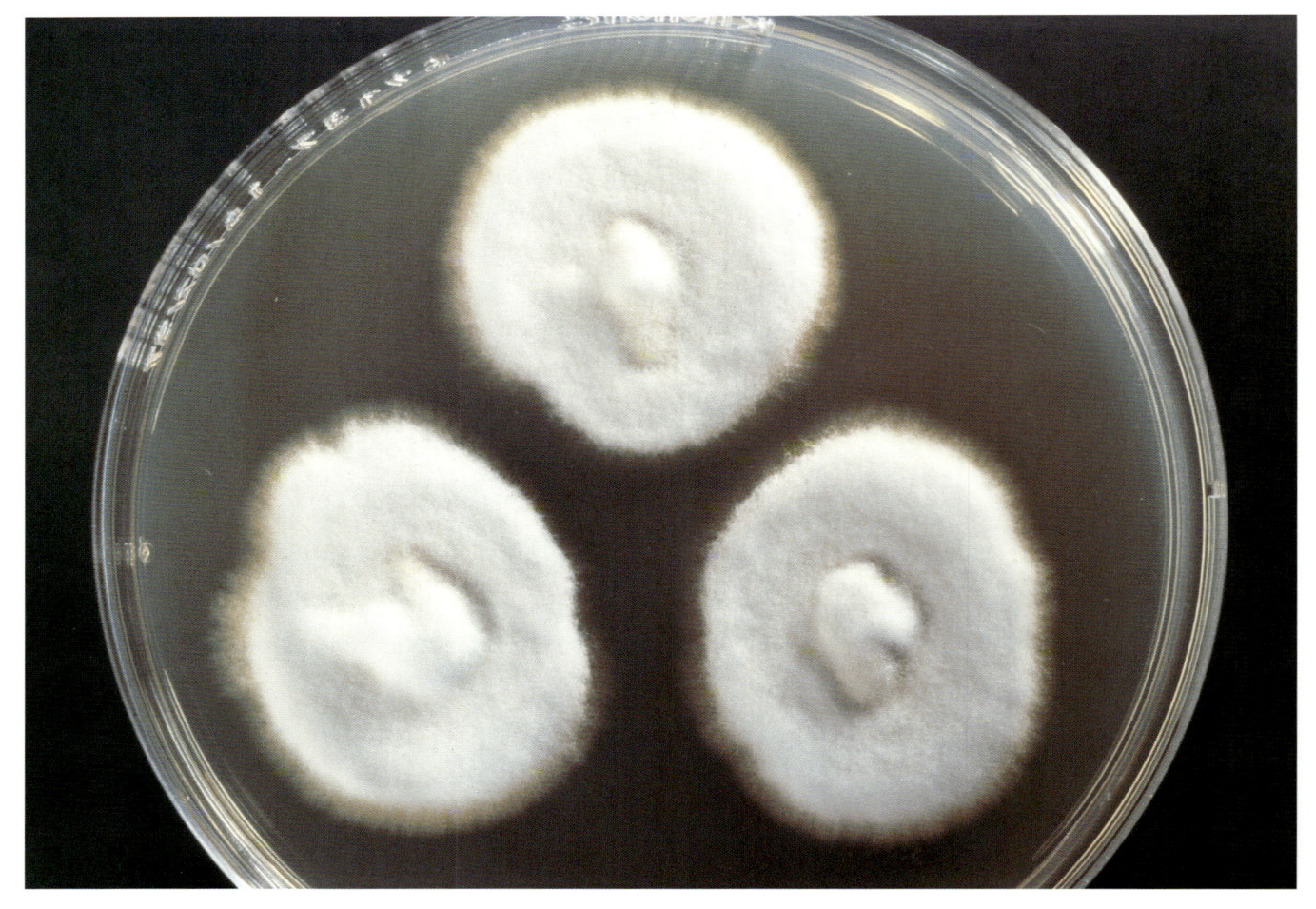

Abb. 40: Kultur von T. mentagrophytes var. interdigitale.

Kultur

- schnelles Wachstum
- pudrige Oberfläche
- luftiges Koloniewachstum
- meist vollkommen weiß, aber auch gelbe und zartrosa Farbvariante möglich
- Kultur neigt zur Pleomorphie
- Rückseite leicht bräunlich

Trichophyton mentagrophytes var. granulosum (syn. asteroides)

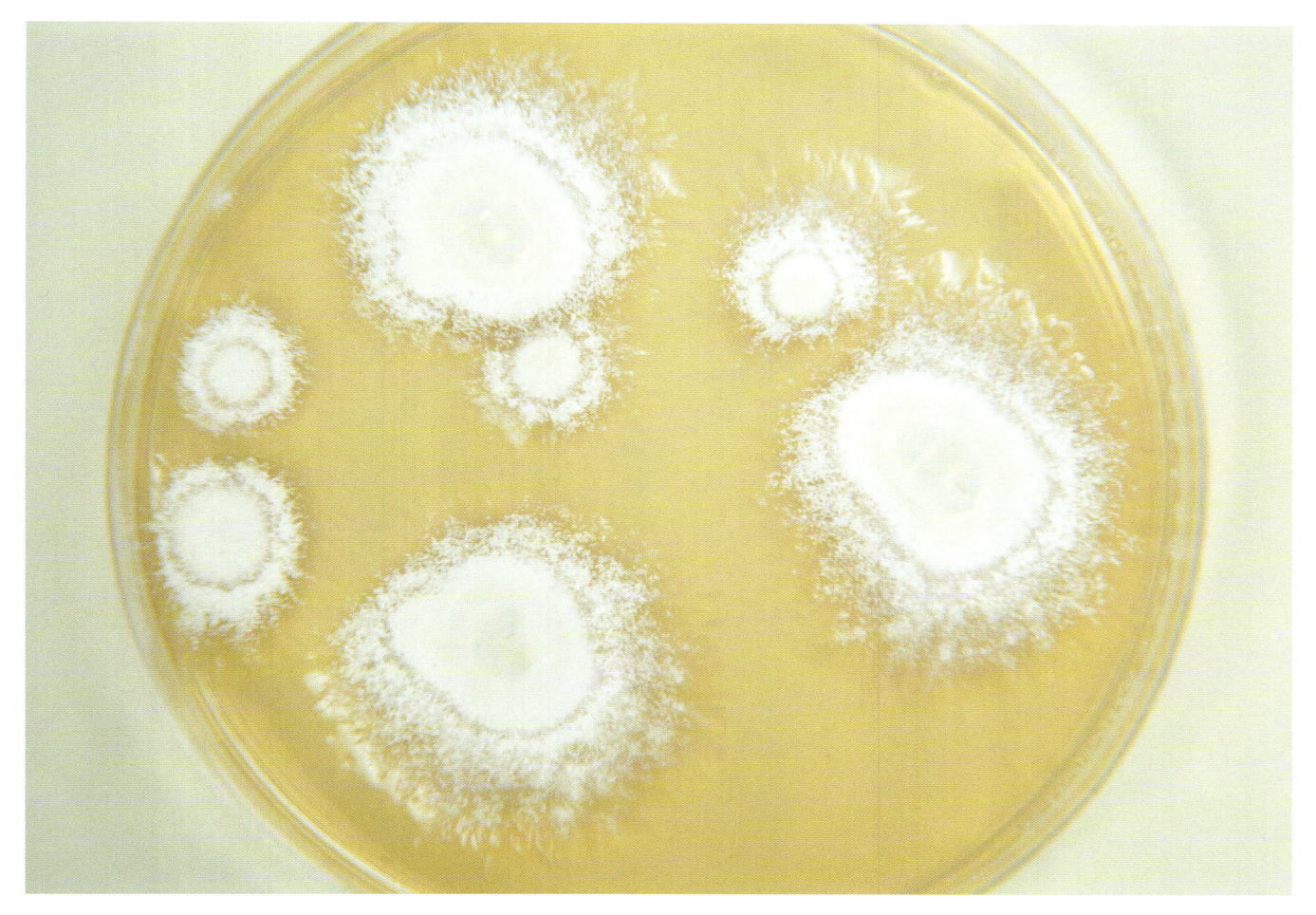

Abb.41: Kultur von T. mentagrophytes var. granulosum.

Kultur

- schnelles Wachstum
- granulär-gipsartige Oberfläche
- flaches Koloniewachstum
- vollkommen weiß
- Kultur neigt nicht zur Pleomorphie
- Rückseite leicht bräunlich

Trichophyton mentagrophytes

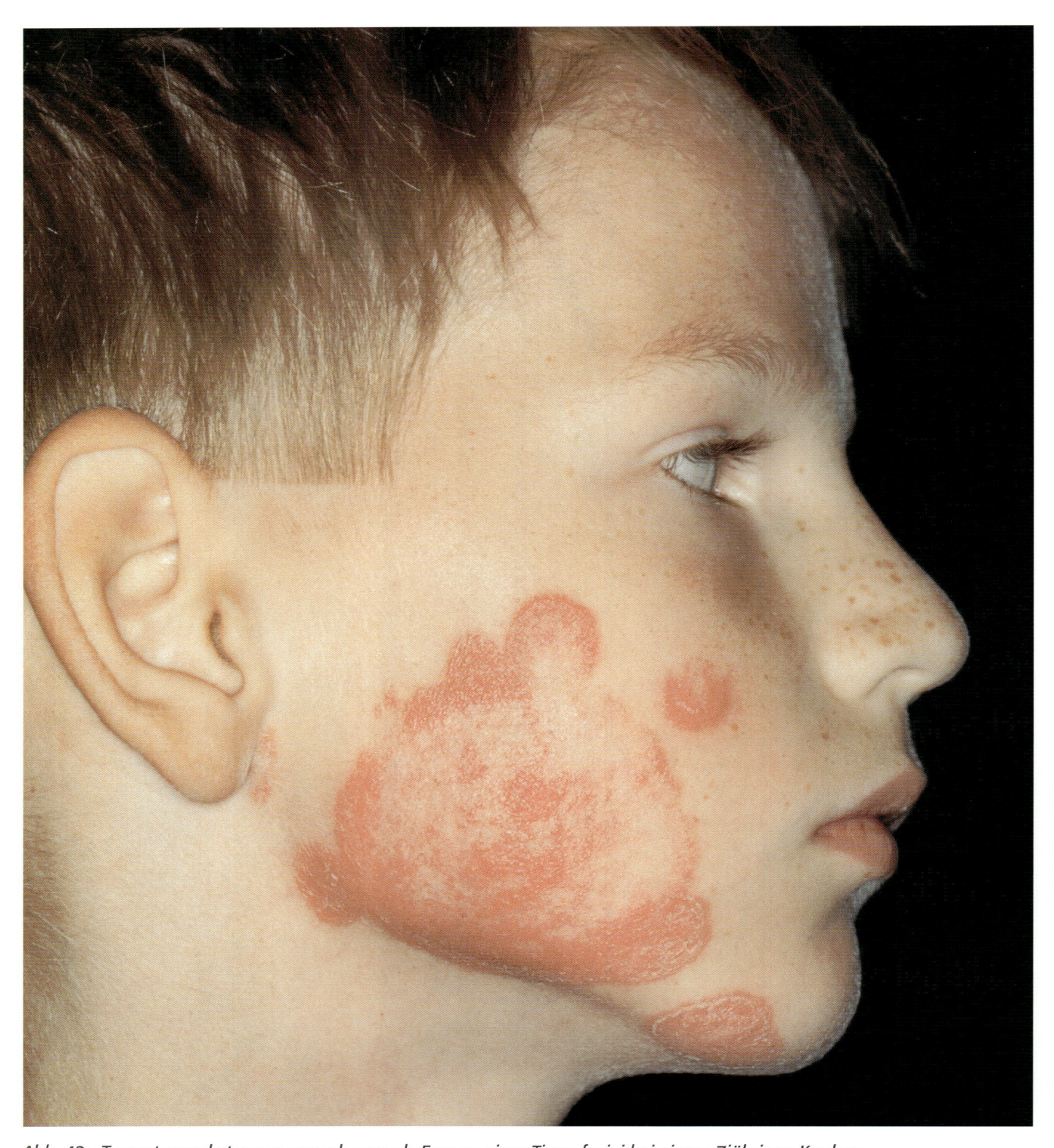

Abb. 42: T. mentagrophytes var. granulosum als Erreger einer Tinea faciei bei einem 7jährigen Knaben. Infektionsquelle: Meerschweinchen im eigenen Haushalt.

Trichophyton mentagrophytes

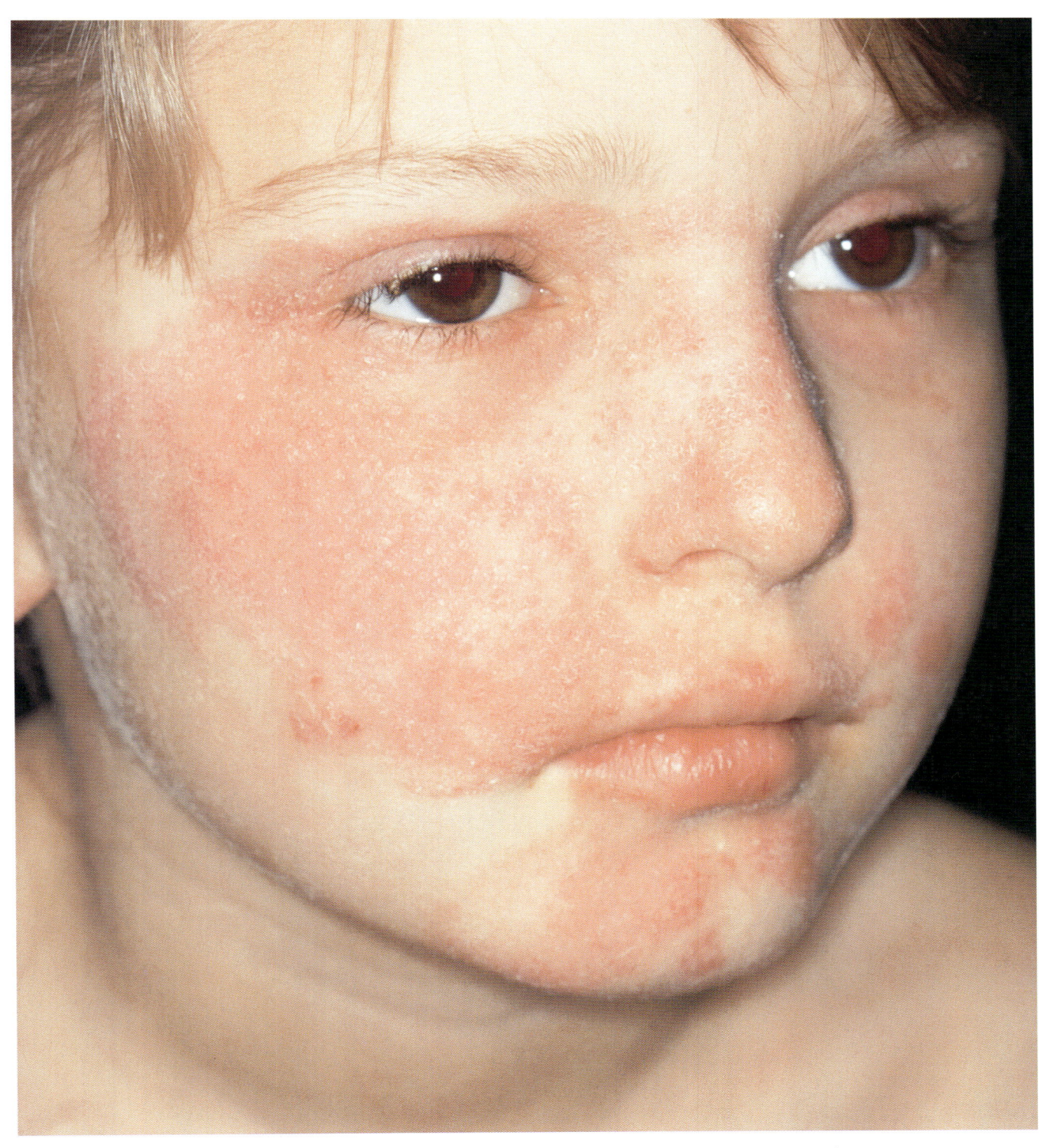

Abb. 43: T. mentagrophytes var. granulosum als Erreger einer als Kalkverätzung verkannten Tinea faciei bei einem 6jährigen Mädchen. Infektionsquelle unbekannt.

Trichophyton mentagrophytes

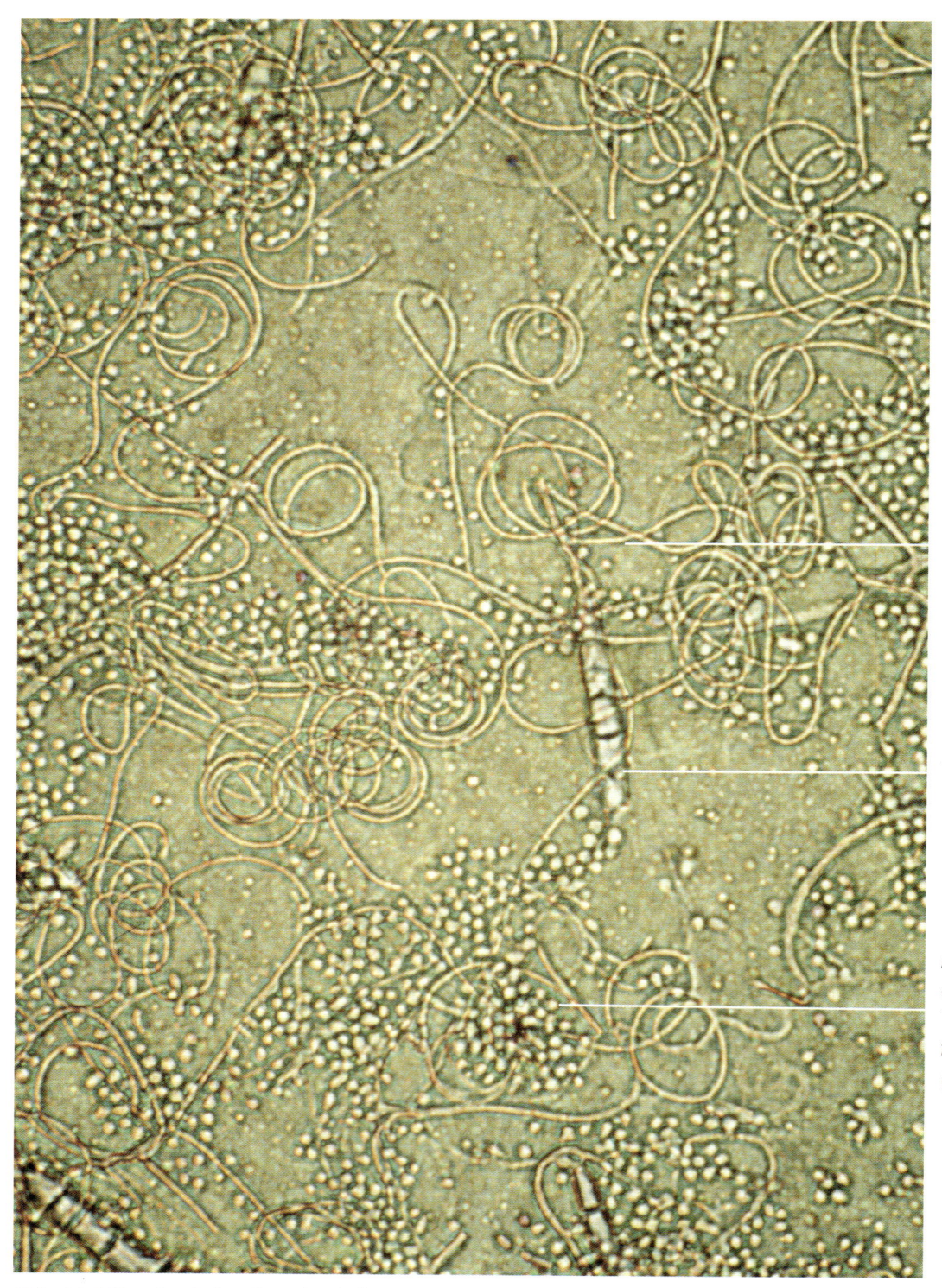

zahlreiche typische Spiral-hyphen

zigarrenförmige Makrokonidie

Mikrokonidien in der für T. mentagrophytes typischen Beeren- (Botrytys-) form

Abb. 44: Mikroskopische Charakteristika von T. mentagrophytes.

Trichophyton mentagrophytes

Mikroskopische Charakteristika

Mikronidien (1) sowohl in der Ähren- als auch in der Botrytysform (2) gebildet, ganz charakteristisch die Vielzahl der mikroskopisch gut zu erkennenden Staubbüschel (2)

Mikrokonidien sind eher kugelig, dabei tropfenförmig ausgezogen

Spiralhyphen (3) sind typischerweise auch schon bei ganz jungen Kolonien ausgeprägt

Chlamydosporen (4)
verästelte Hyphen in der Kerzenhalterform möglich

Makrokonidien (5) in typischer kurzer Zigarrenform (3-5 Kammern)

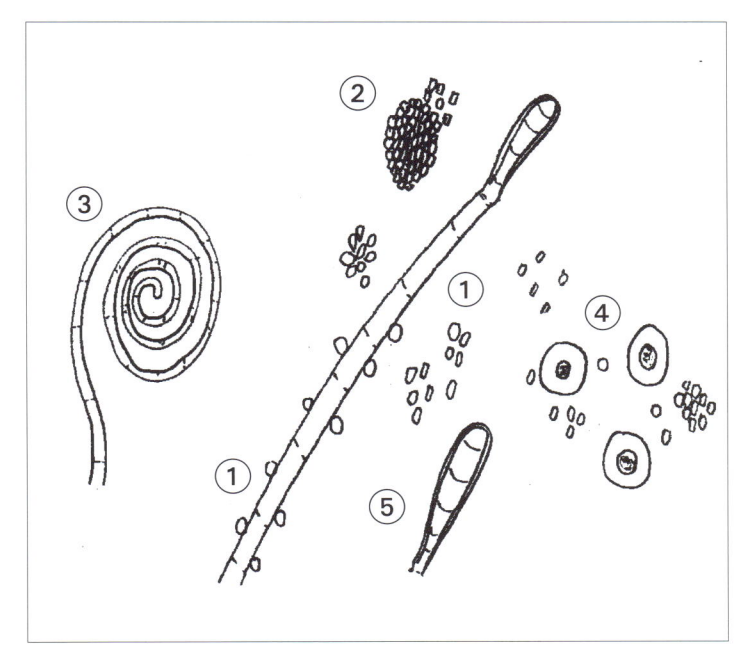

CAVE!

Mehrere Varianten möglich,
am häufigsten eine
anthropophile Variatio interdigitale
und eine zoophile Variatio granulosum,
die sich zumeist nur makroskopisch
unterscheiden.

Das sollten Sie unter dem Mikroskop sehen!

Verbreitung und Ansteckung

Die Variatio interdigitale steht klinisch und epidemiologisch T. rubrum sehr nahe, während die zoophile Variante hauptsächlich von Nagetieren, wie Meerschweinchen, Kaninchen und Hamstern übertragen wird.

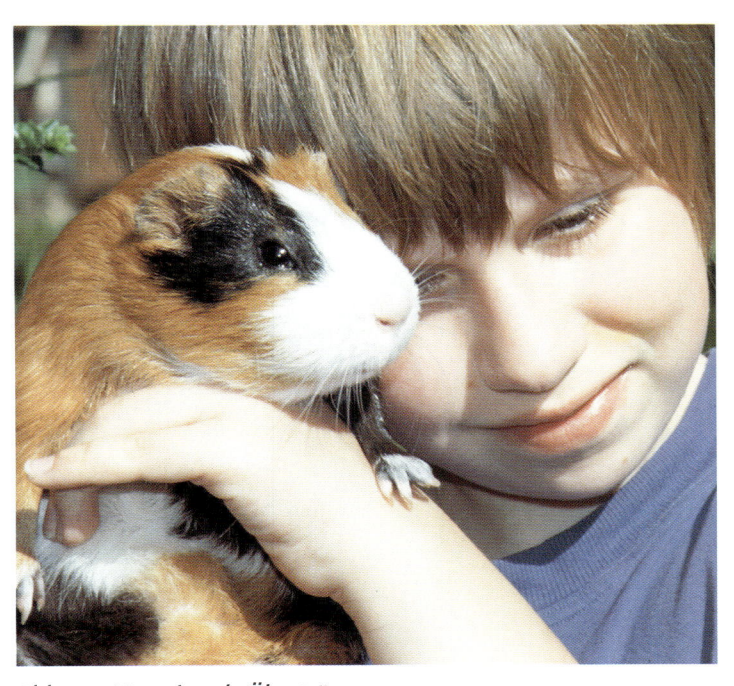

Abb. 45: Haustier als Überträger von T. mentagrophytes var. granulosum.

Trichophyton mentagrophytes var. erinacei

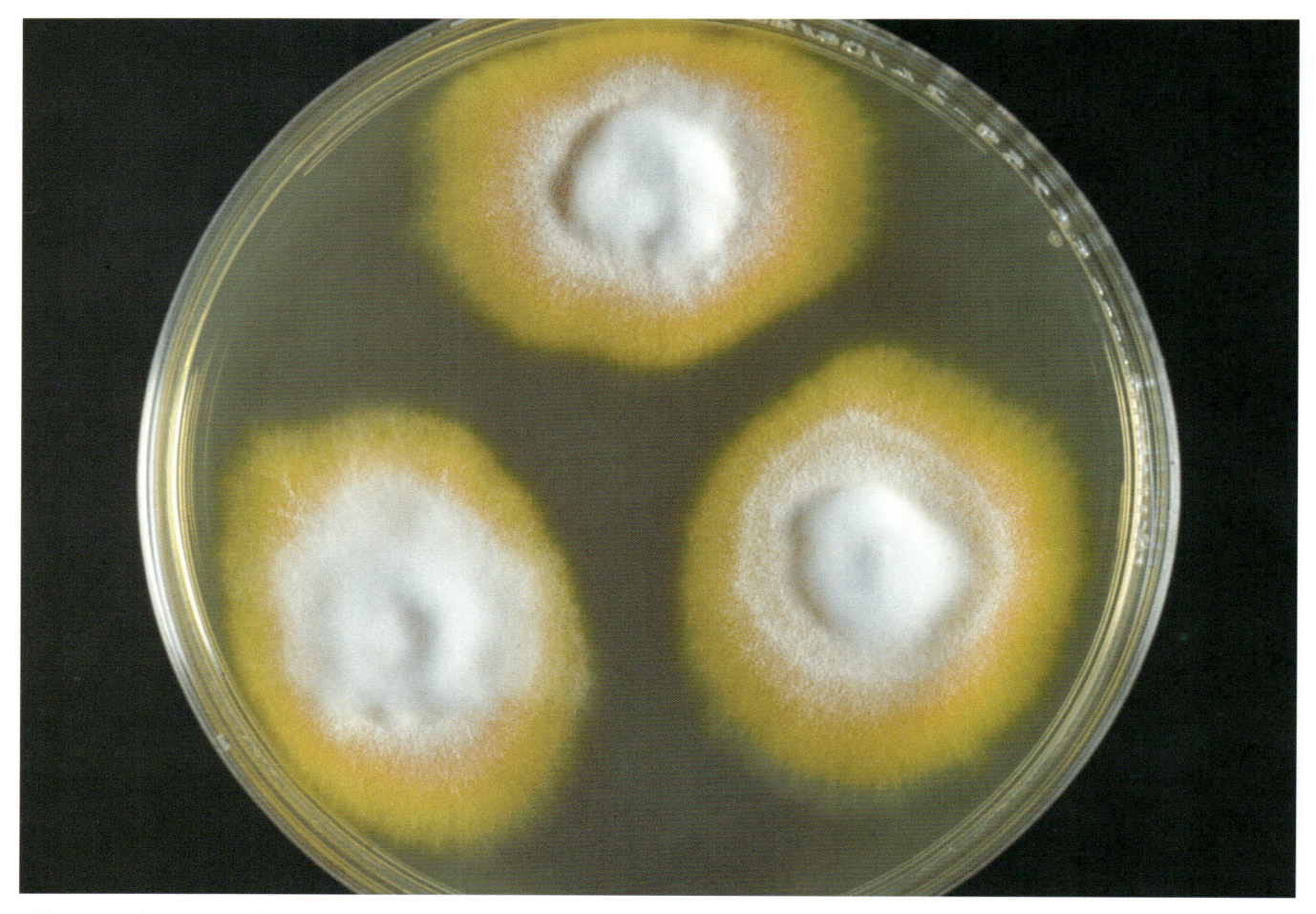

Abb. 46: Kultur von Trichophyton mentagrophytes var. erinacei.

Kultur

- schnelles Wachstum
- Oberfläche weiß mit gelbem Rand
- Rückseite hellgelb

Trichophyton mentagrophytes var. erinacei

Mikroskopische Charakteristika

Makrokonidien (1) zylindrisch bis keulenförmig

Mikrokonidien (2) zahlreich, vereinzelt in Trauben, selten rund, länglich-oval, auch in Ährenform möglich (3)

Spiralhyphen (4) mitunter vorhanden

Ureasetest negativ, im Unterschied zu allen anderen Varianten der Spezies Trichophyton mentagrophytes

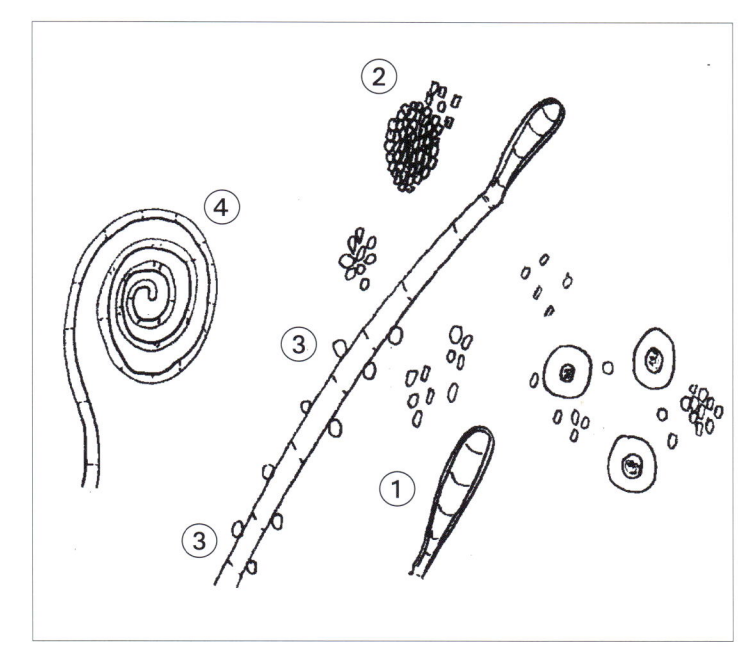

Das sollten Sie unter dem Mikroskop sehen!

Verbreitung und Ansteckung

Weltweit bei Stacheltieren verbreitet. Wegen der nur seltenen Expositionssituationen sind Erkrankungen beim Menschen selten, aber möglich.

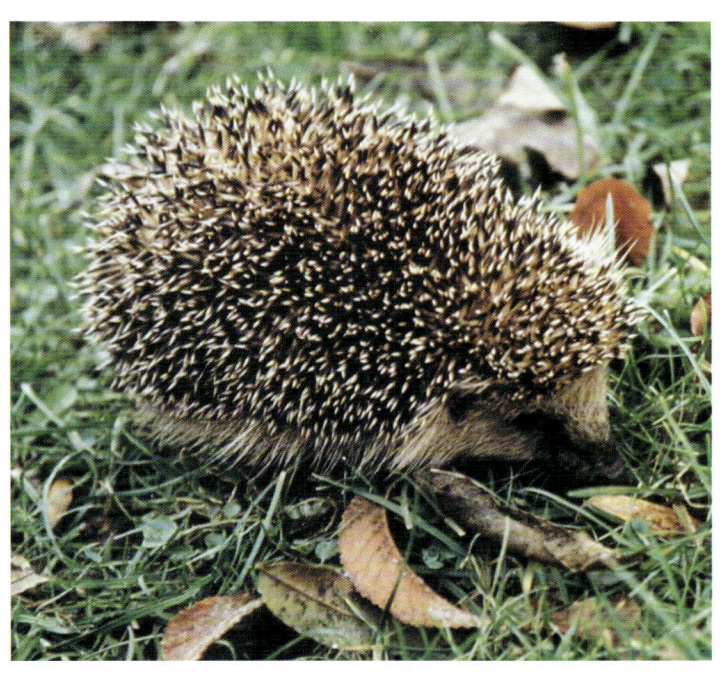

Abb. 47: Hauptüberträger von T. erinacei ist der Igel.

Trichophyton mentagrophytes var. quinckeanum

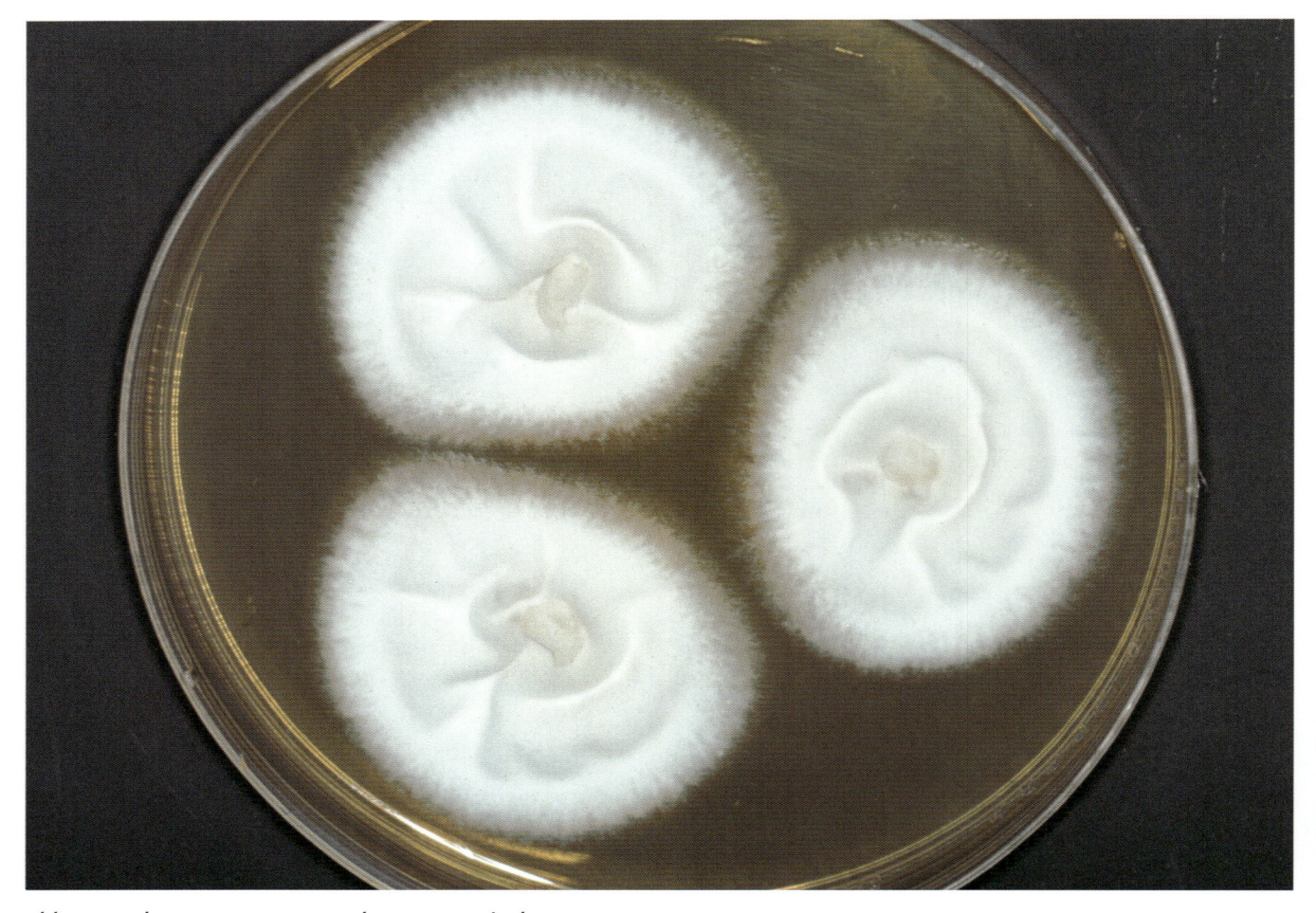

Abb. 48: Kultur von T. mentagrophytes var. quinckeanum.

Kultur

- schnell wachsende Kolonie, bildet bereits nach 8-9 Tagen flaumige, samtartige Oberfläche
- Ausbildung eines erhabenen Zentrums, von dort ausgehend radiäre Furchungen
- Pigmentierung kaum vorhanden
- Standardfarbe weiß/cremig
- Rückseite der gefälteten Kolonie gelblich braun

Trichophyton mentagrophytes var. quinckeanum

Mikroskopische Charakteristika

Mikrokonidien (1) nicht so häufig wie bei anderen Trichophyton mentagrophytes-Stämmen, aber auch in der Ährenform

Vorkommen kaum in der Botrytysform (2)

von eher länglich ausgezogenem Äußeren, pyriform

Makrokonidien eher selten, wenn dann nur in typischer Zigarrenform (3)

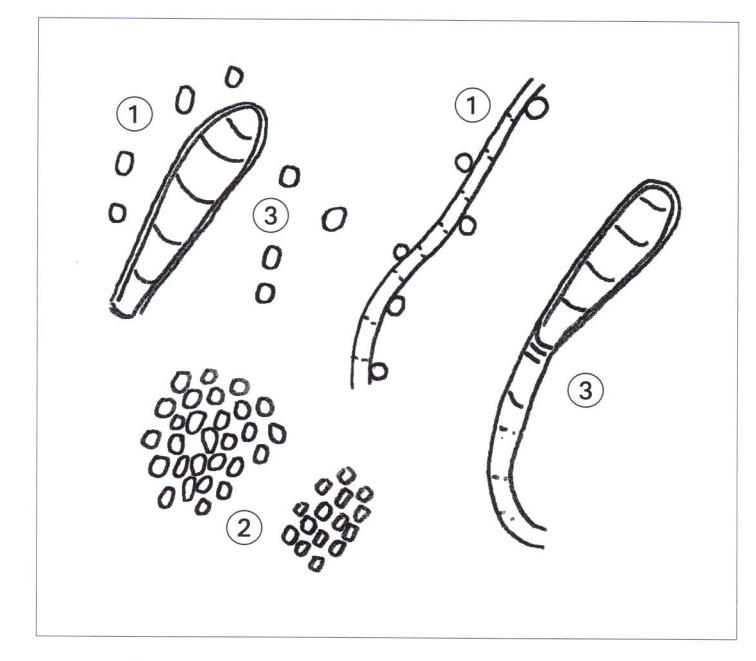

Das sollten Sie unter dem Mikroskop sehen!

Verbreitung und Ansteckung

Als Erreger des "Mäusefavus" gehört diese Subspezies aus dem Artenkomplex "mentagrophytes" zu den seltenen zoophilen Dermatophyten.

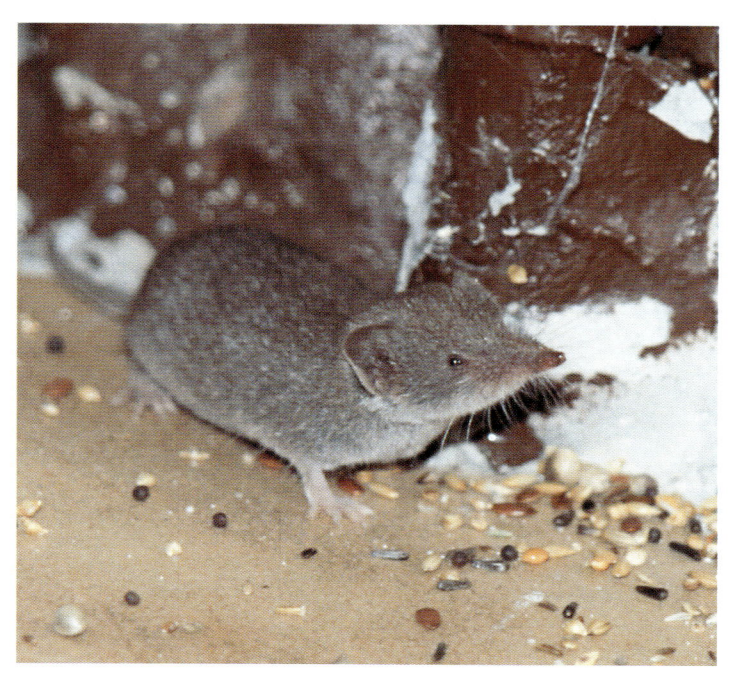

Abb. 49: Häufigste Infektionsquelle sind Mäuse.

Trichophyton terrestre

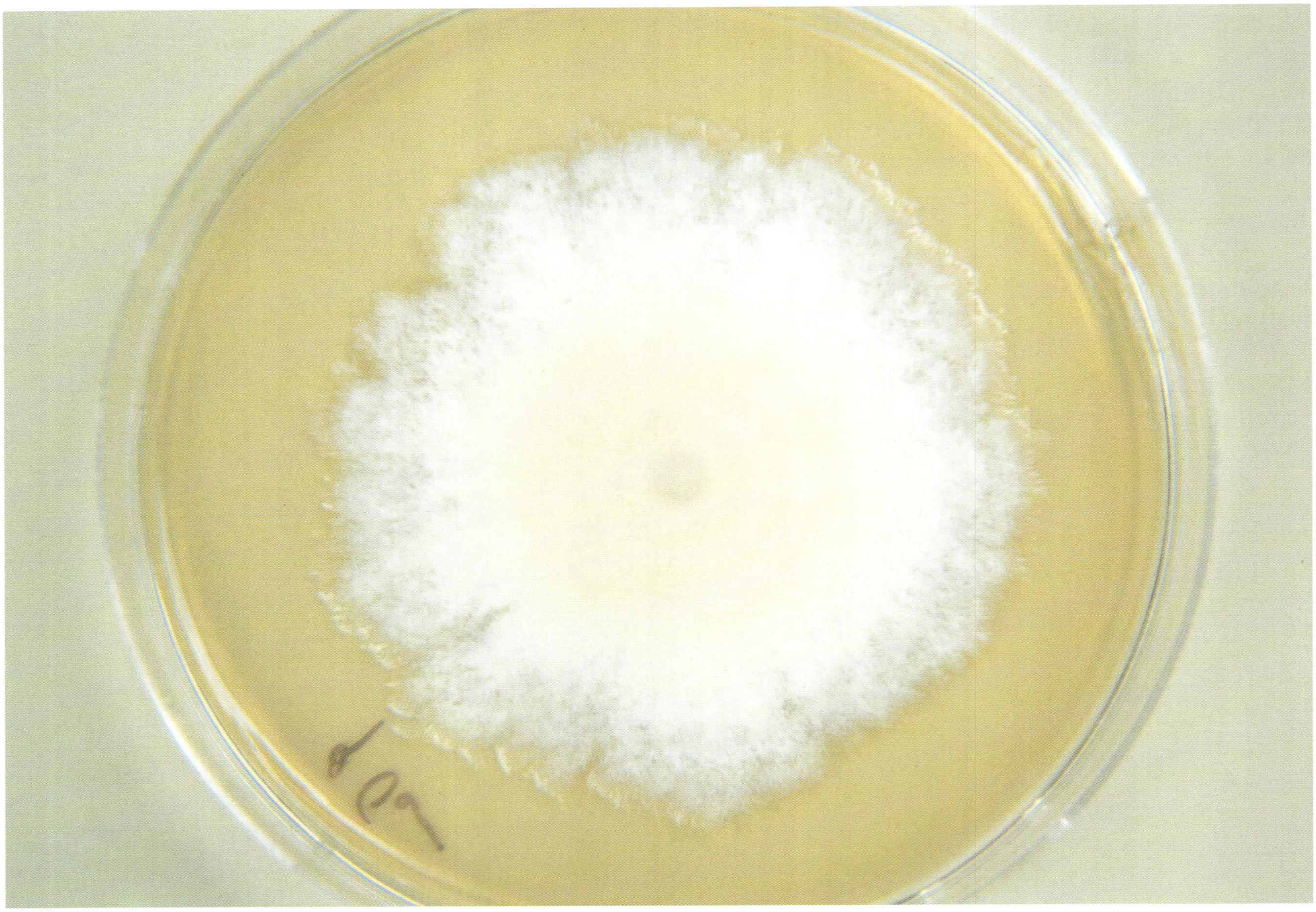

Abb. 50: Kultur von Trichophyton terrestre.

Kultur

- rasch und schnell ausbreitend
- Oberfläche locker watteförmig weiß, leicht rötliche Farbe im Randbereich möglich
- Rückseite hingegen fast vollständig weiß

Trichophyton terrestre

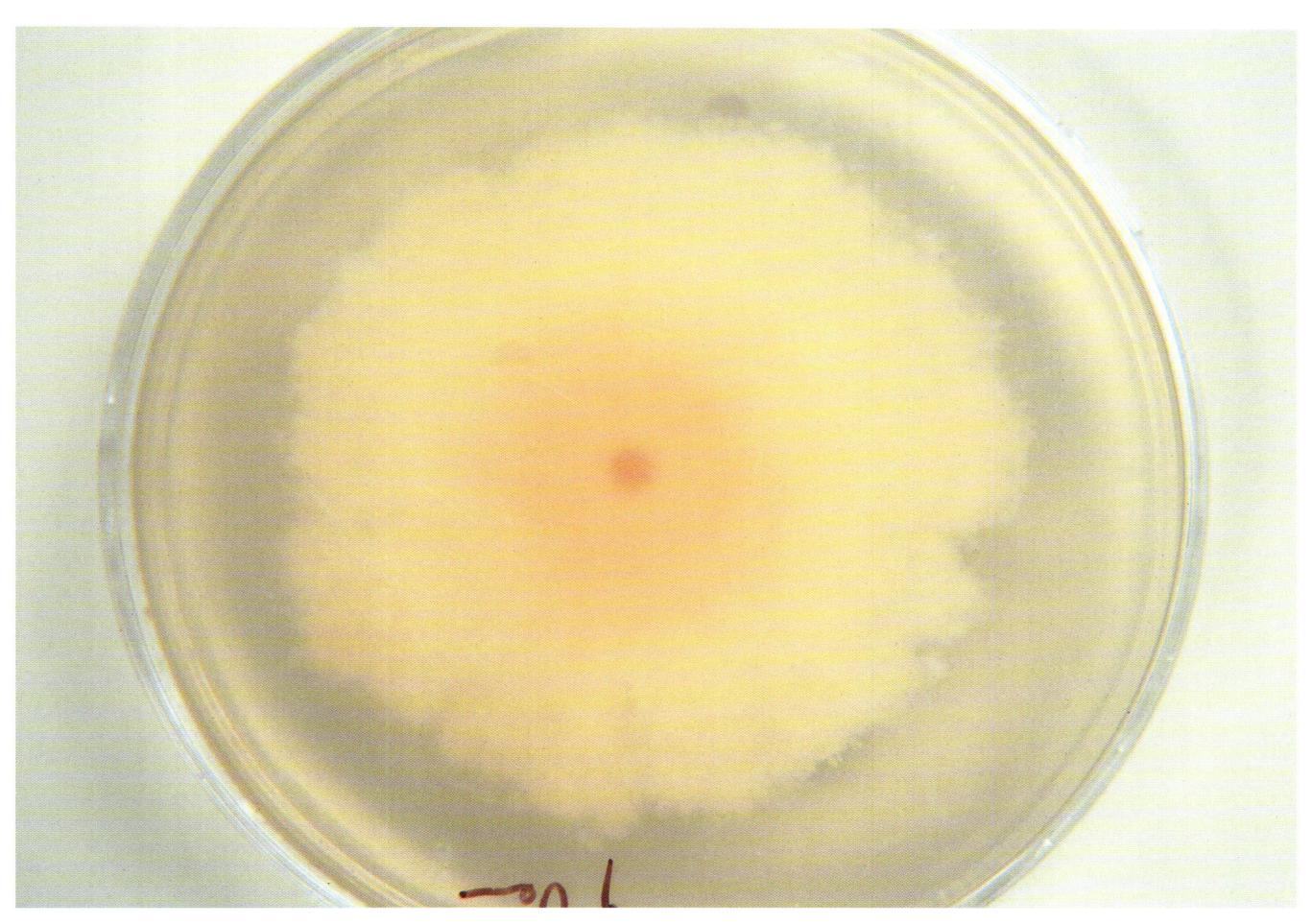

Abb. 51: Rückseite der Kultur von Trichophyton terrestre.

Trichophyton terrestre

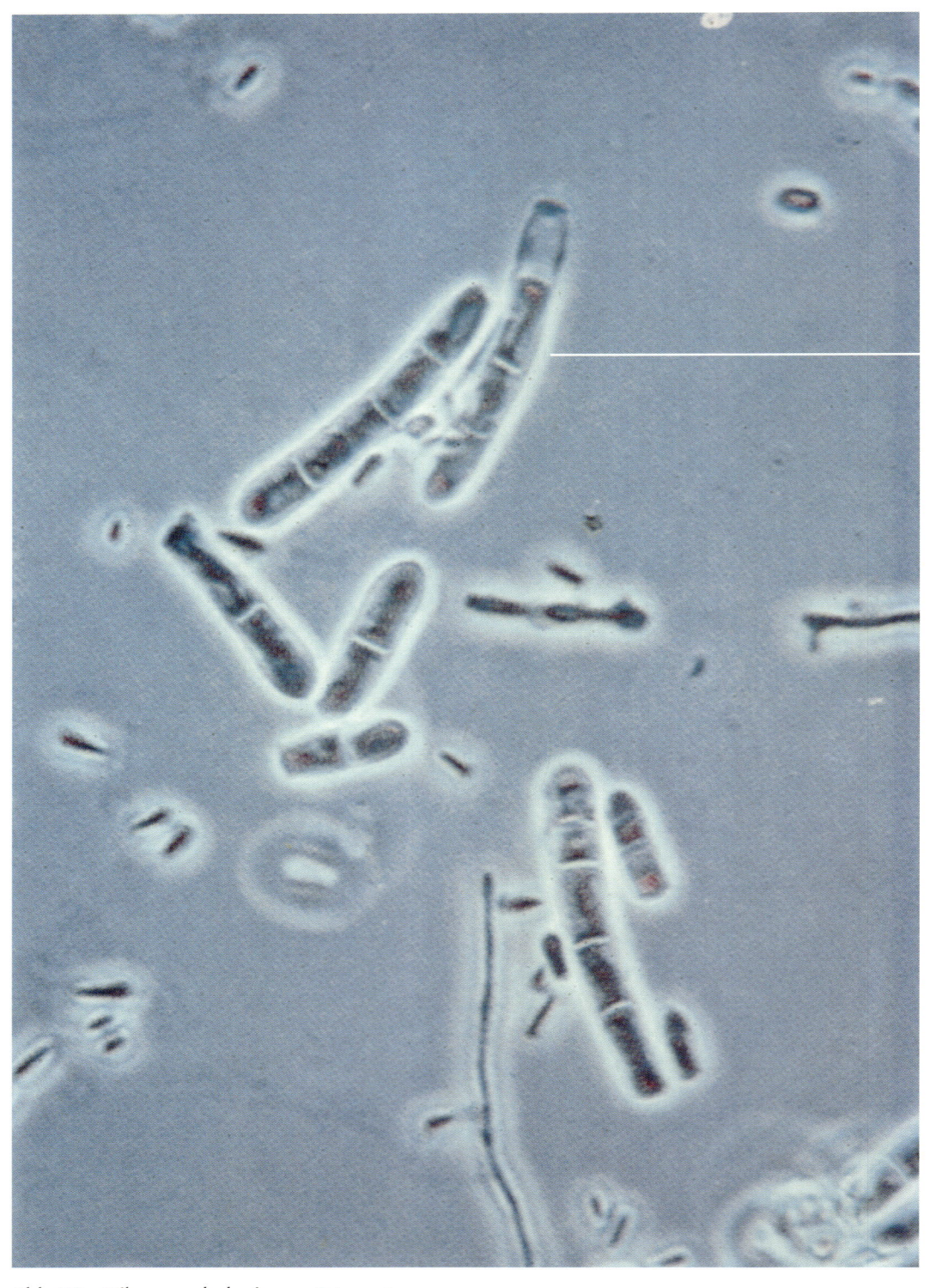

leicht gebogene Makrokonidien typische 2-3 kammerige Intermediärformen

Abb. 52: Mikromorphologie von T. terrestre.

Trichophyton terrestre

Mikroskopische Charakteristika

Birnenförmige Mikrokonidien (1) in Ährenform

Makrokonidien (2) mehrkammerig, länglich und an den Polen spitz zulaufend

Intermediärformen (3), die in der Größe zwischen Mikro- und Makrokonidien stehen

verfügt über Spiralhyphen (4), wird deshalb leicht mit Trichophyton mentagrophytes verwechselt

Hyphen oft in gebogener Form (5)

typisch würzig penetranter Geruch

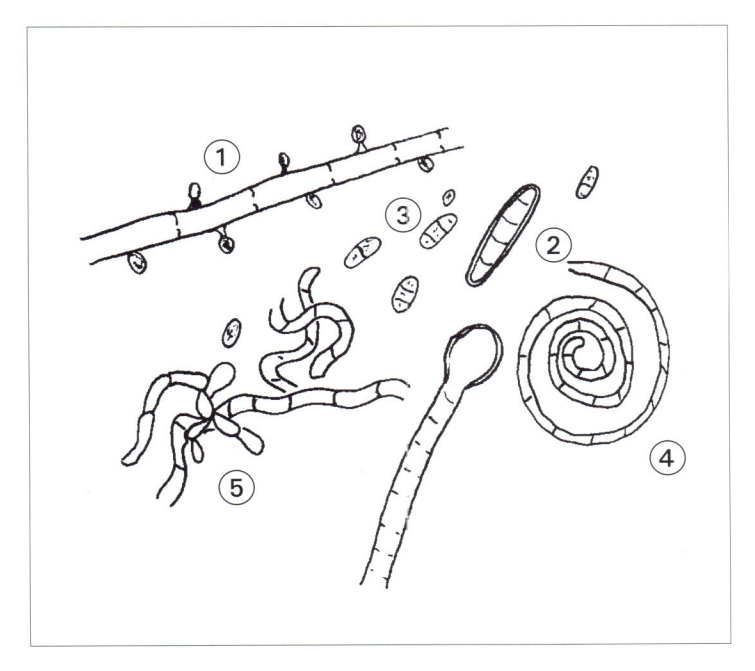

Das sollten Sie unter dem Mikroskop sehen!

Verbreitung und Ansteckung

Dieser weltweit verbreitete und recht häufig zu isolierende geophile Keim ist für Menschen nahezu apathogen. Wegen seines Vorkommens in dermatologischen Untersuchungsmaterialien von Fußsohlen oder Zehenzwischenräume ist er differentialdiagnostisch relevant.

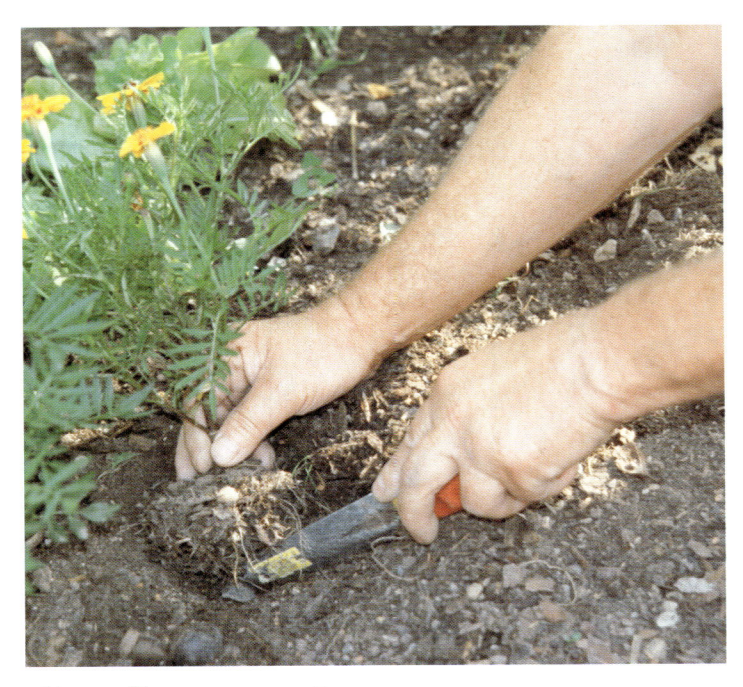

Abb. 53: Übertragung von T. terrestre durch Erdarbeiten.

Trichophyton tonsurans

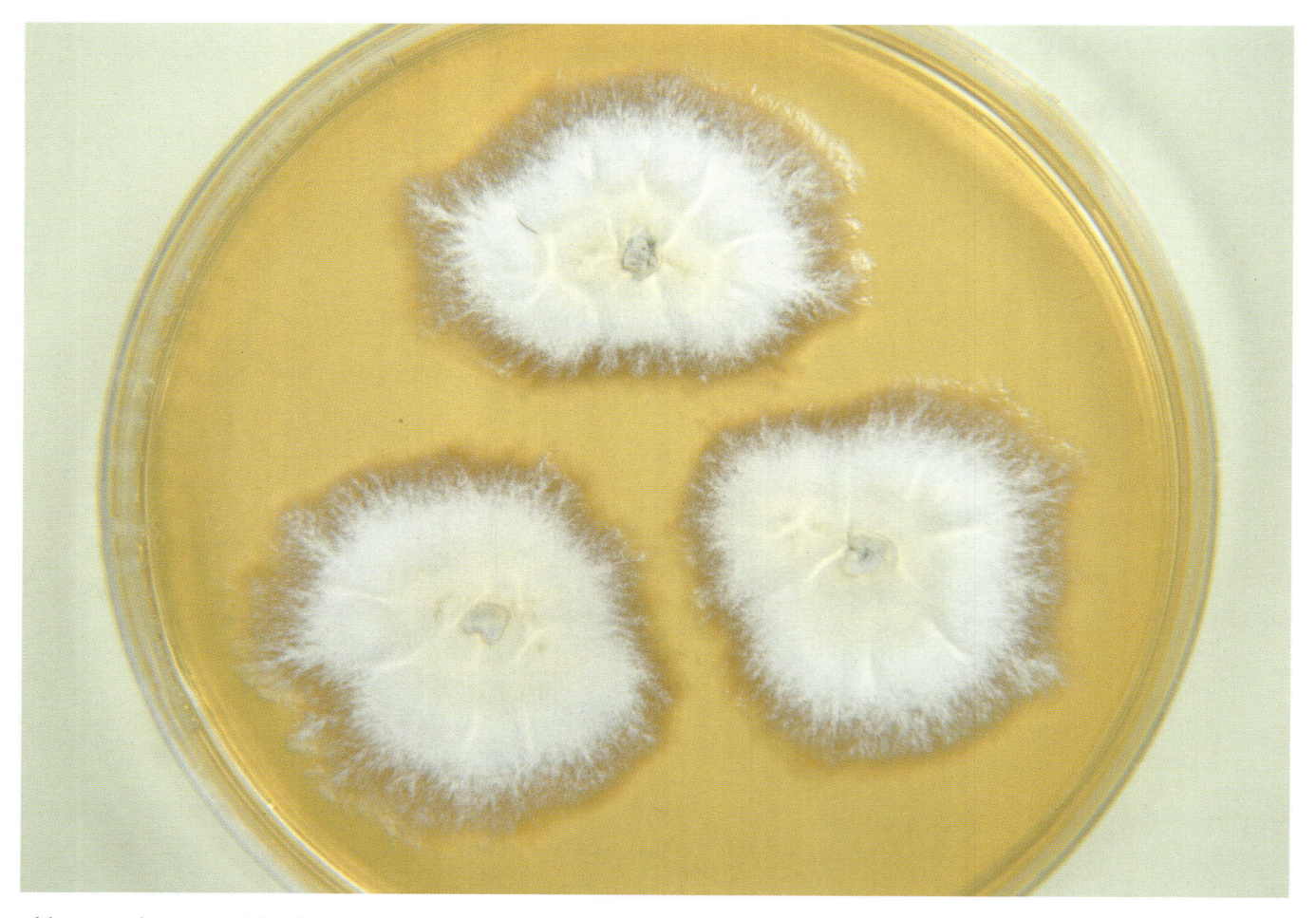

Abb. 54: Kultur von Trichophyton tonsurans (Vorderseite).

Kultur

- mittleres Wachstum, flache Kolonie
- versenktes Zentrum oder herausragend kraterförmiges Wachstum
- Thallus mit Faltenbildung
- Oberfläche samtartig mit schwach sichtbarem körnigem Einschlag
- Farbschattierung von gelb bis leichtem Braunton möglich
- Kulturunterseite leicht gelb bis schwefelgelb

Trichophyton tonsurans

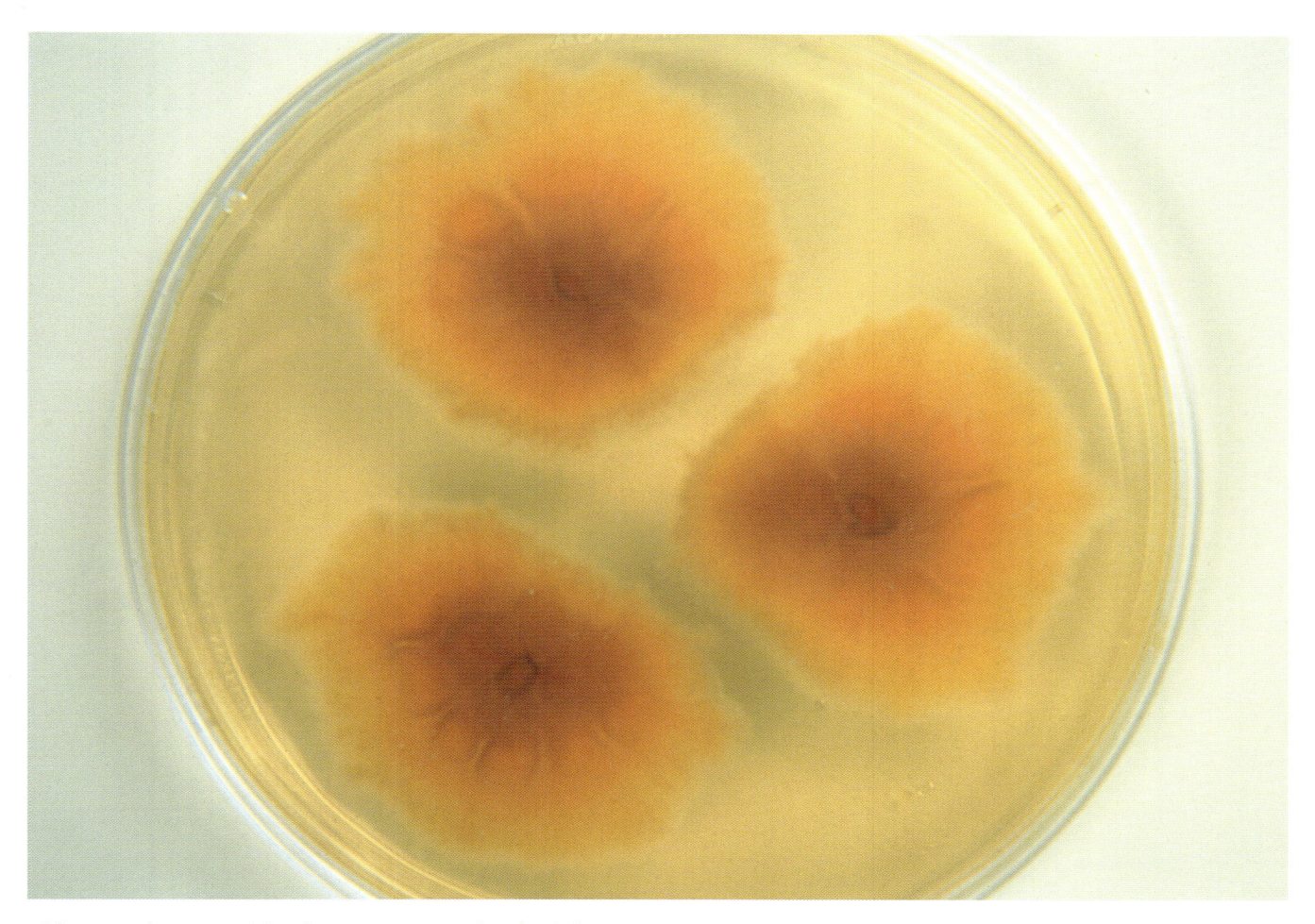

Abb. 55: Kultur von Trichophyton tonsurans (Rückseite).

Trichophyton tonsurans

Makrokonidie

längliche Mikrokonidien

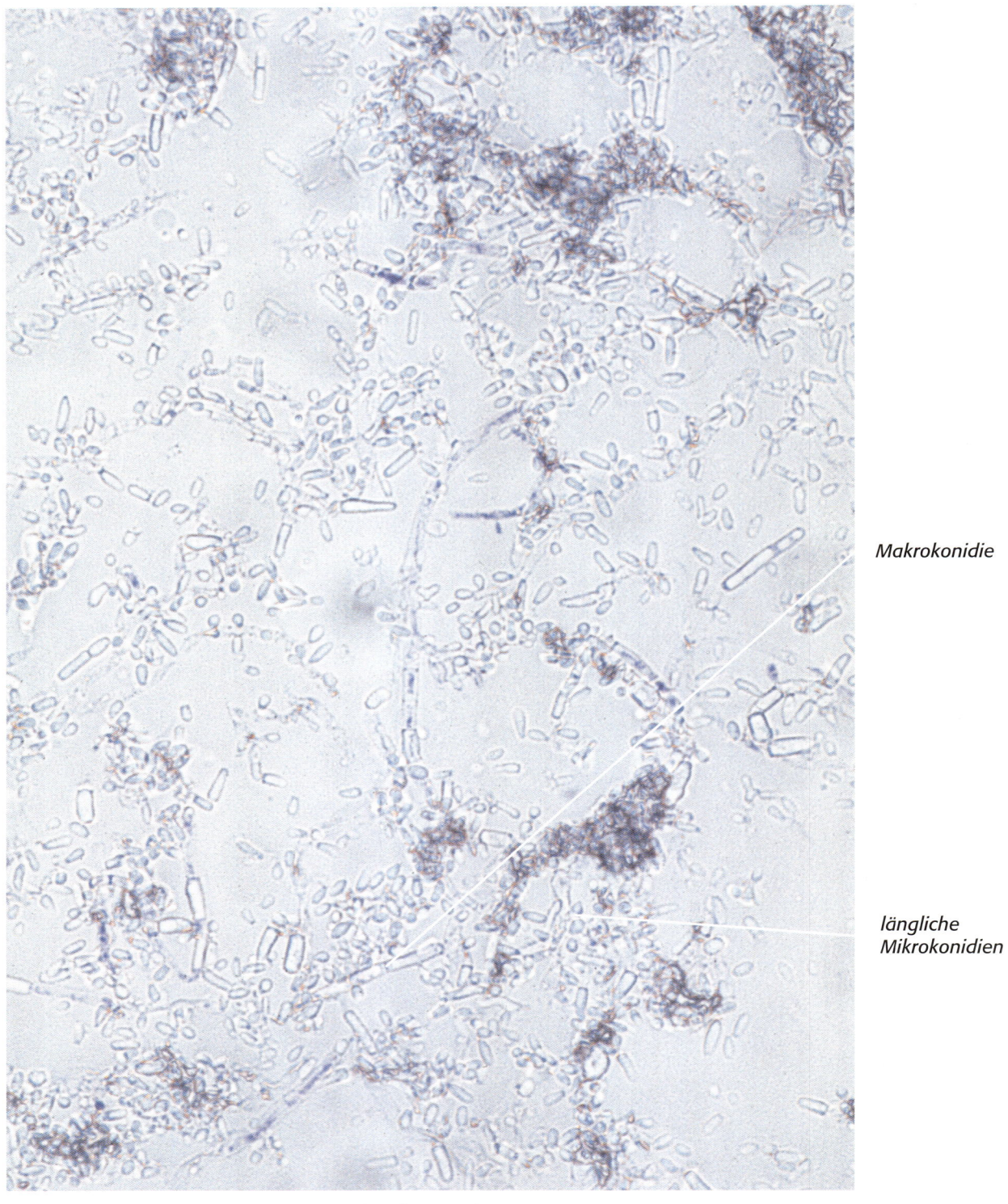

Abb. 56: Häufig anzutreffen sind zahlreiche pleomorphe Mikrokonidien unterschiedlicher Größe.

Trichophyton tonsurans

Mikroskopische Charakteristika

Längliche Mikrokonidien (1), die leicht gestielt entlang der Hyphe ansetzen können

pleomorph und recht groß sind Makrokonidien (2), selten länglich, dünnwandig und glatt

Chlamydosporenbildung (3), auch Raquettehyphen können gebildet werden

durch sterile Zugabe von 1%igem Thiamin zum Medium kann das Sporenwachstum gefördert werden

Das sollten Sie unter dem Mikroskop sehen!

Verbreitung und Ansteckung

Weltweit dominiert die Variante sulfureum. Sie ist als Erreger der Tinea corporis gladiatorum im Kampf- und Fitneßsport verbreitet. In einigen Gebieten der USA (Chicago) ist T. tonsurans häufigster Dermatophyt. Galt in den 70ger Jahren in Mitteleuropa als ausgestorben. Derzeit jedoch wieder unter den 10 häufigsten dermatopathogenen Pilzarten.

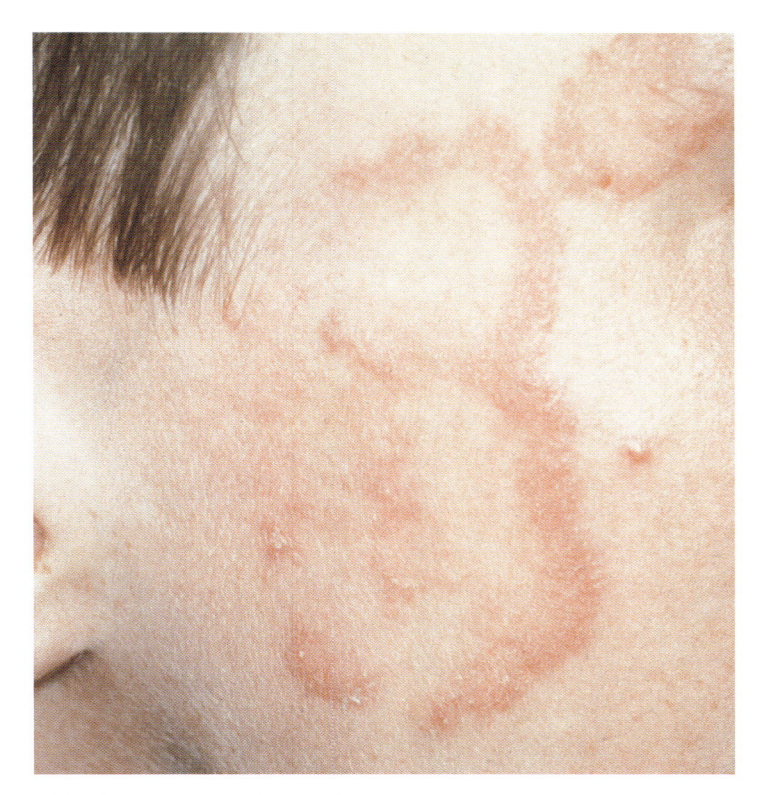

Abbildung 57: Typische Erscheinungsform der Tinea corporis gladiatorum im Gesichtsbereich eines 14jährigen Ringers.

Microsporum canis

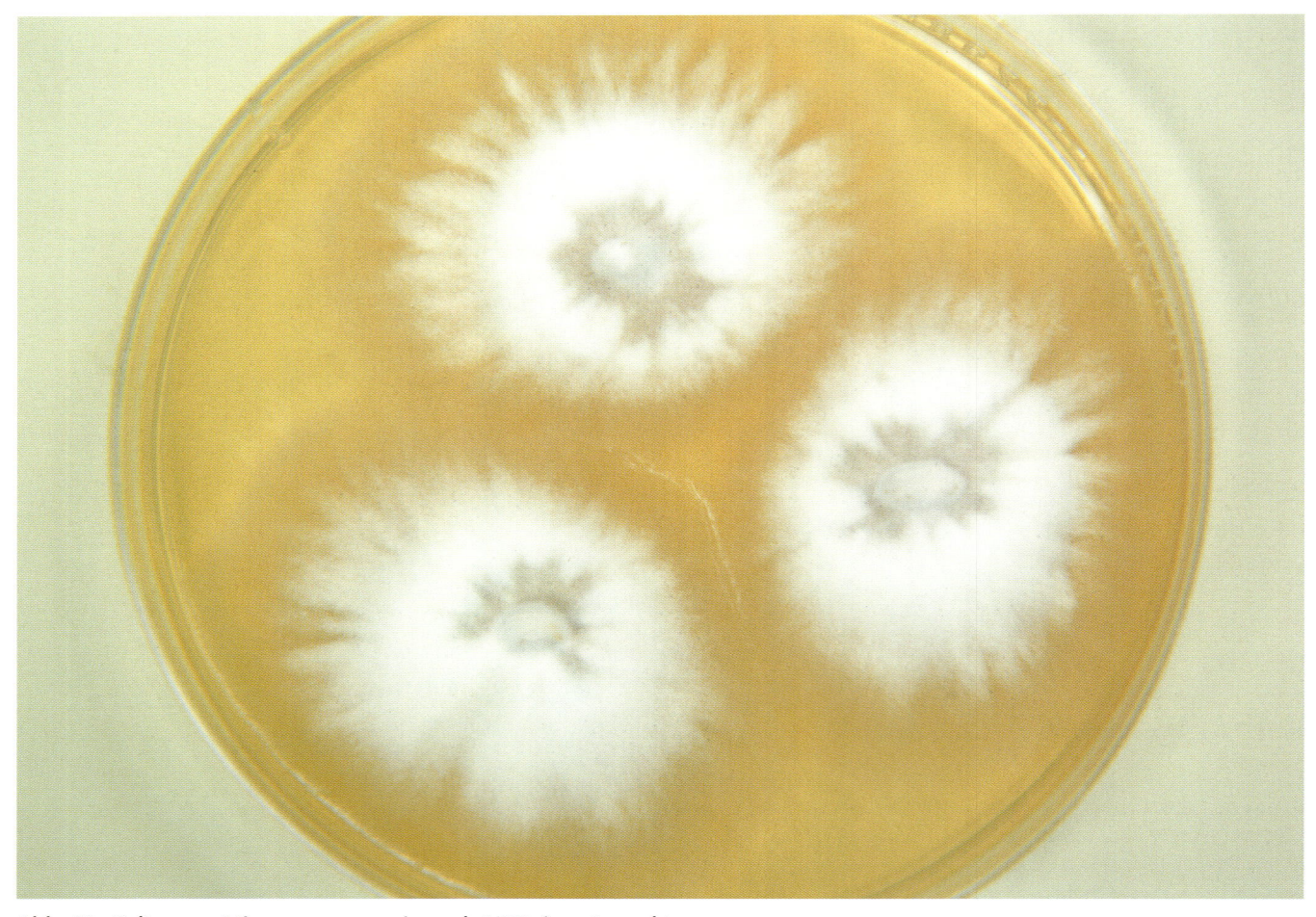

Abb. 58: Kultur von Microsporum canis nach 10tägiger Anzucht.

Kultur

- schnelles Wachstum
- flache, strahlenartige Ausgestaltung mit typisch ausgefranztem Randsaum
- primär samtartige Kultur, mit zunehmendem Alter jedoch Gefahr des pleomorphen Zerfalls
- Thallus ist wunderschön orange-gelb eingefärbt
- Rückseite eher gelblich

Microsporum canis

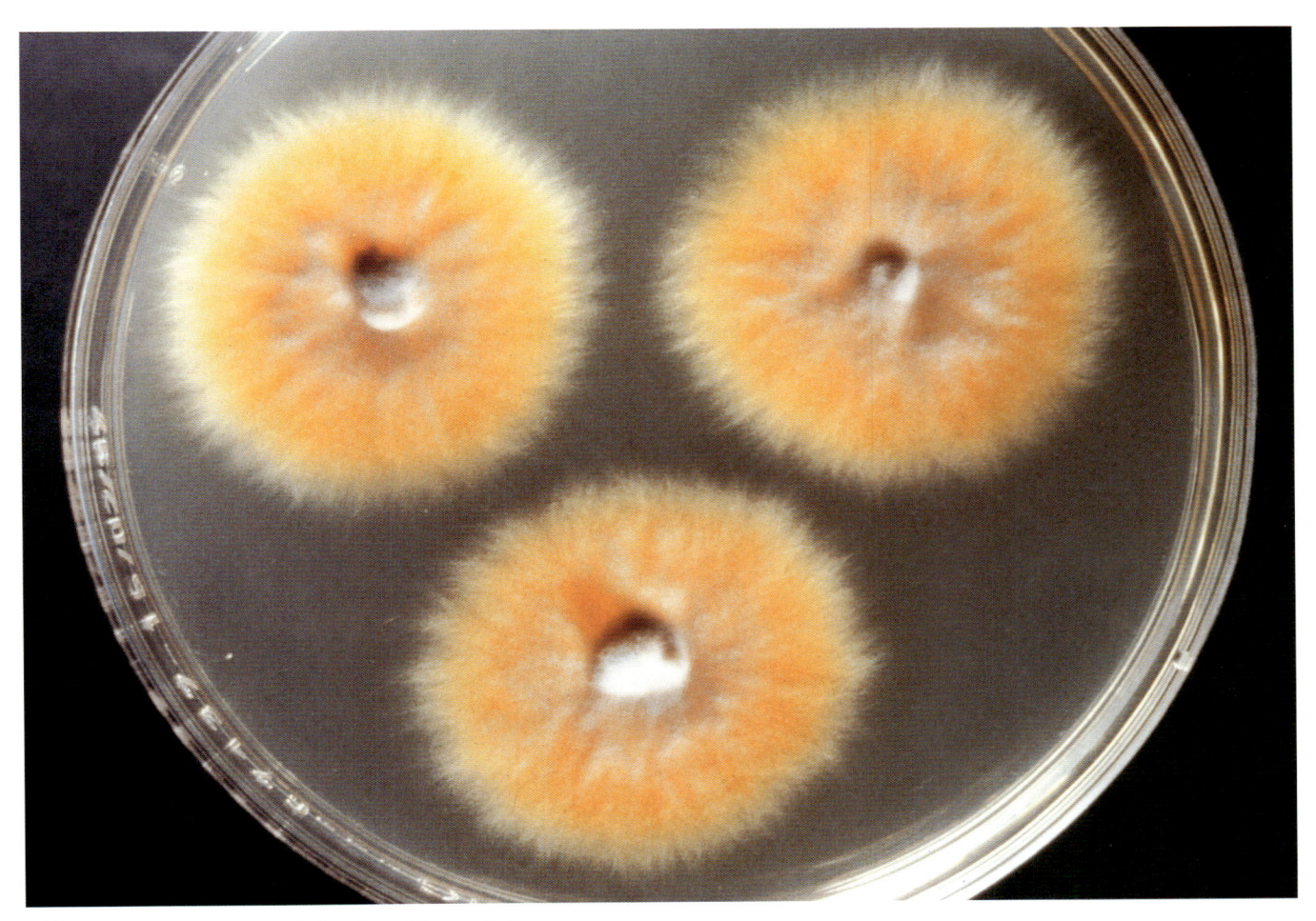

Abb. 59: Microsporum canis in einer älteren Kultur.

Microsporum canis

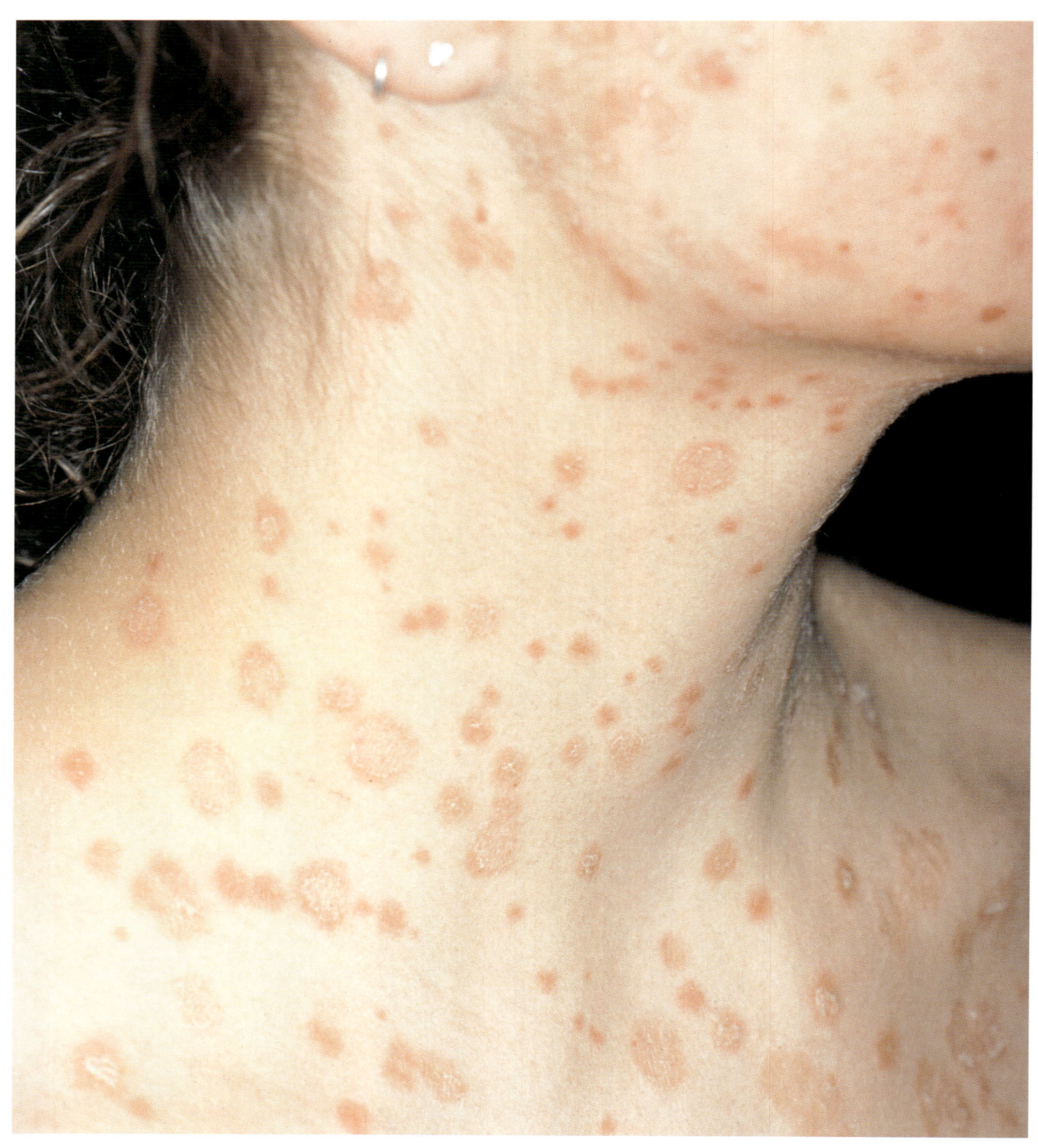

Abb. 60: Klinische Erscheinungsform einer Mikrosporie der freien Haut bei einer 18jährigen Patientin. "Urlaubssouvenir" von einem Teneriffa-Urlaub. Erreger M. canis.

Microsporum canis

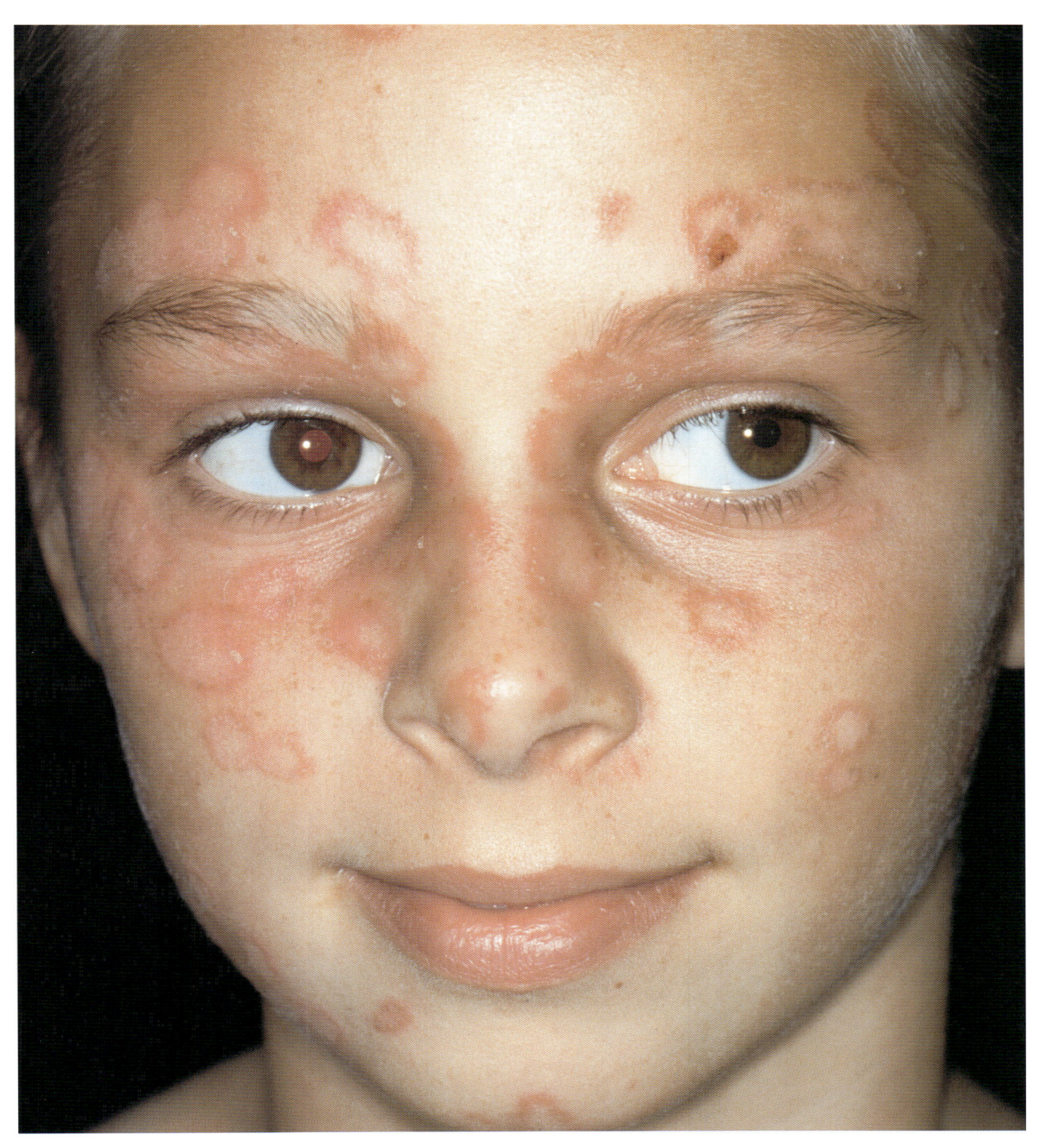

Abb. 61: Mikrosporie im Gesichtsbereich einer 12jährigen Patientin. Erreger M. canis.

Microsporum canis

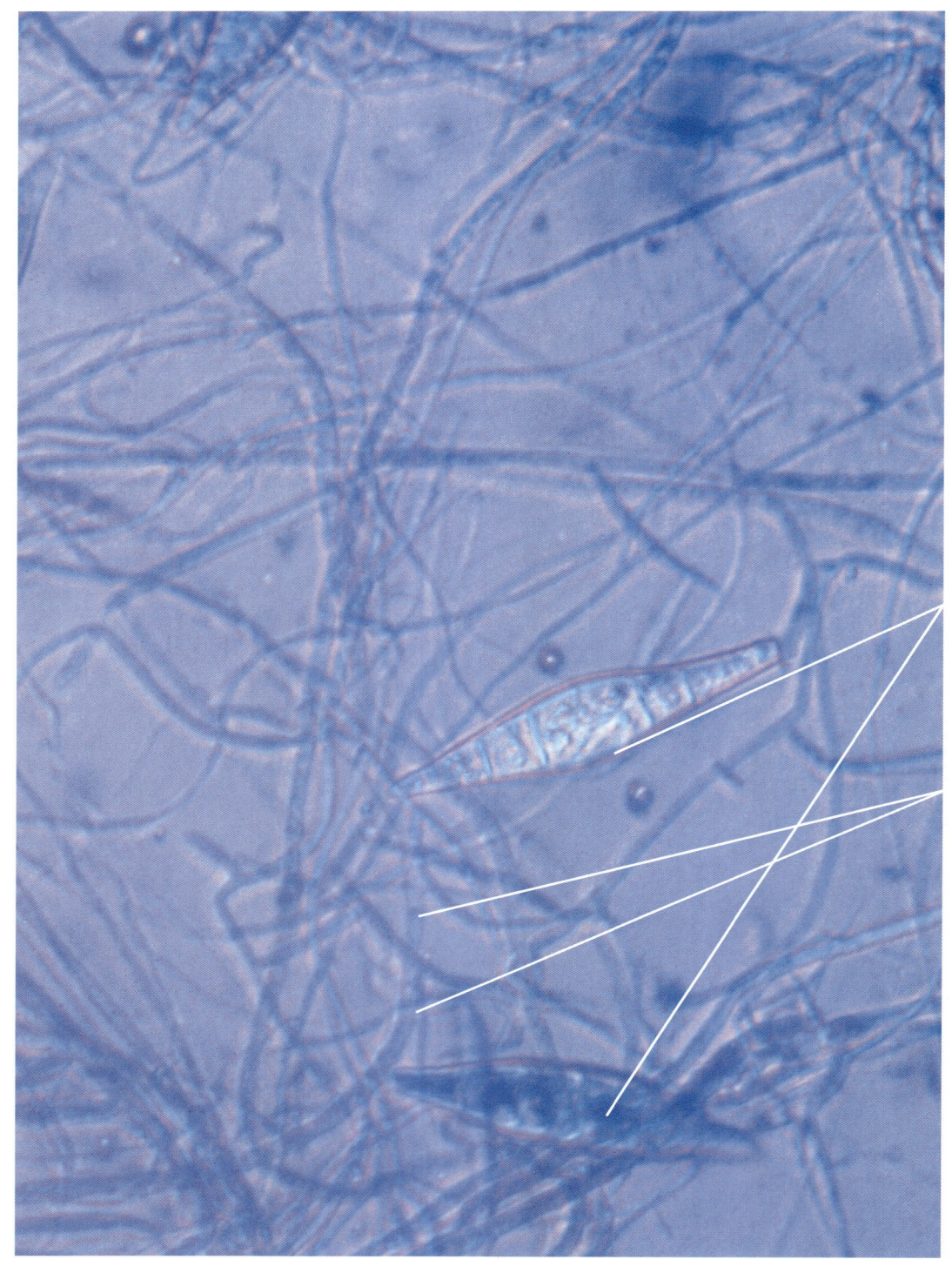

Typische spindelförmige Makrokonidie

septierte Hyphen

Abb. 62: Mikroskopische Charakteristika von Microsporum canis. Typisch sind spindelförmige Makrokonidien.

Microsporum canis

Mikroskopische Charakteristika

Wenig Konidien

Mikrokonidien akladiumförmig entlang der Hyphen in Birnenform angelegt (1).

Makrokonidien spindelförmig (2), dünnwandiger als andere Microsporum-Arten

variierender Unterkammerungsgrad (3 - 18 Kammern)

rauhwandig (3)

Chlamydosporen (4) werden selten gebildet

Kerzenhalterhyphen (5) extrem selten

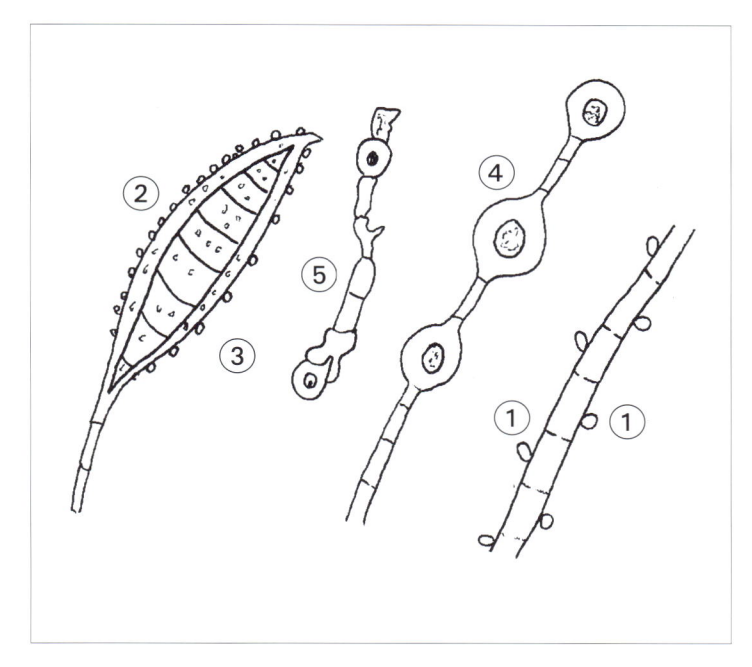

Das sollten Sie unter dem Mikroskop sehen!

Verbreitung und Ansteckung

Weltweit führender zoophiler Dermatophyt. Infektionsquellen sind streunende Hunde und Katzen, seltener Haustiere. Weit verbreitet in mediterranen Urlaubsländern.

Wegen hoher Kontagiosität und obligater Pathogenität war bzw. ist der Erreger in vielen Ländern meldepflichtig.

Weiterverbreitung auch von Mensch zu Mensch möglich.

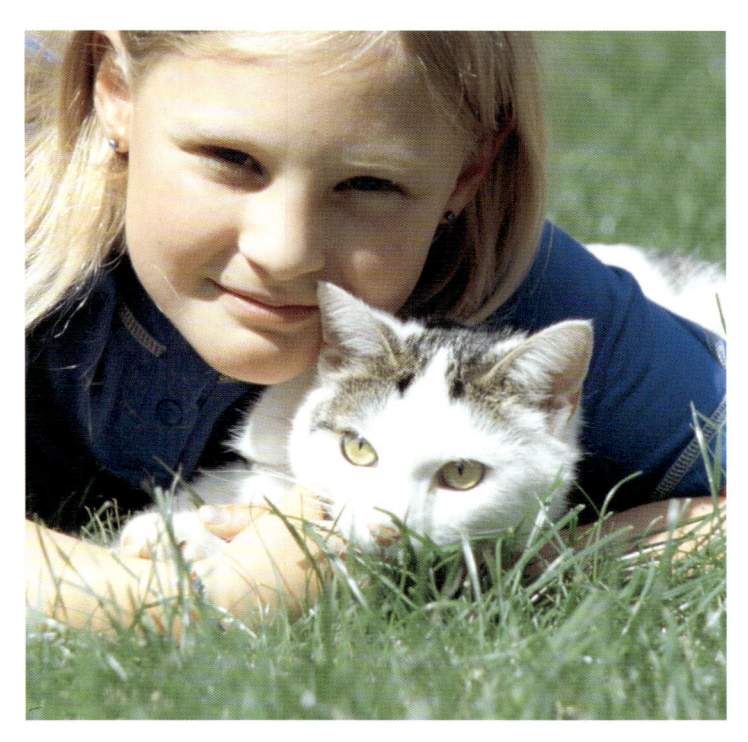

Abb. 63: Hauptüberträger des zoophilen Pilzes M. canis ist nicht, wie der Name vermuten läßt der Hund, sondern die Katze.

Microsporum gypseum

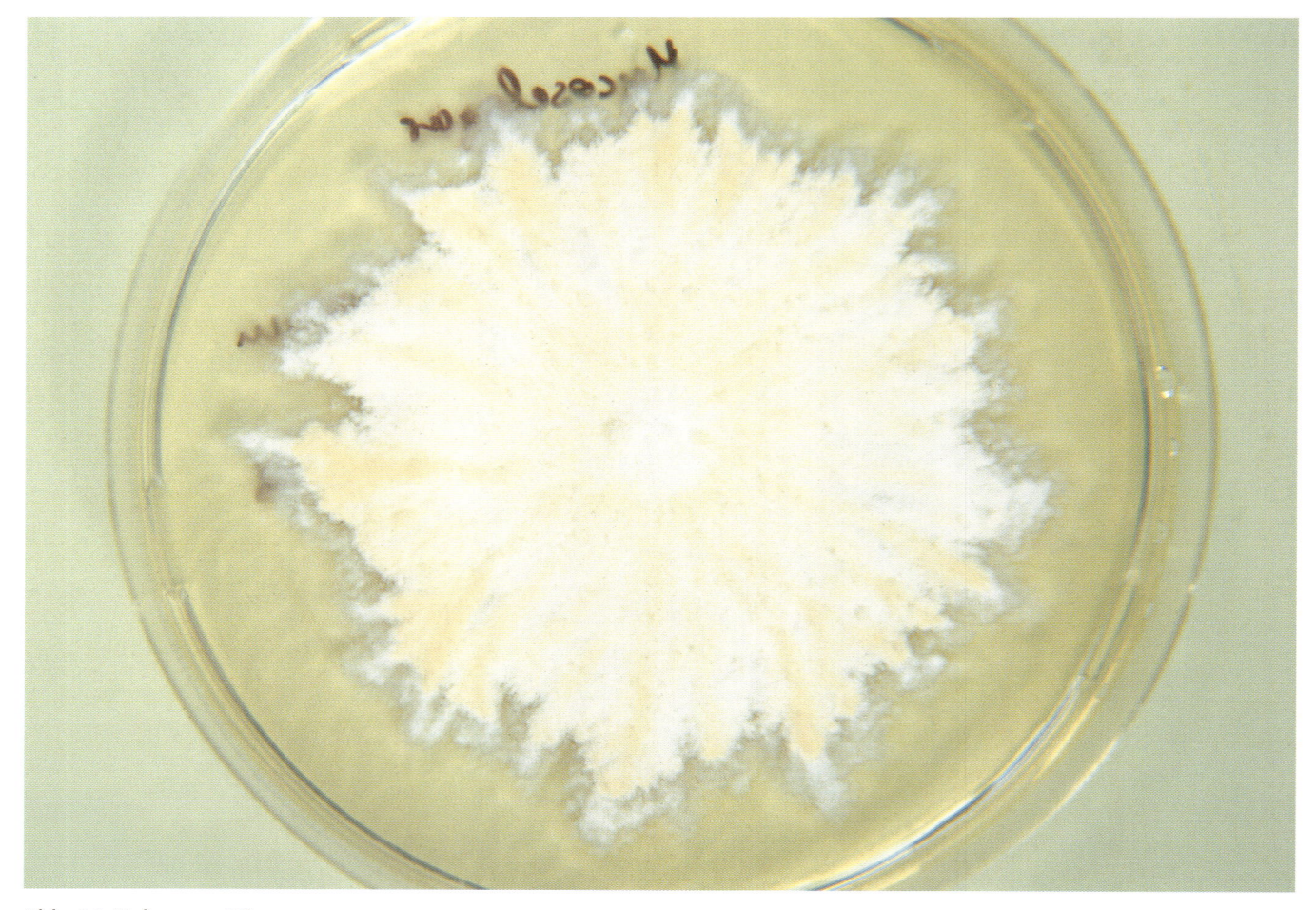

Abb. 64: Kultur von Microsporum gypseum.

Kultur

- schnell wachsend
- flache Kolonie
- pudrig-glatte Oberfläche locker, wattig
- Oberseite leicht ockerfarbig, bei älteren Kulturen ins Zimtfarbene übergehend (bedingt durch Vielzahl der ausgebildeten Makrokonidien)
- Kulturunterseite eher dunkelbraun

Microsporum gypseum

Mikroskopische Charakteristika

Mikrokonidien (1) birnenförmig, kommen selten vor

mikroskopisches Bild wird bestimmt durch eine Vielzahl von Makrokonidien (2)

Makrokonidien plump, an dem distalen Ende abgerundet (3) mit Protuberanzen bedeckt, geringer Unterkammerungsgrad (4-6), dabei sehr breit

Makrokonidien wirken im Gegensatz zu denen von M. canis daher eher plump

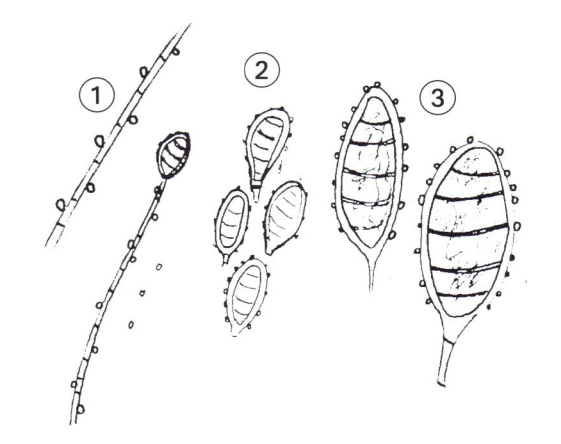

Das sollten Sie unter dem Mikroskop sehen!

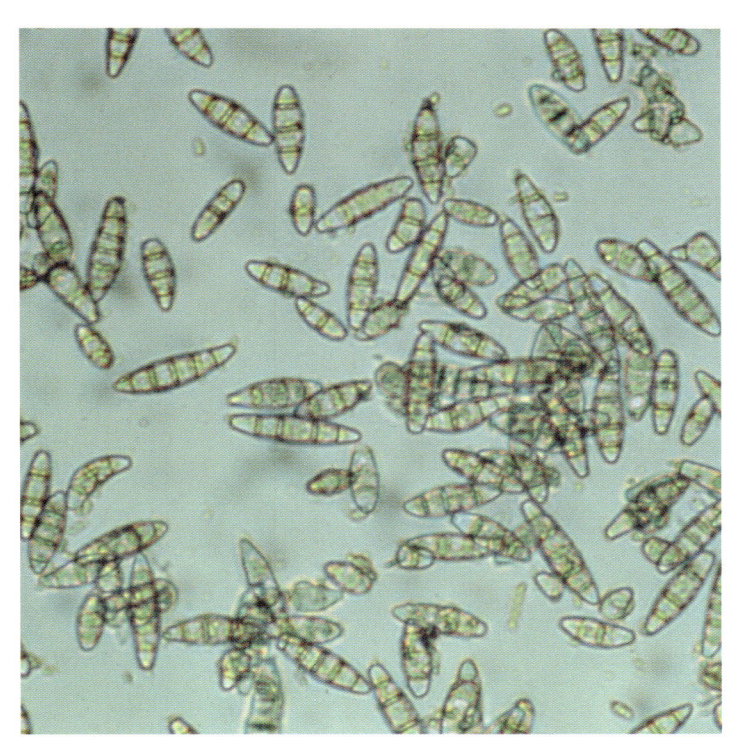

Abb. 65: Mikroskopische Charakteristika von Microsporum gypseum: unzähligen Makrokonidien, beherrschen das mikroskopische Bild.

Verbreitung und Ansteckung

Weltweit als geophiler Erreger verbreitet. Die "Gärtnermikrosporie" galt lange Zeit als Berufserkrankung unter Land- und Gartenarbeitern. Heute eher selten.

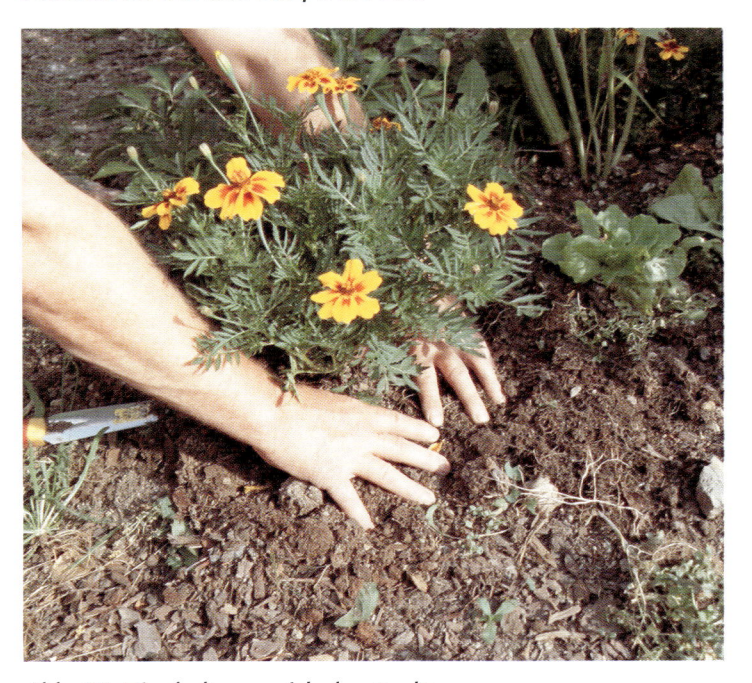

Abb. 66: Hier holt man sich den Auslöser der Gärtner-Mikrosporie: M. gypseum.

Epidermophyton floccosum

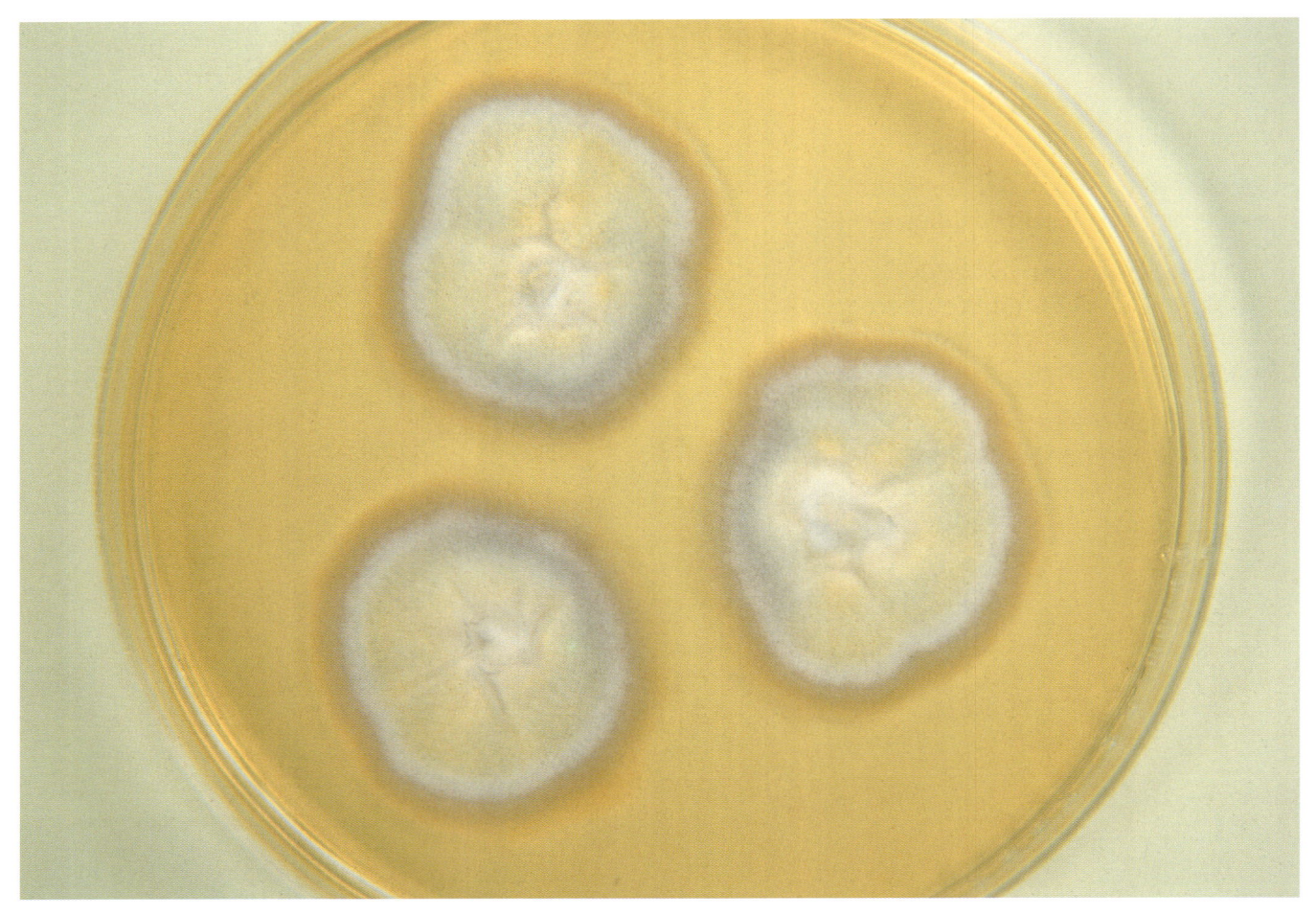

Abb. 67: Kultur von E. floccosum.

Kultur

- langsames (mittleres) Wachstum
- wachsartige Kolonieoberfläche
- sehr feste Konsistenz
- gelblich bräunliche Farbe
  die Kolonie tritt bergförmig deutlich aus dem Agarboden hervor
- verrucöses Erscheinungsbild
- Unterseite der Kolonie gelblich bräunlich

Epidermophyton floccosum

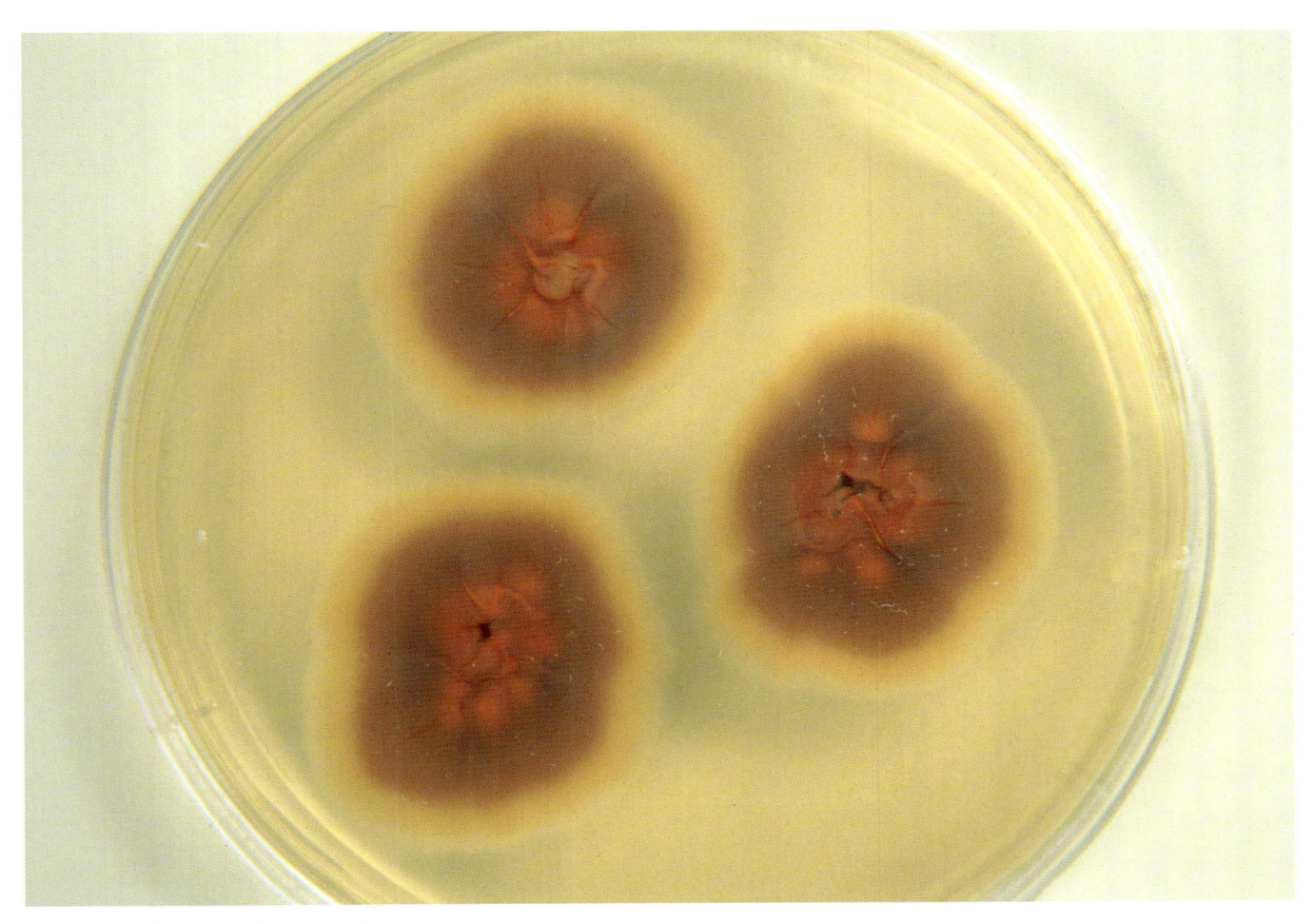

Abb. 68: Kulturunterseite von E. floccosum.

✘ TIP

Zur Materialentnahme ist unbedingt ein mykologischer Haken oder eine Präpariernadel erforderlich.

Epidermophyton floccosum

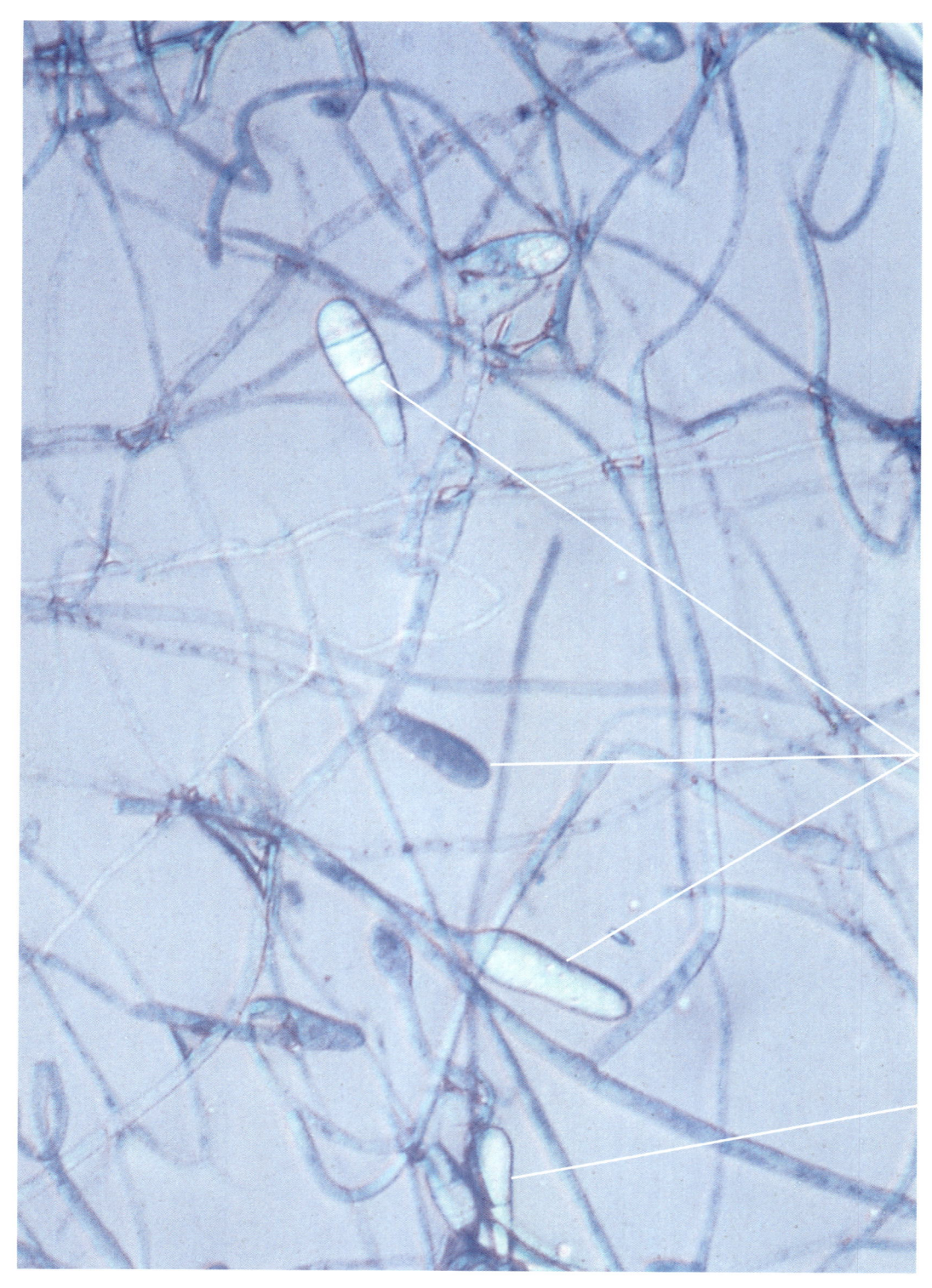

Makrokonidien, noch am Hyphenende sitzend

Makrokonidie, keulenförmig plump und klein

Abb. 69: Typisches Erscheinungsbild der Makrokonidien von E. floccosum bei 400facher Vergrößerung.

Epidermophyton floccosum

Mikroskopische Charakteristika

Keine Mikrokonidien !!!

Makrokonidien in der typischen ADIDAS-FORM (1)

Makrokonidien stehen terminal (2) endständig in Form eines Bananenbüschels an den Hyphen; die keulenförmig eingebogenen Makrokonidien sind viel kleiner als die Makrokonidien der Trichophyton- oder Microsporum-Spezies

sehr geringer Unterkammerungsgrad (3) von 2-4 Kammern

Chlamydosporen werden sowohl interkalar (4) als auch terminal (5) gebildet. In älteren Kulturen, die unter Nahrungsmangel leiden, bilden sich auch ganze Ketten von Chlamydosporen

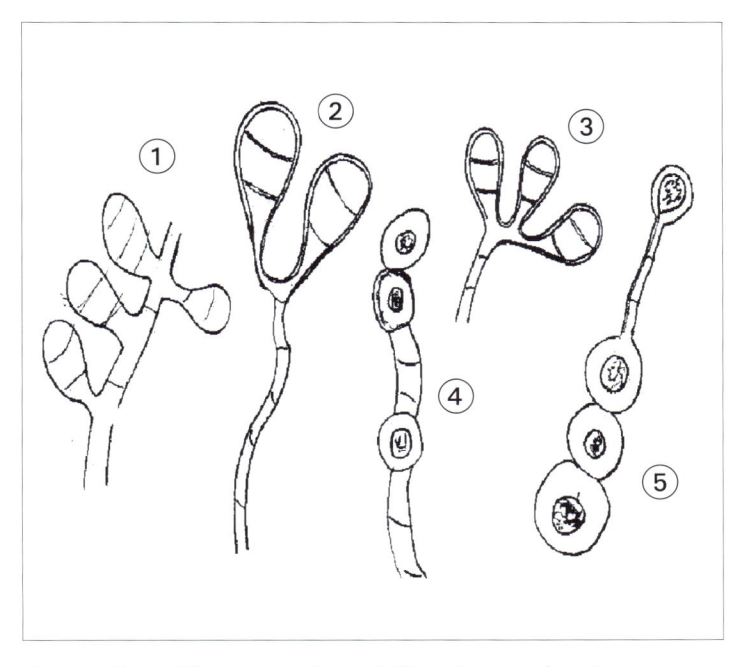

Das sollten Sie unter dem Mikroskop sehen!

Verbreitung und Ansteckung

Weltweit. Anfang des Jahrhunderts führender anthropophiler Dermatophyt. Heute von T. rubrum verdrängt.
Wird häufig mit T. tonsurans verwechselt und bei Spiel und Sport von Mensch zu Mensch übertragen.

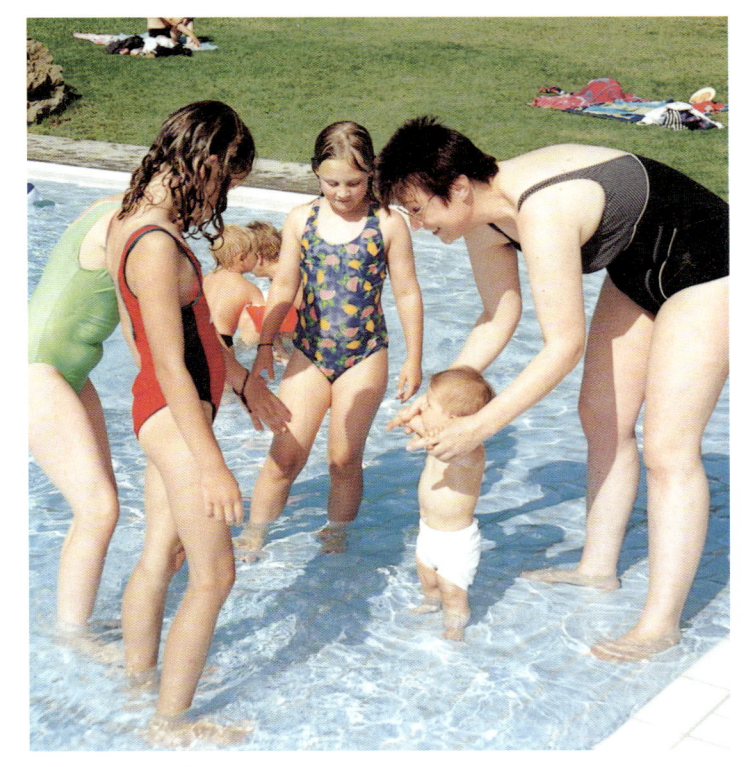

Abb. 70: Schwimmbäder gehören zu den möglichen Infektionsquellen.

Epidermophyton floccosum

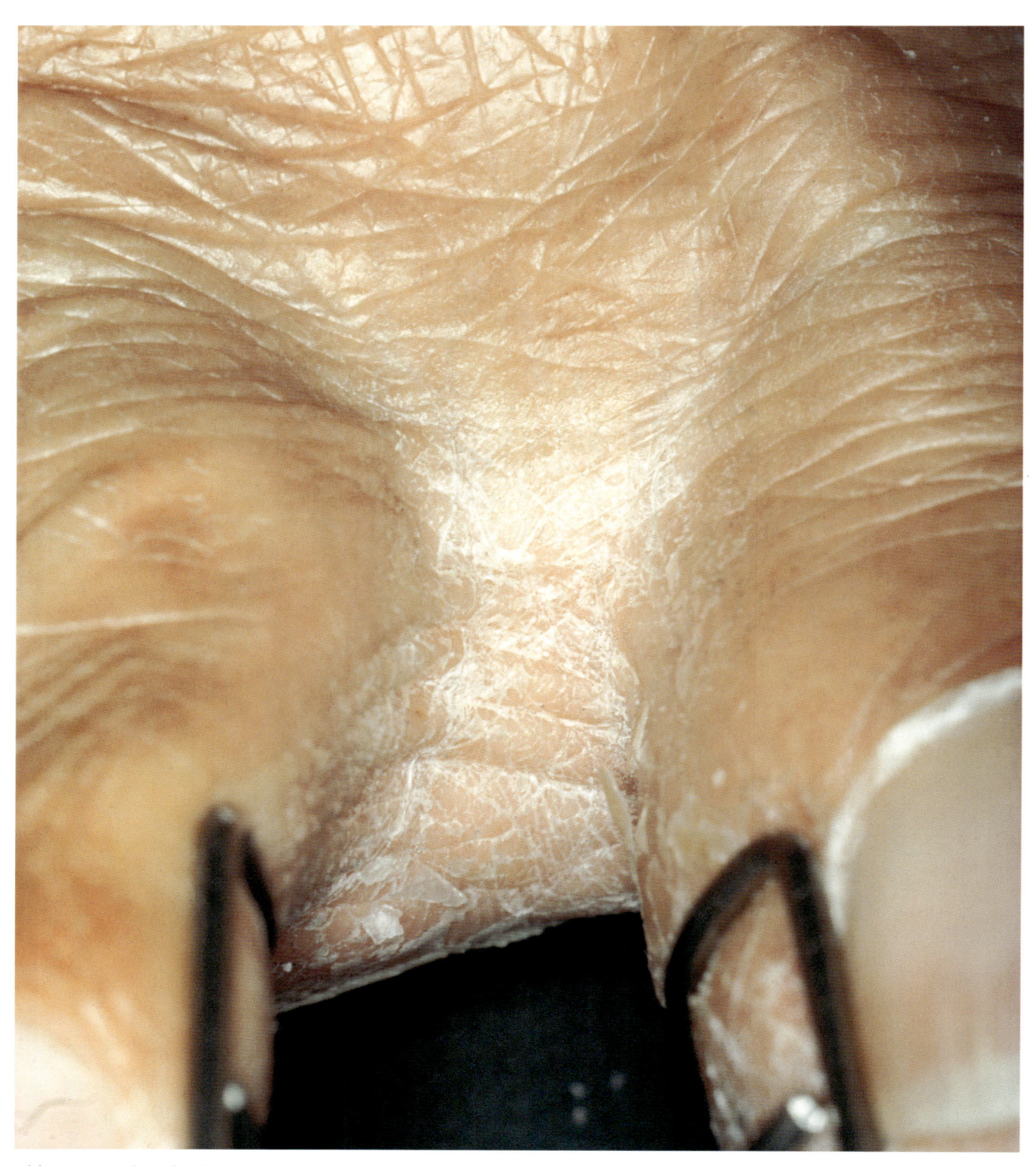

Abb. 71: Interdigitalmykose, hervorgerufen durch T. floccosum.

Epidermophyton floccosum

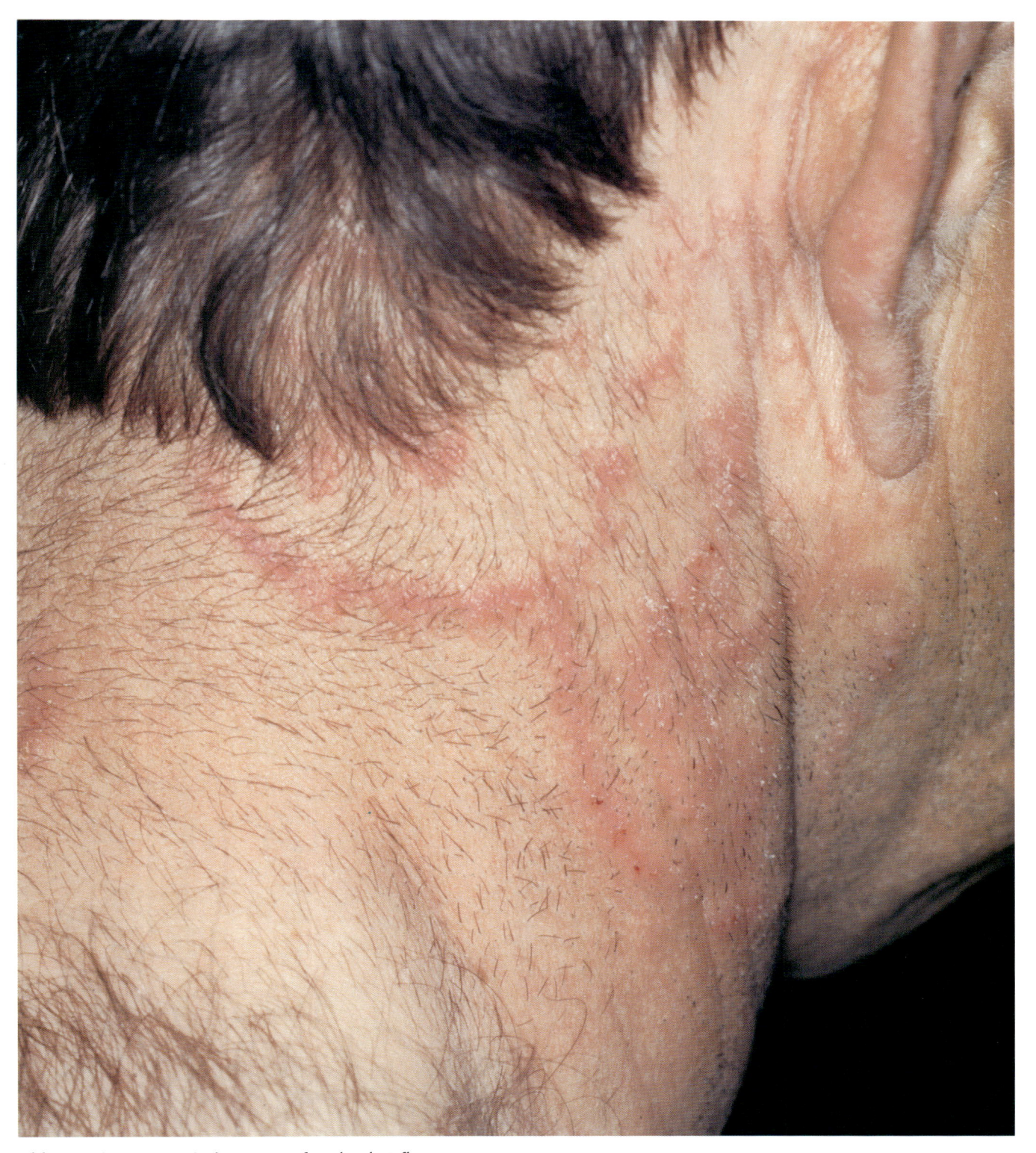

Abb. 72: Tinea corporis, hervorgerufen durch T. floccosum.

9.3.2 Faviforme Erreger

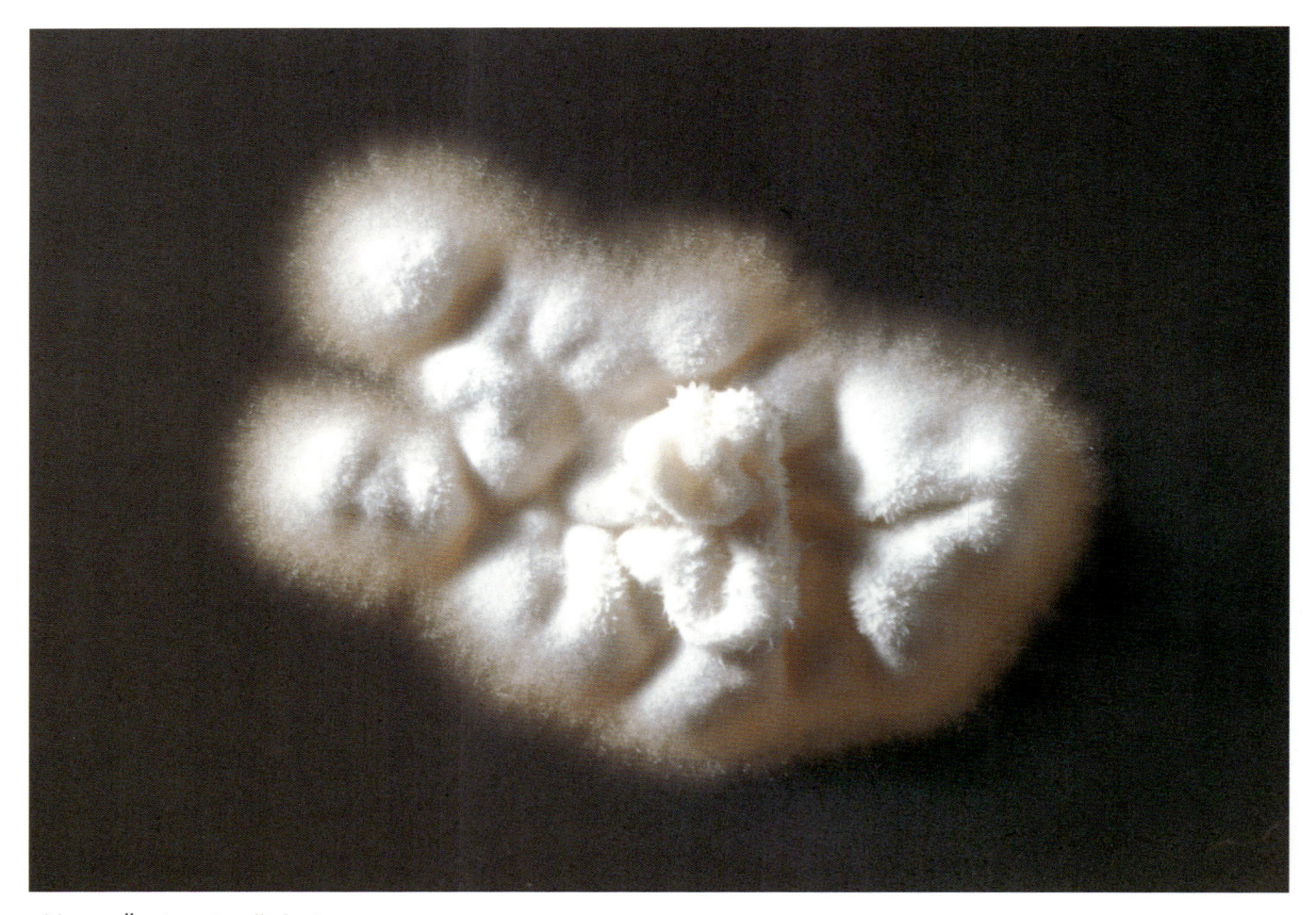

Abb. 73: Üppige Einzelkolonie von T. verrucosum.

Definition

Zur Gruppe der faviformen Erreger gehören Dermatophyten der Gattung Trichophyton mit folgenden Eigenschaften:

- sehr langsames Wachstum
- geringe Ausprägung des Luftmyzels
- Luftmyzel nicht selten steril

Trichophyton verrucosum

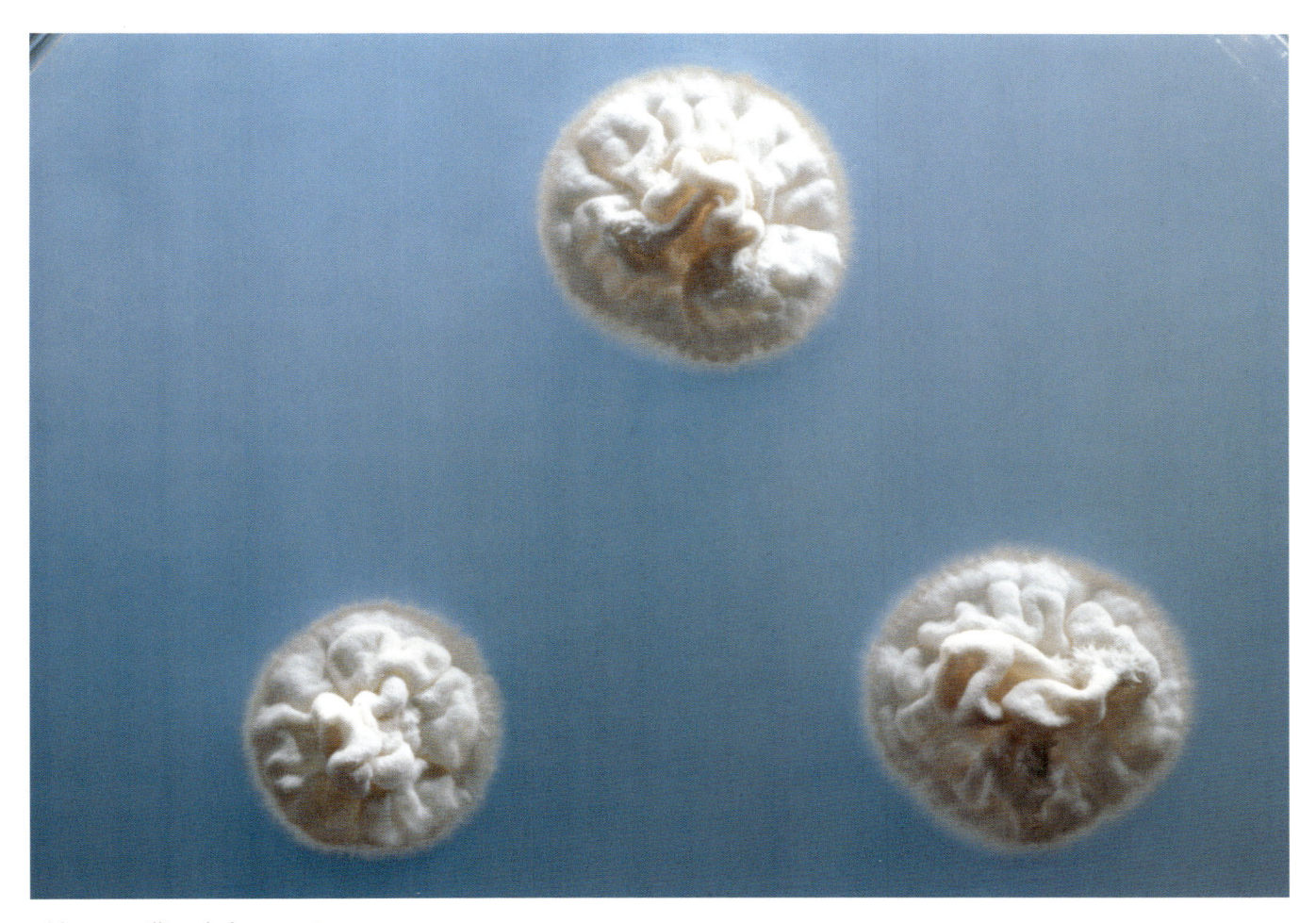

Abb. 74: Drillingskultur von T. verrucosum.

Trichophyton verrucosum

Kultur

- auf Kimmig-Agar sehr langsames Wachstum, nach ca. 3 Wochen hat die Kultur die Größe eines Hemdknopfes erreicht
- knorpeliges, cerebriformes, festes Wachstum
- Entnahme mittels Tesafilm-Abrißmethode nur sehr schwer möglich
- die Ränder der Kolonie wachsen in den Agar hinein
- gräulich gelbe Farbe, Unterseite leicht cremefarbig

Trichophyton verrucosum

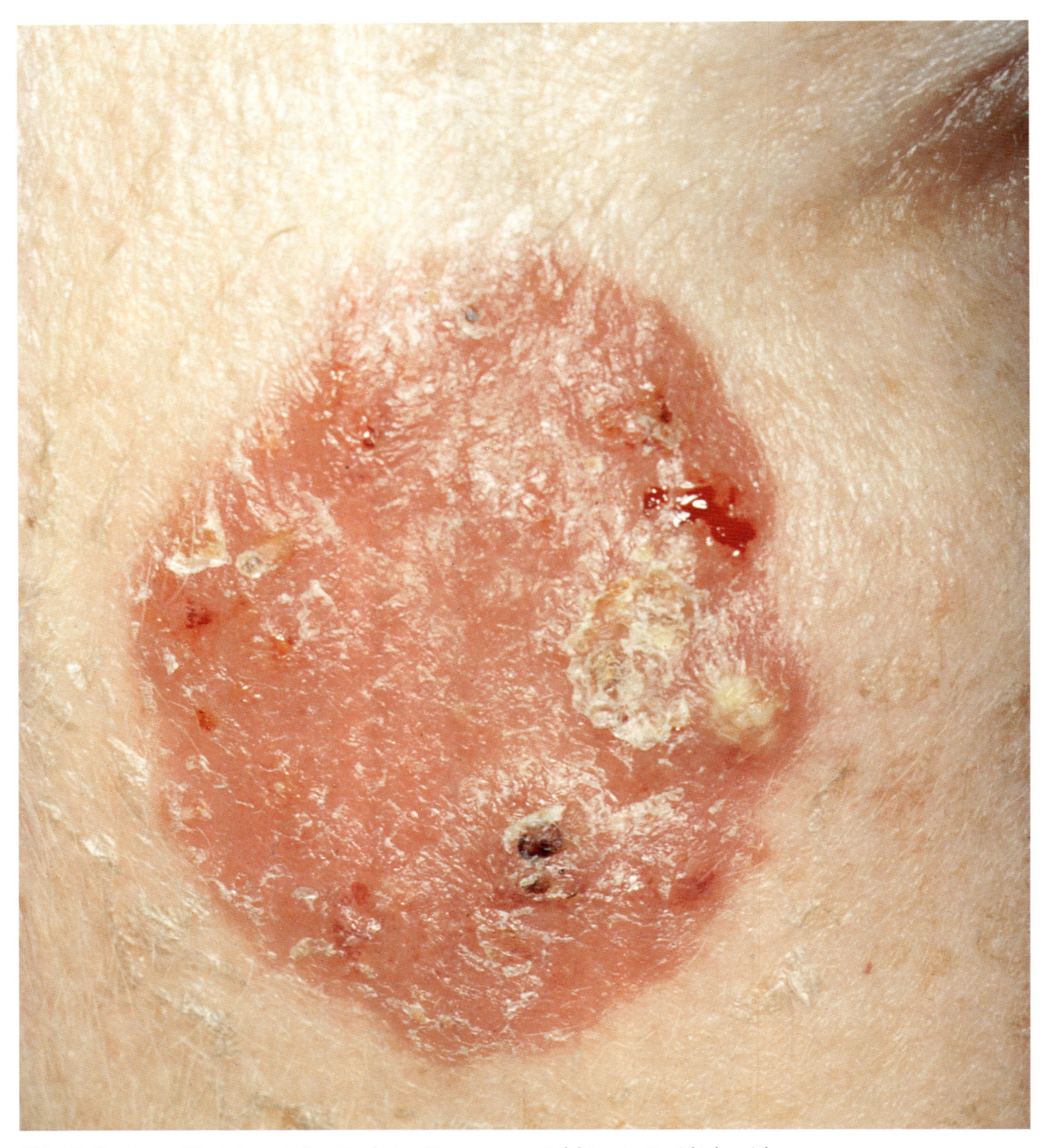

Abb. 75: Stark vergrößert dargestellter Herd einer T. verrucosum-Infektion im Gesichtsbereich. Pilzinfektion der Mutter.

Trichophyton verrucosum

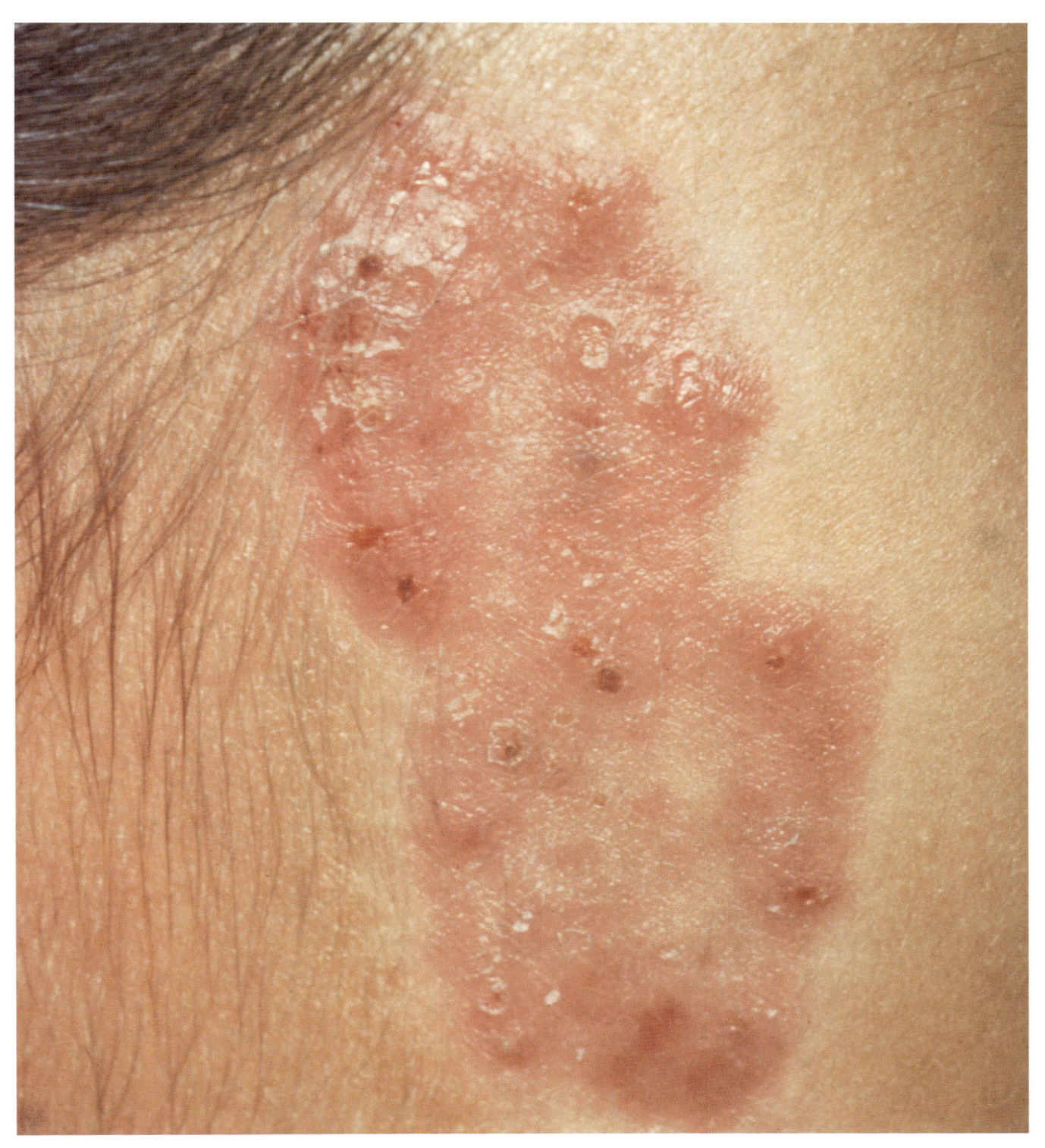

Abb. 76: Stark vergrößert dargestellter Herd einer T. verrucosum-Infektion im Gesichtsbereich. Pilzinfektion der Tochter.

Trichophyton verrucosum

knorrig verzweigtes Hyphenwachstum

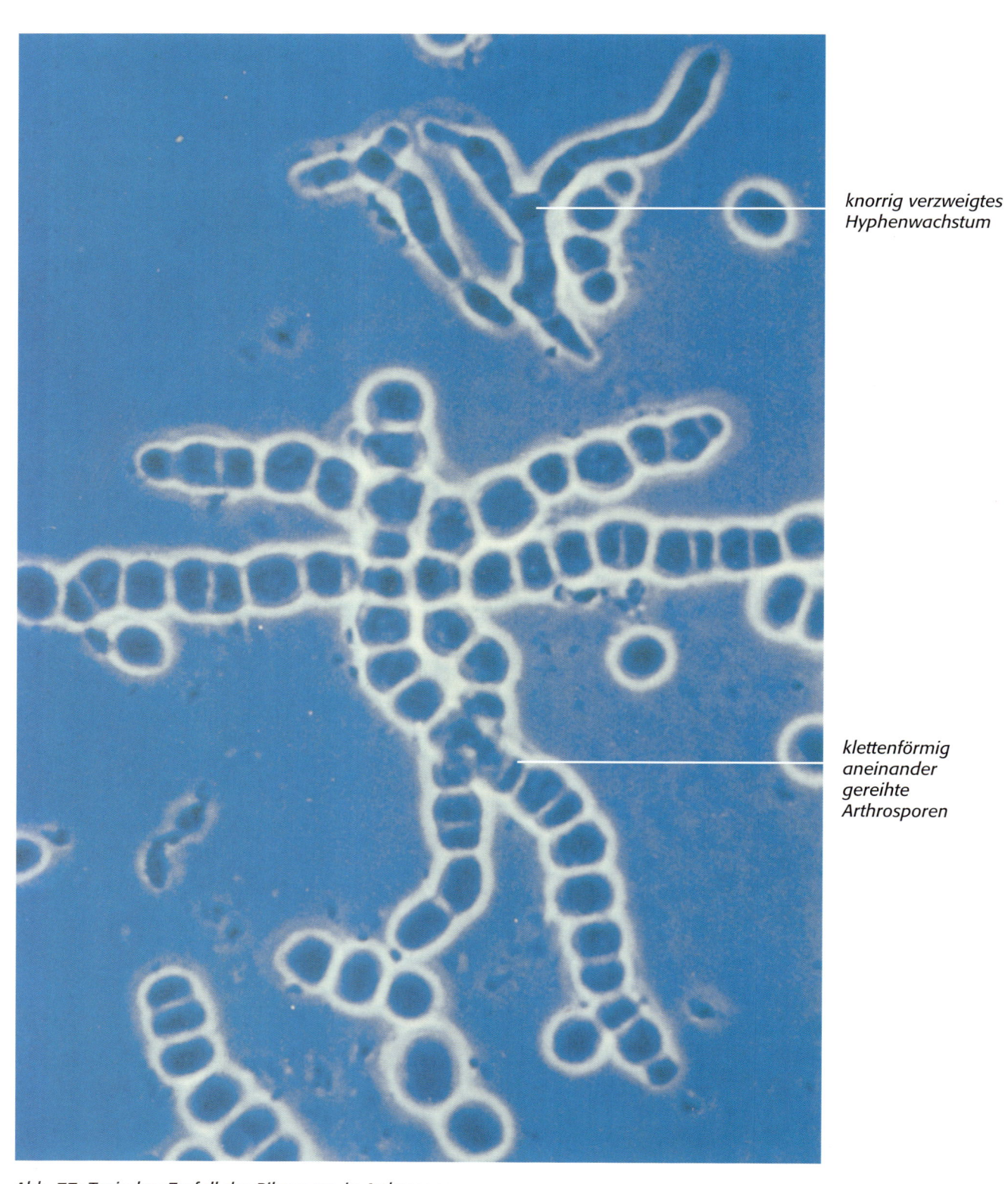

klettenförmig aneinander gereihte Arthrosporen

Abb. 77: Typischer Zerfall der Pilzsporen in Arthrosporen.

Trichophyton verrucosum

Mikroskopische Charakteristika

In aller Regel Kultur auf Kimmig oder Sabouraud-Glucose-Agar sehr wenig aussagekräftig

steriles Hyphengeflecht (1), das leicht in Arthrosporen zerfällt

Ausbildung von Kammhyphen (2)

mittels Einwegfilter zugesetztes steriles Thiamin und Inosit fördert das Wachstum von Mikrokonidien

Makrokonidien (3) kommen äußerst selten vor; wenn sie vorkommen, sind sie klein (3-5 Kammern), dünnwandig und ähneln denen der anderen Trichophyton-Arten wie z.B. Trichophyton mentagrophytes

stark verzweigtes Hyphenwachstum möglich, Arthrosporen

Chlamydosporen (4) terminal angeordnet

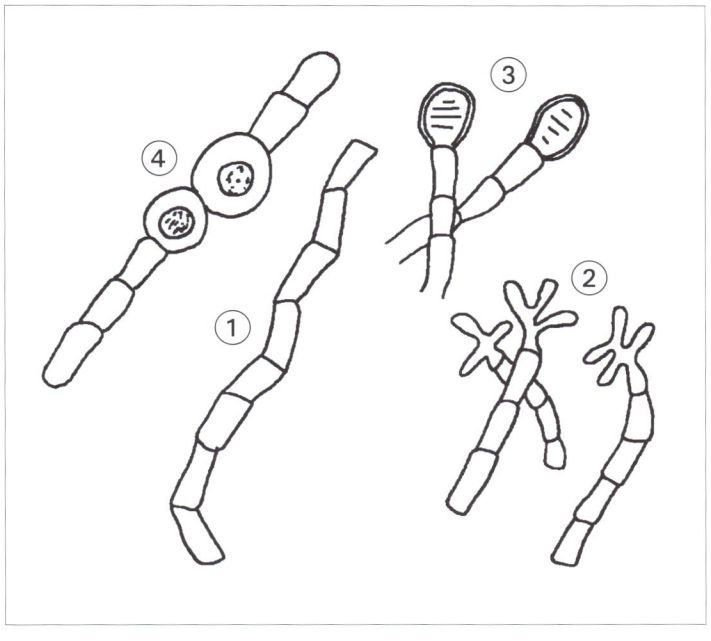

Das sollten Sie unter dem Mikroskop sehen!

Verbreitung und Ansteckung

Weltweit verbreitet in landwirtschaftlichen Gebieten. "Rindertrichophytie" gilt als Berufserkrankung bei Rinderzüchtern.

Strikte Vakzination der Tierbestände (die einzige Schutzimpfung gegen eine Pilzerkrankung derzeit überhaupt) schützt die menschliche Population.

Wegen hoher Kontagiosität und Virulenz (Erreger wächst bei 37 °C) einst meldepflichtig.

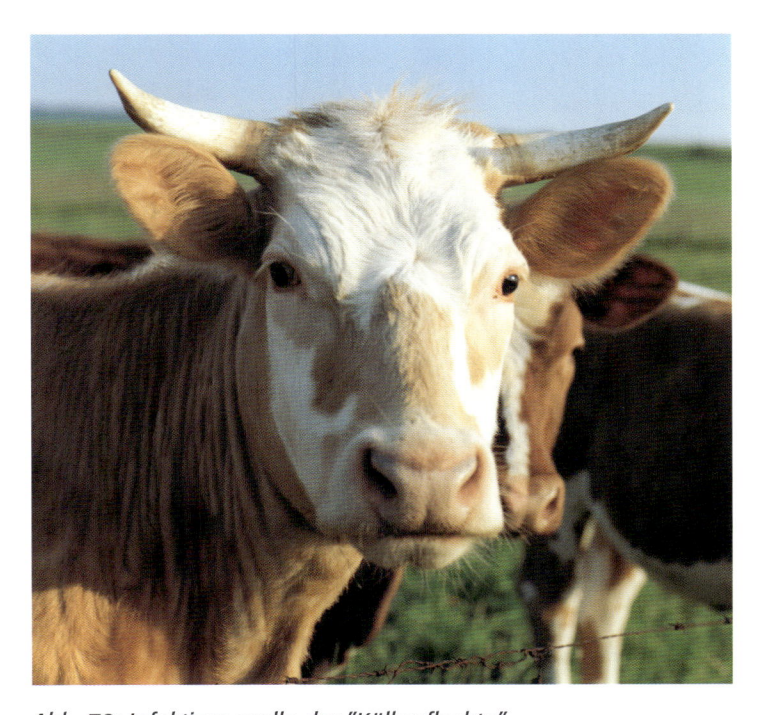

Abb. 78: Infektionsquelle der "Kälberflechte".

Trichophyton schoenleinii

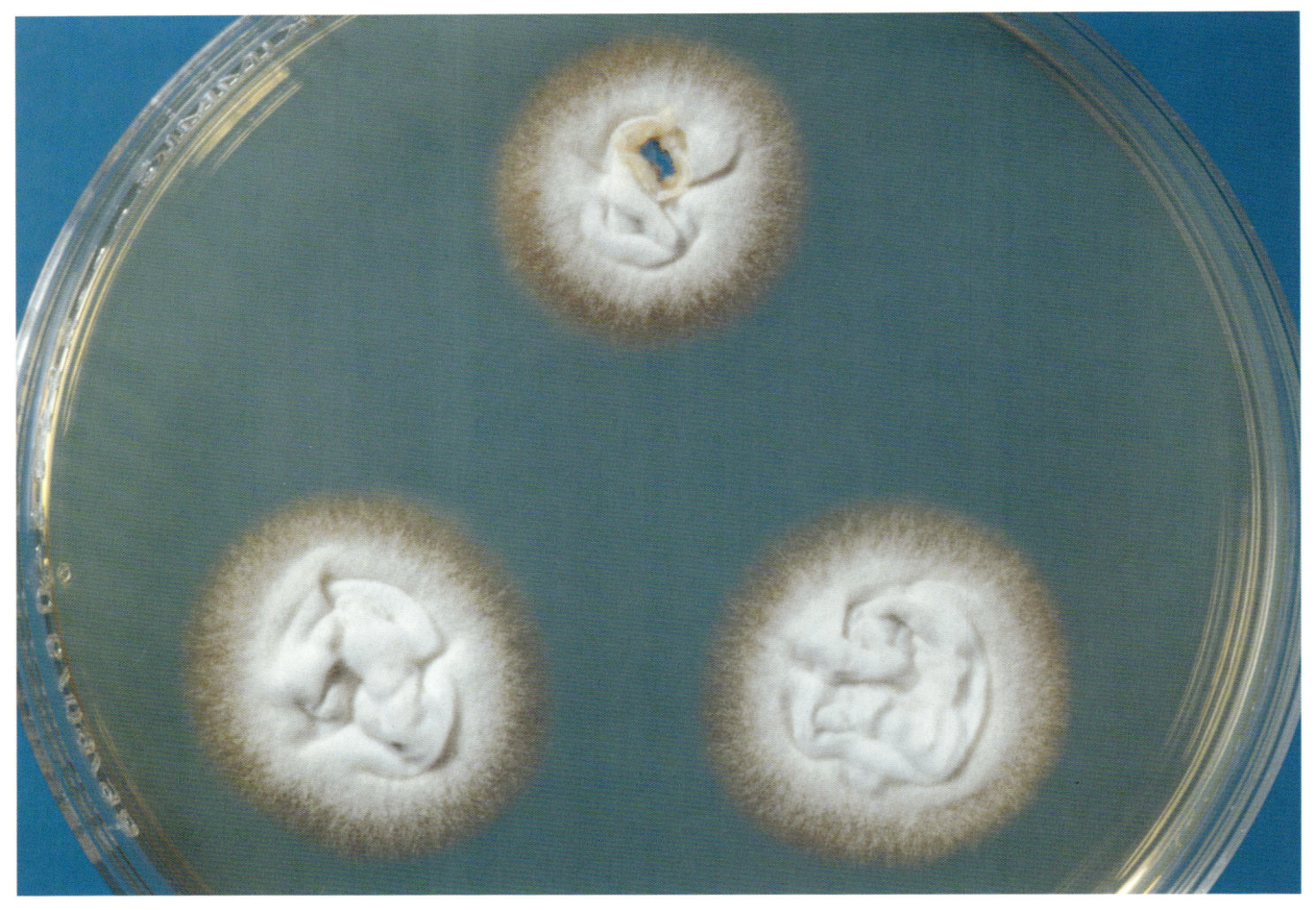

Abb. 79: Kultur von T. schoenleinii.

Kultur

- eher langsames Wachstum
- meist samtige Oberfläche
- erhabenes Wachstum Farbe cremeweiß bis leicht gelblich
- Zusatz von Vitaminen fördert das Wachstum

Trichophyton schoenleinii

Mikroskopische Charakteristika

Fingerförmiges Wachstum (1) in den peripheren Bereichen der Hyphen, in Sonderfällen geweihartig (2)

blasenförmige Hyphenanschwellungen, Chlamydosporen (3) kommen häufiger vor

Mikrokonidien werden nur vereinzelt gebildet, zum differenzierten Nachweis sei das Aufbringen von Kulturmaterial auf Reisagar empfohlen

ab der 3. Kulturwoche werden vermehrt Mikrokonidien gebildet

Makrokonidien werden nur äußerst selten beobachtet

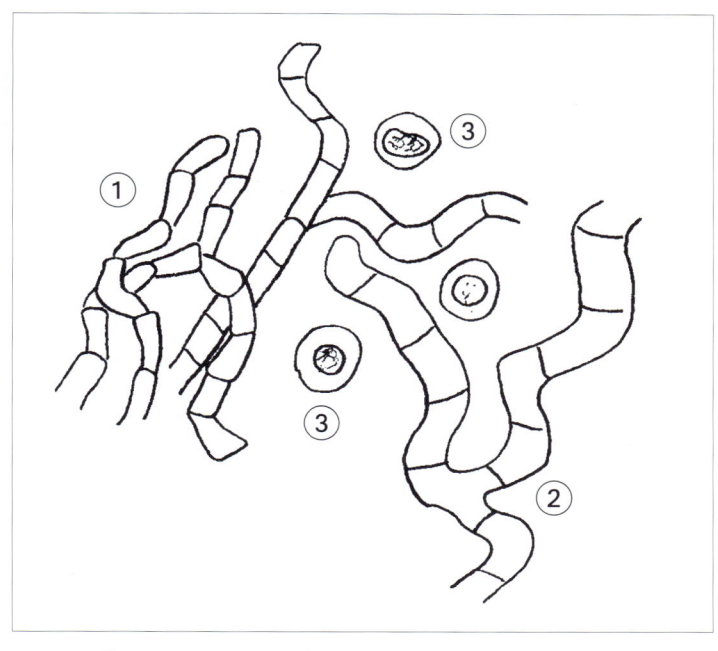

Das sollten Sie unter dem Mikroskop sehen!

Verbreitung und Ansteckung

Weltweit als erstentdeckter Krankheitserreger bekannt und im vorigen Jahrhundert als Auslöser von Familienepidemien weit verbreitet.

Mensch-zu-Mensch-Übertragung, besonders intrafamiliär von Generation zu Generation ("Erbgrind").

Heute bevorzugt in dichtbesiedelten Gebieten Afrikas und in Südosteuropa anzutreffen.

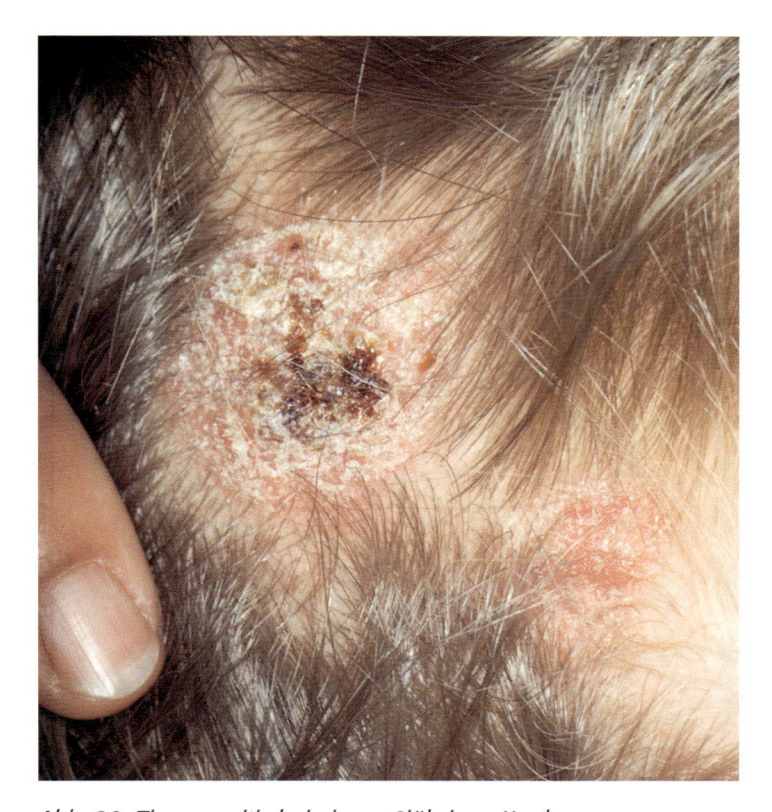

Abb. 80: Tinea capitis bei einem 6jährigen Knaben.

Trichophyton violaceum

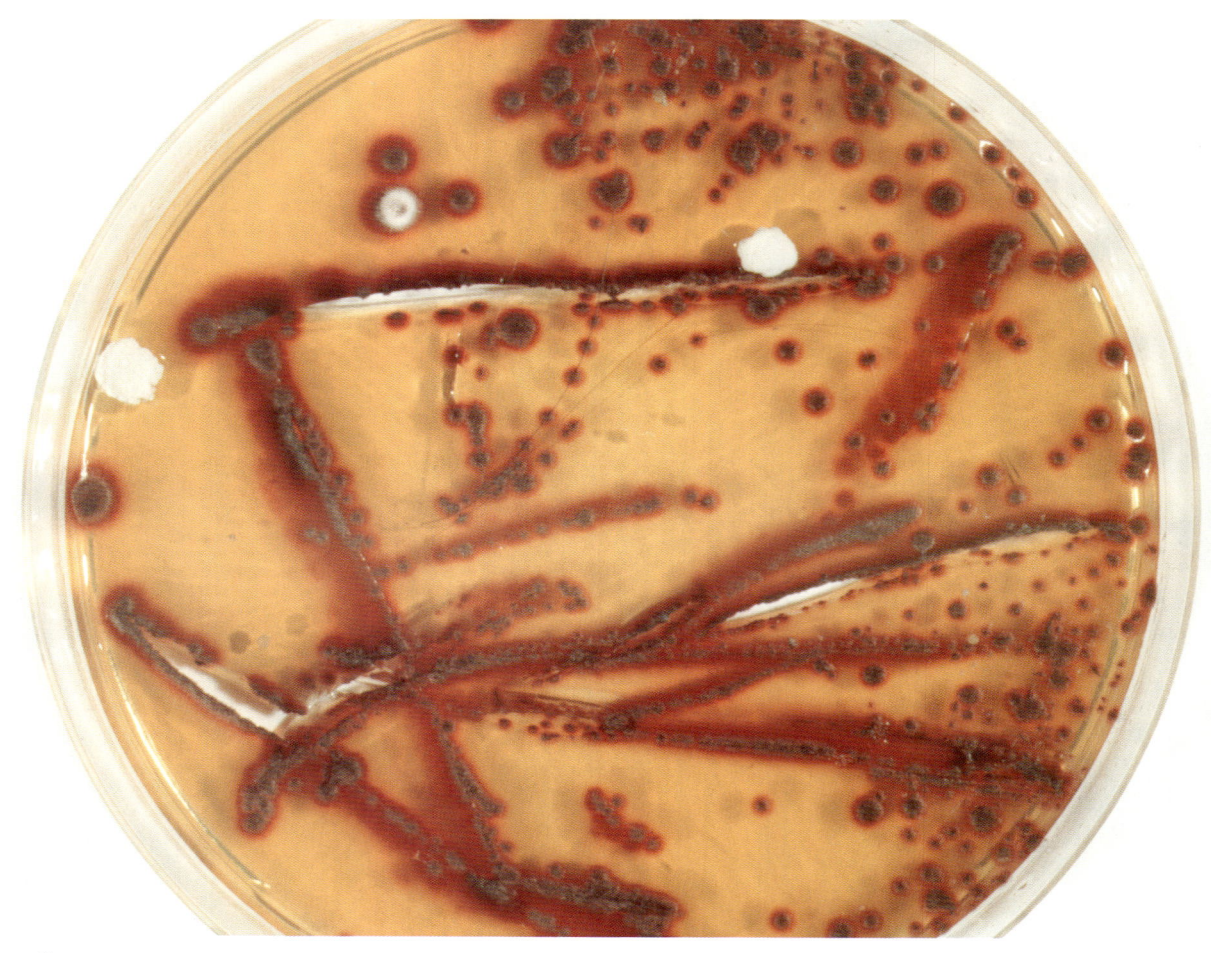

Abb. 81: Ältere Kultur von T. violaceum mit zahlreichen Einzelkolonien, bei der schon Begleitkulturen sichtbar werden.

Kultur

- langsames Koloniewachstum

- mikroskopische Differenzierung erst gegen Ende der 3. Wachstumswoche möglich

- erhabenes, gefaltetes Luftmyzel

- in den Primärkulturen Ausprägung der typischen namensgebenden violetten Farbe

Trichophyton violaceum

Mikroskopische Charakteristika

Endständige Hyphenanschwellungen (1)

gestauchtes Myzel an den Seitenverzweigungen (2)

viele Chlamydosporen (3)
(endständig **und** terminal)

Mikrokonidien sehr selten

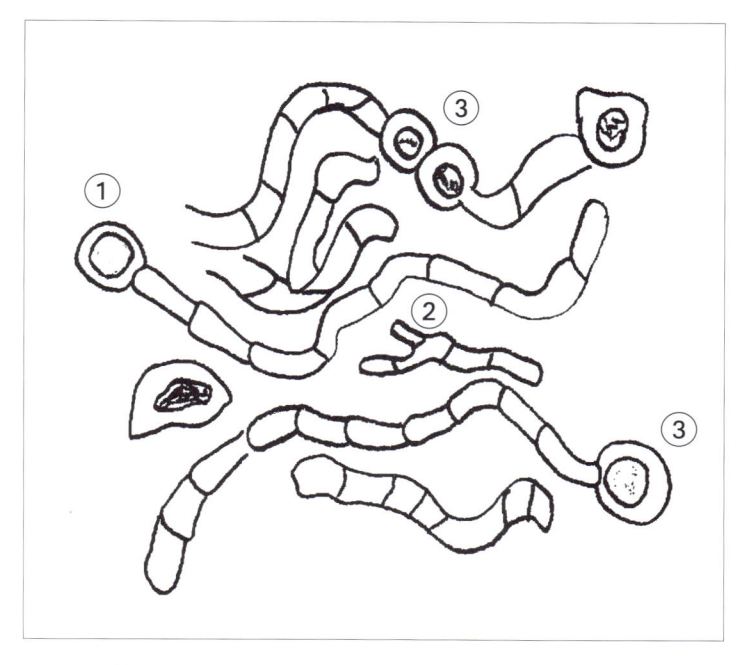

Das sollten Sie unter dem Mikroskop sehen!

Verbreitung und Ansteckung

Weltweit anzutreffen mit charakteristischer Zyklizität. Einst als "Mittelmeerpilz" in Südeuropa, später in Lateinamerika beheimatet.

Heute gilt der streng anthropophile Pilz als "T. rubrum Afrikas". Er ist in Mitteleuropa wieder zu einem Einwanderungspilz avanciert (Holland, England, Deutschland).

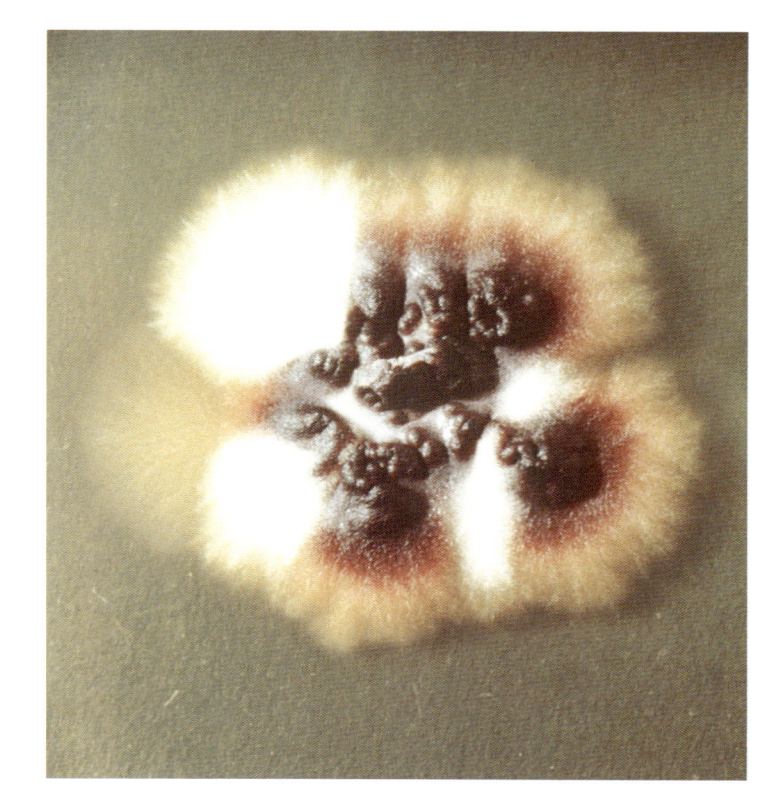

Abb. 82: Einzelkolonie von T. violaceum mit typischer Pigmentierung.

Trichophyton concentricum

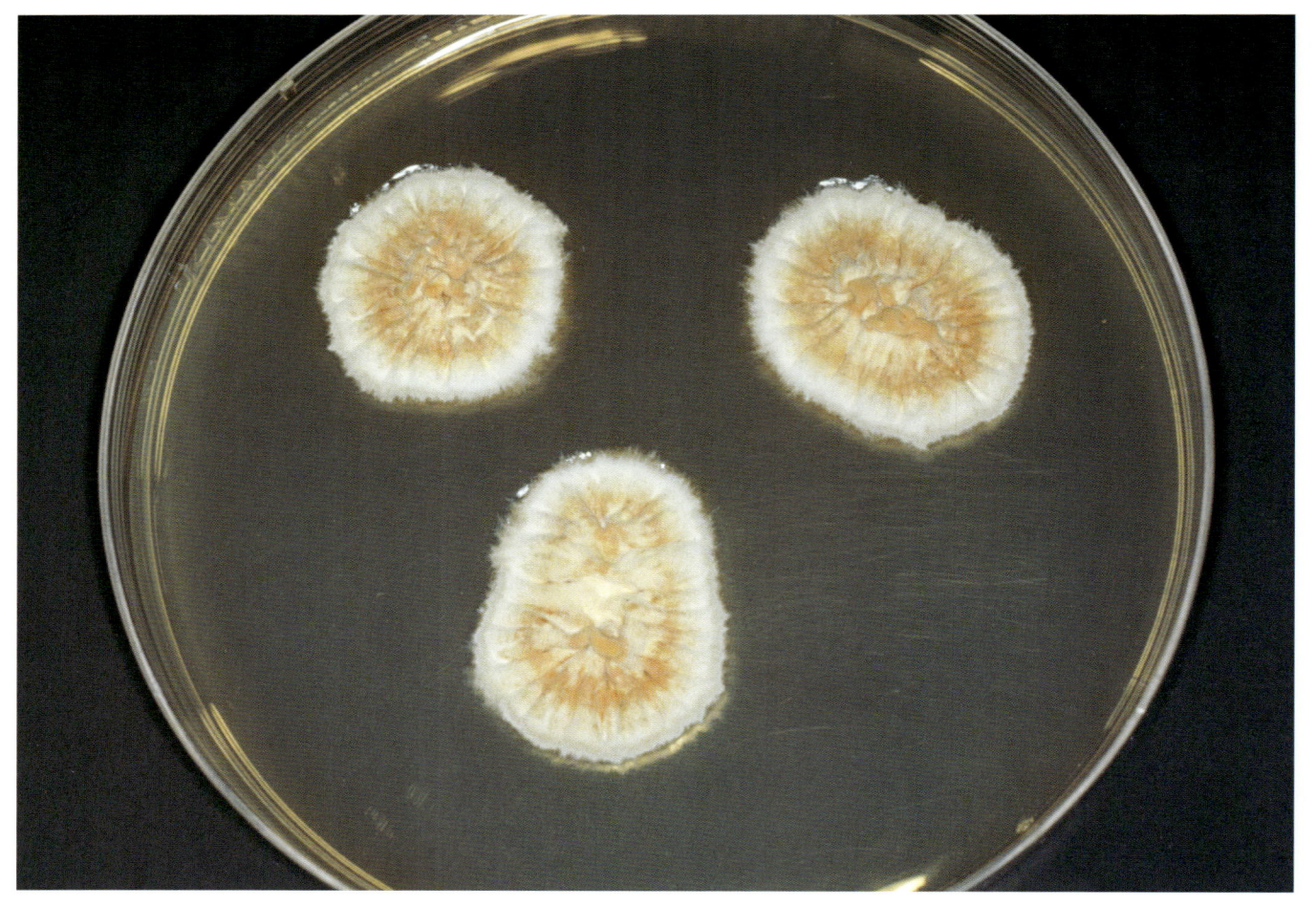

Abb. 83: Kultur von T. concentricum.

Kultur

- langsames Wachstum
- glatte, unregelmäßig gefurchte, gelb bis bernsteinfarbene Kolonieoberfläche
- Rückseite gelblich braun

Trichophyton concentricum

Mikroskopische Charakteristika

Junge Hyphen (1), schmal und spitz zulaufend

Mikrokonidien sehr selten

Chlamydosporen oft in Ketten angeordnet

singulär liegende Chlamydosporen keimen rasch aus (2)

terminale Hyphenschwellungen

Makrokonidien äußerst selten (3)

dichotome Verzweigungen möglich (4)

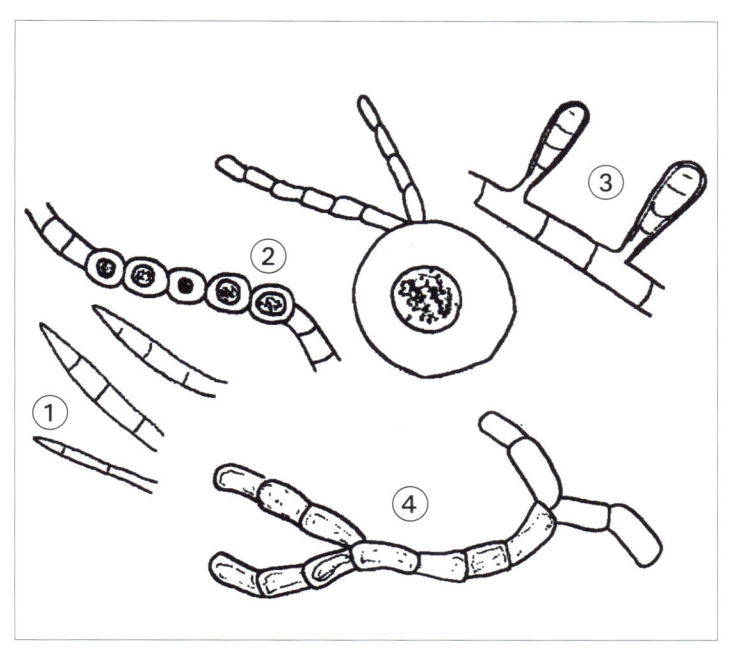

Das sollten Sie unter dem Mikroskop sehen!

Verbreitung und Ansteckung

Beheimatet in Südostasien, Zentralamerika und auf den Inseln des Pazifischen Ozeans.

Die Erkrankung tritt gegenwärtig fast nur unter farbigen Menschenrassen als chronische Tinea imbricata in Erscheinung.

Durch den sich ausbreitenden Urlaubstourismus kann eine Ansteckungsgefahr auch für Weiße gegeben sein.

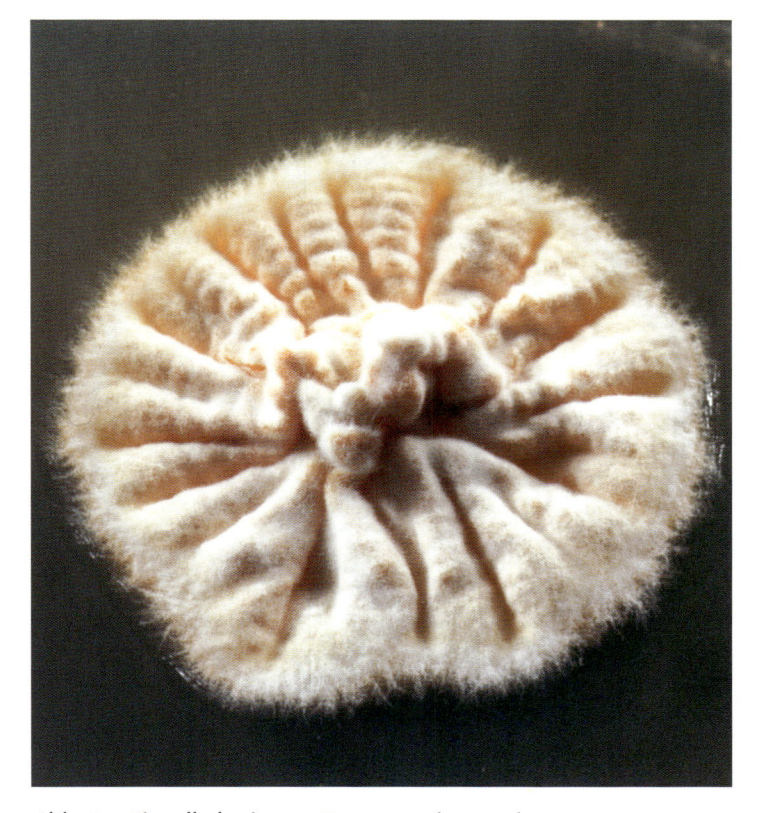

Abb. 84: Einzelkolonie von T. concentricum mit typischer honigbrauner Pigmentierung.

9.3.3 Seltene Dermatophytenarten

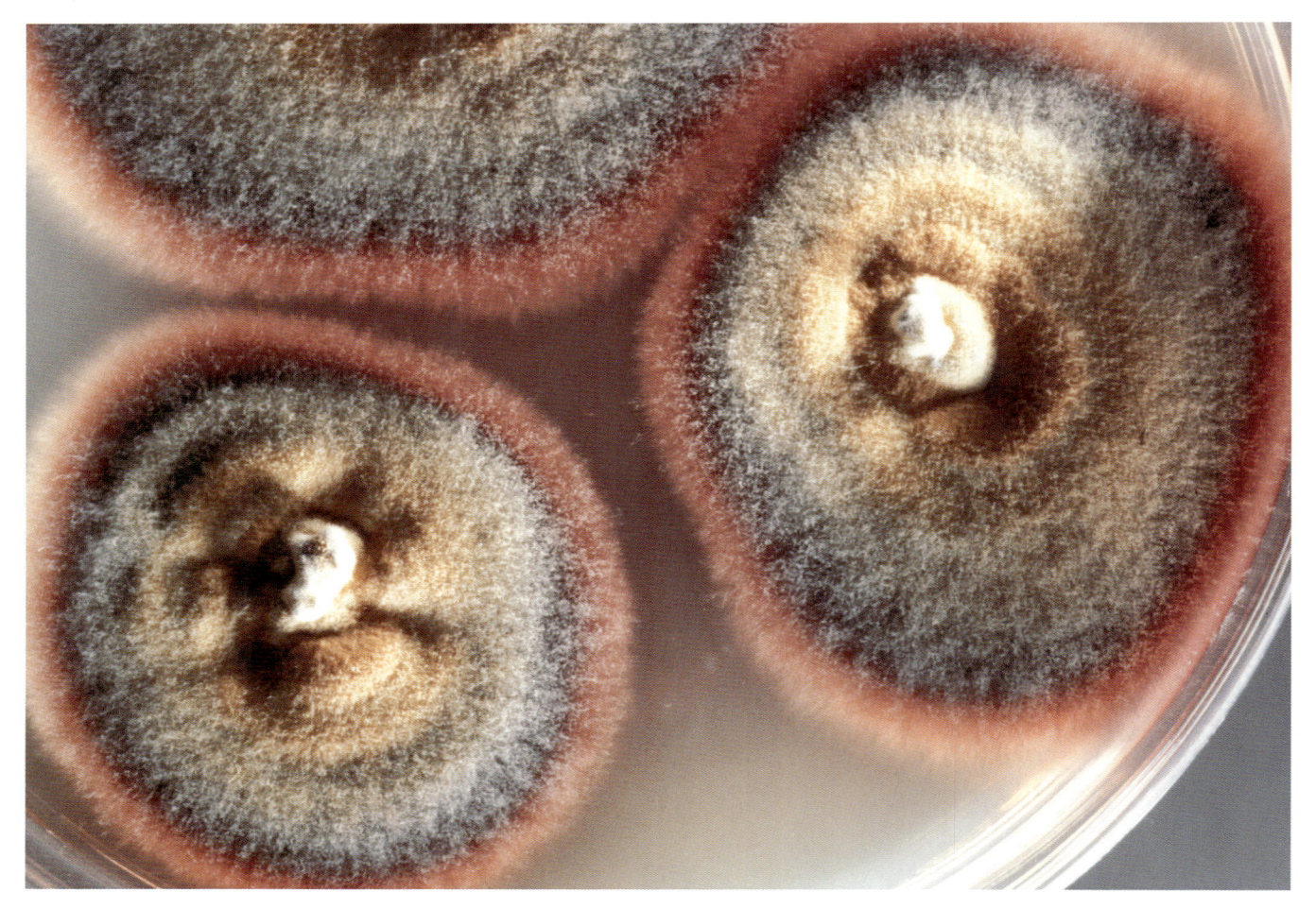

Abb. 85: Kultur von T. ajelloi.

Trichophyton ajelloi

Kultur

- schnelles Wachstum
- sandig-samtene Kolonieoberfläche mit purpurrotem Randsaum
- Rückseite schwarz werdend
- Diffusion des Pigments in den Nährboden

Trichophyton ajelloi

Mikroskopische Charakteristika

Zahlreiche, zylindrische Makrokonidien mit dicken Zellwänden (1)

Mikrokonidien unterschiedlich häufig, zumeist oval (2)

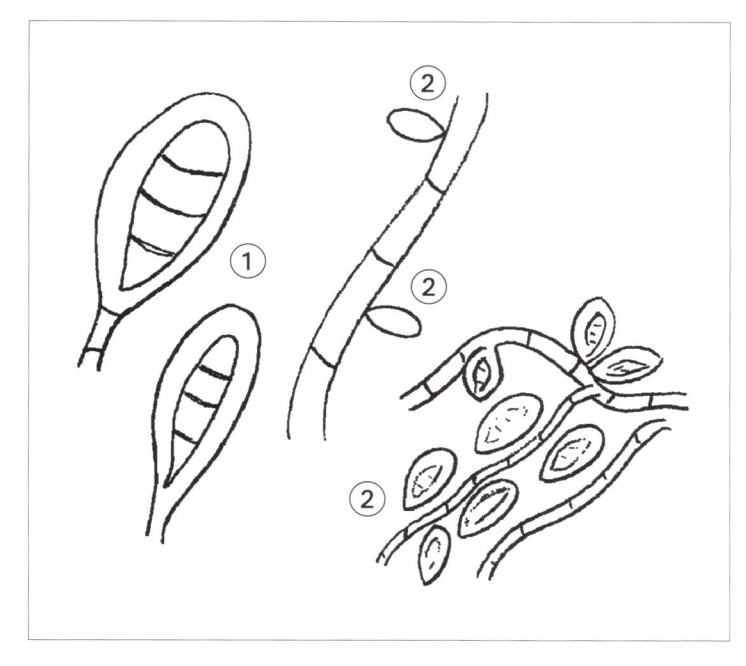

Das sollten Sie unter dem Mikroskop sehen!

Verbreitung und Ansteckung

Ein weltweit verbreiteter geophiler Dermatophyt. Infektionen beim Mensch sind eher selten.

In Kulturen aus Materialien der Fußsohlen und Zehenzwischenräume vorkommend, daher differentialdiagnostisch relevant.

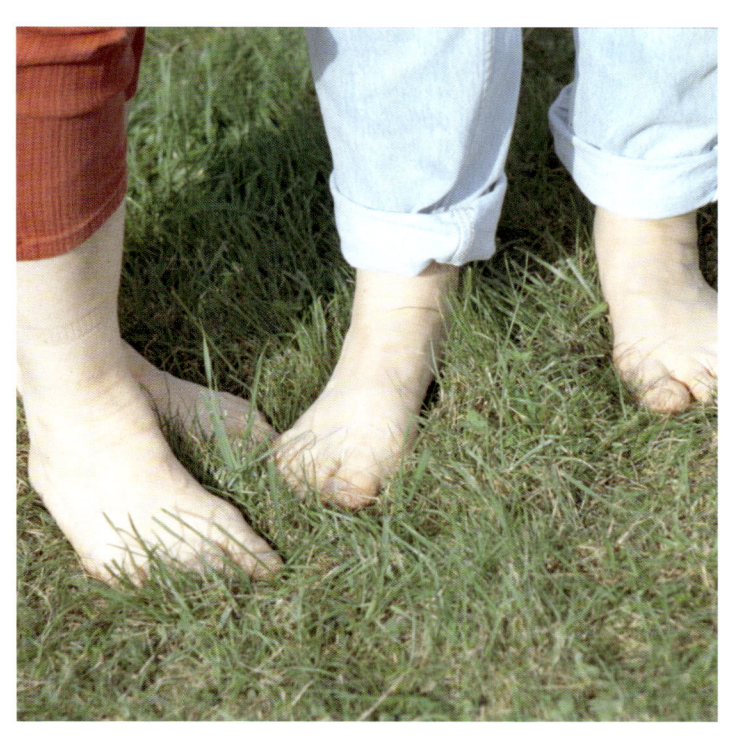

Abb. 86: Der als Saphrophyt bei Mensch und Tier vorkommende geophile Pilz T. ajelloi kann beim Barfußgehen aufgesammelt werden. Pathogene Bedeutung erlangt er jedoch selten.

Trichophyton soudanense

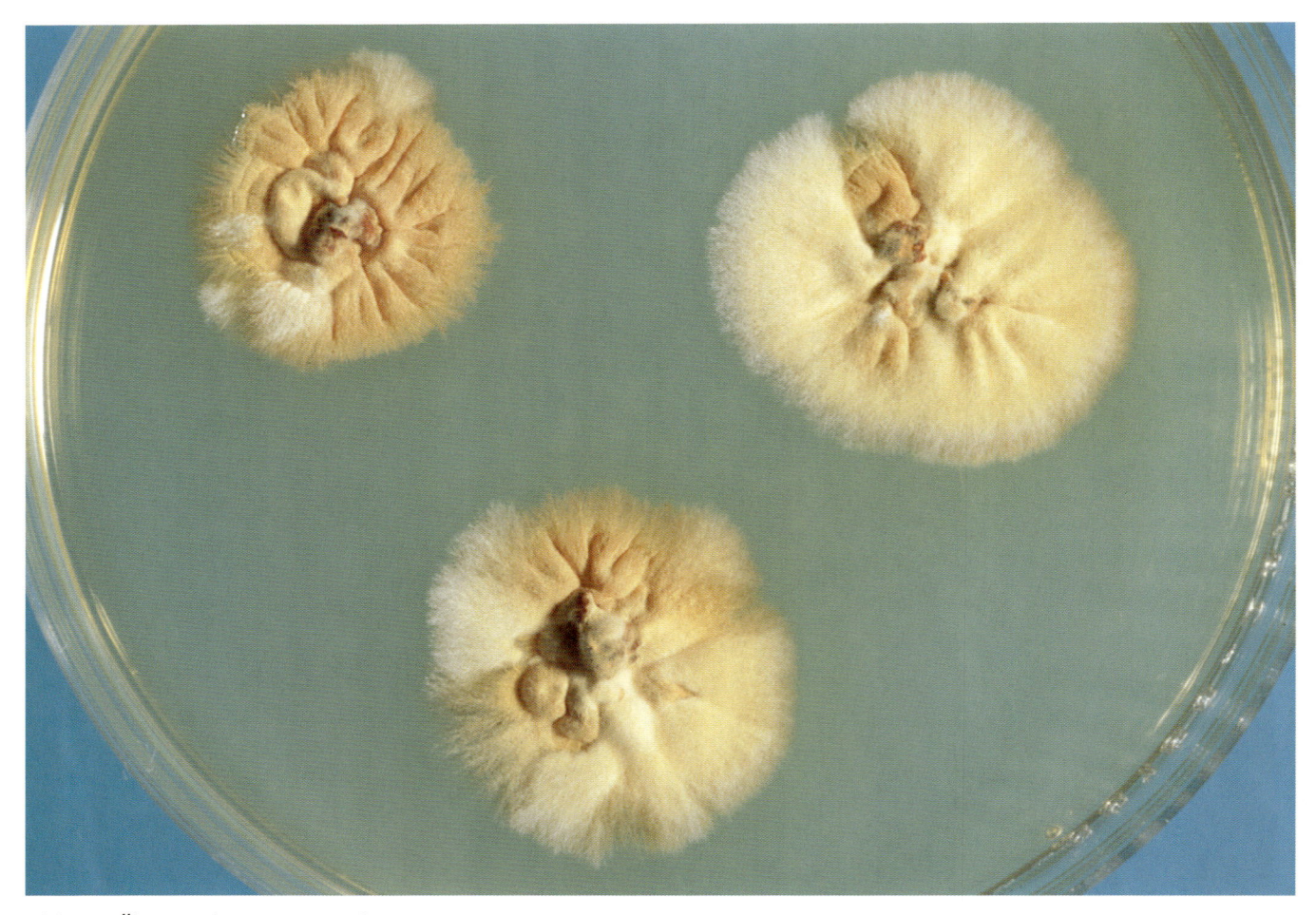

Abb. 87: Ältere Kultur von T. soudanense.

Kultur

- langsames Wachstum
- typische flache, aprikosenfarbene Kolonien mit strahligem Randsaum
- Rückseite gelb bis karottenrot

Trichophyton soudanense

Mikroskopische Charakteristika

Verzweigte Hyphen, die sehr eng septiert sind

häufiger Zerfall in Arthrosporen (1)

keine Makrokonidien

selten Mikrokonidien (2)

Kardinalmerkmal:
vorwärts und rückwärts wachsende Seitenhyphen (3)
(crossing-over-Phänomen)

häufig Chlamydosporenketten (4)

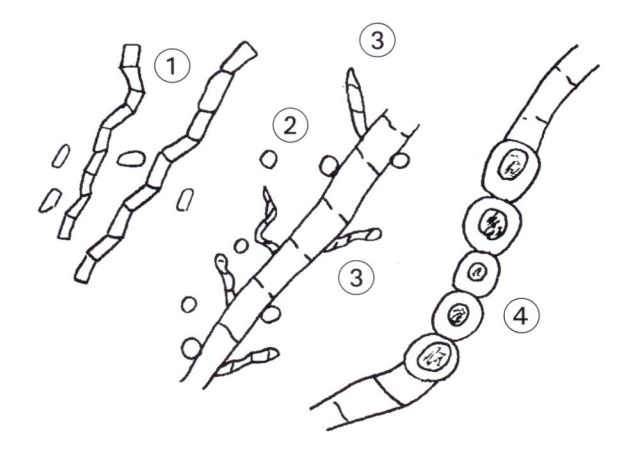

Das sollten Sie unter dem Mikroskop sehen!

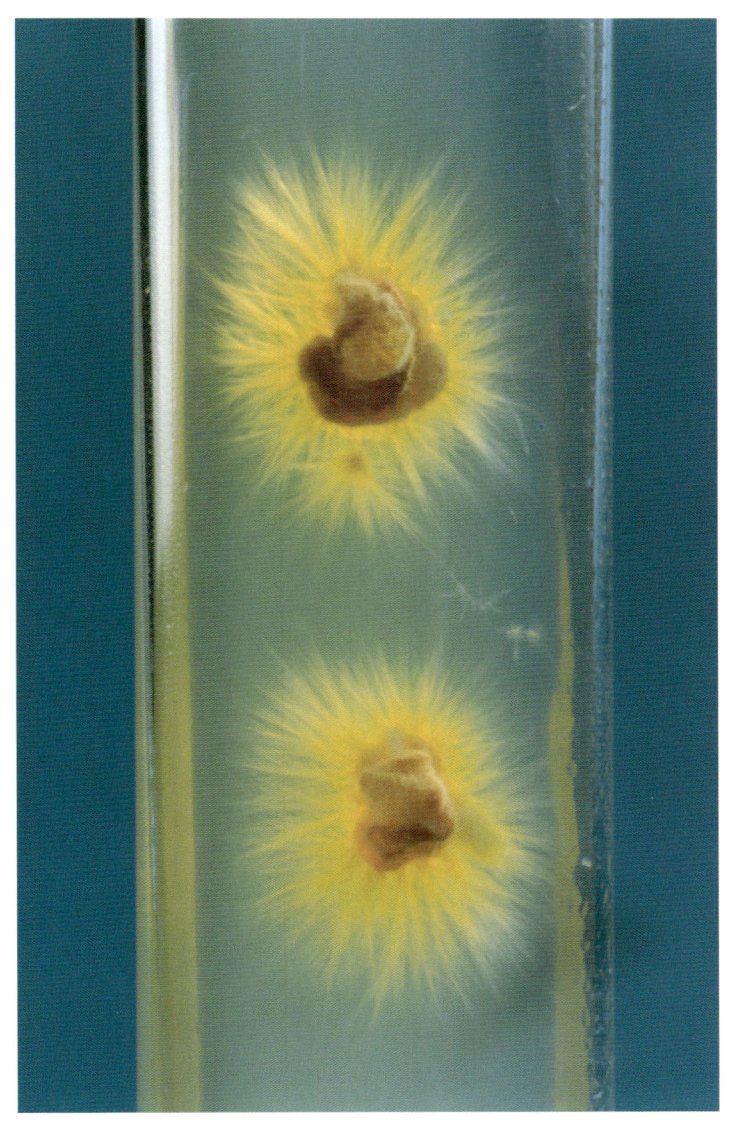

Abb. 88: Frische Kultur von T. soudanense in einem Schrägagar-Röhrchen.

Verbreitung und Ansteckung

Weltweit anzutreffen. In Europa inzwischen häufig als Einwanderungspilz vorkommend. Das einstige Dogma über seine Verbreitung "10° nördlich bzw. südlich des Äquators" ist aufgehoben.

Streng anthropophil.

Trichophyton equinum

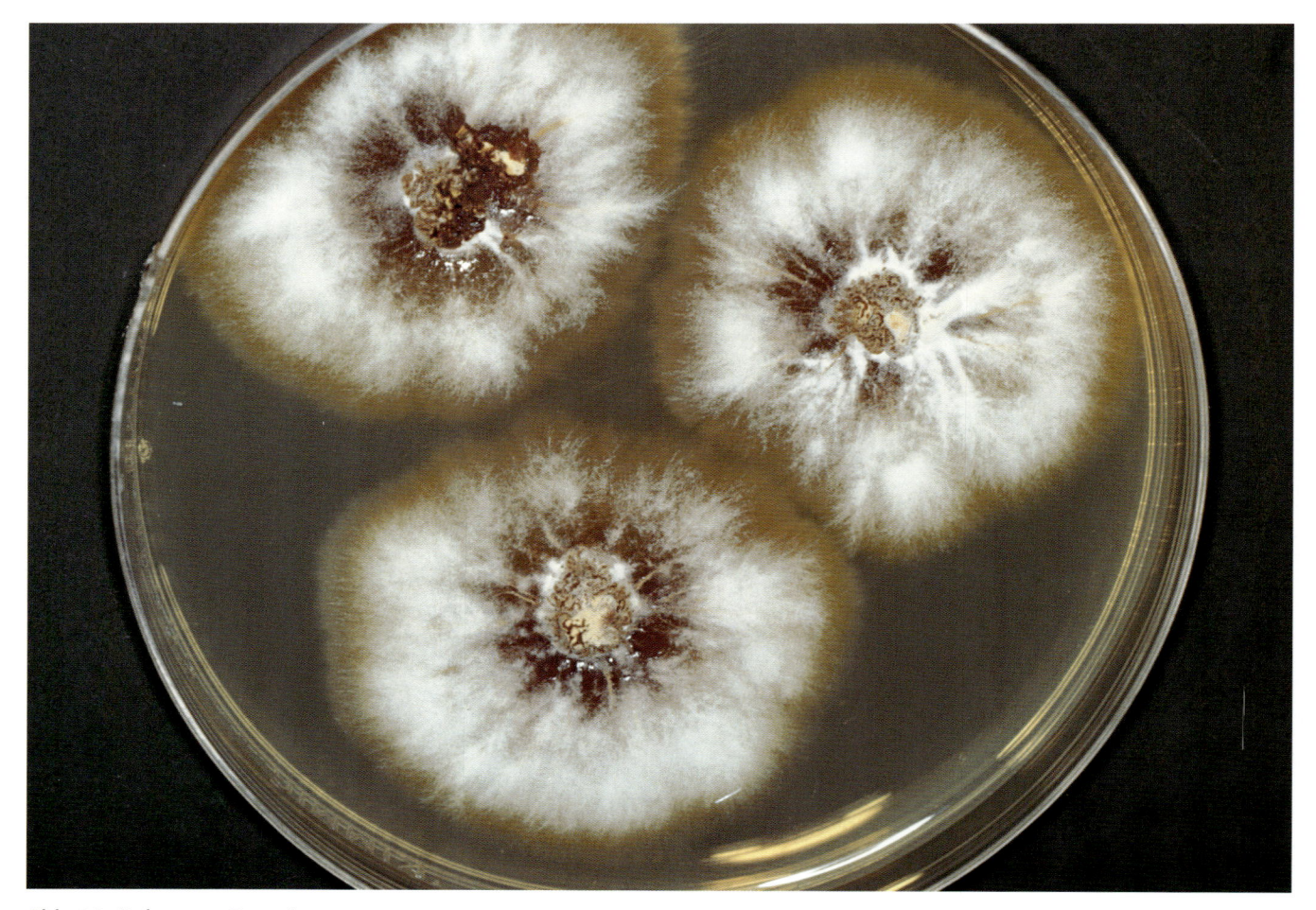

Abb. 89: Kultur von T. equinum.

Kultur

- rasch wachsend
- flach wirkende Kolonie
- wattiges Luftmyzel
- mit zunehmendem Koloniealter klare Fältelung zu erkennen
- Kolonie eher weißlich, zum Rand hin gelbstichig
- Rückseite kräftig gelblich braun

Trichophyton equinum

Mikroskopische Charakteristika

Mikrokonidien in der ausgezogenen (1) Tropfenform

Makrokonidien (2) sehr selten, wenn vorhanden, dann dünn und länglich (kaum breiter als Hyphenbruchstücke)

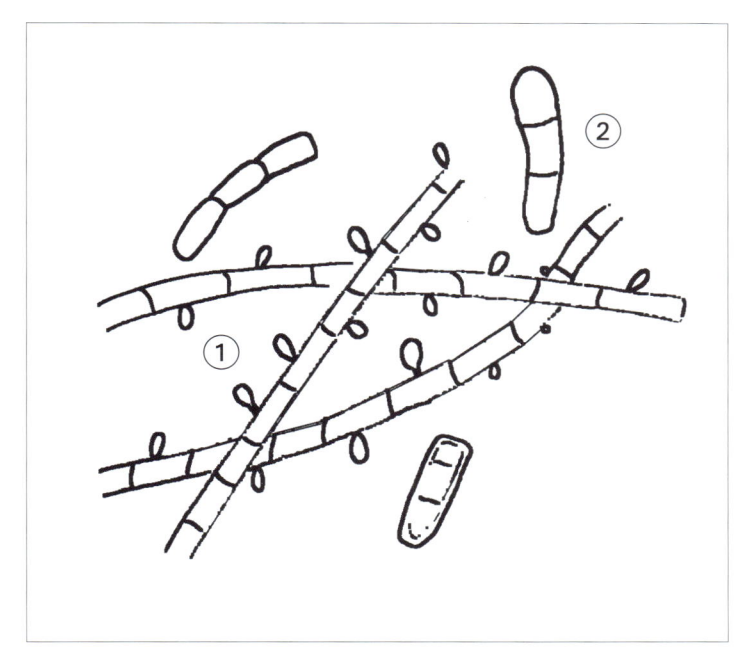

Das sollten Sie unter dem Mikroskop sehen!

Verbreitung und Ansteckung

Grundsätzlich ubiquitär, aber weltweit selten. In Deutschland sind nur sehr wenige Erkrankungsfälle beim Menschen bekannt.

Zoophil, häufig bei Pferden in der Sattellage und im Hals-/Kopfbereich.

Abb. 90: Potentielle Infektionsquelle ist das Pferd.

Microsporum audouinii

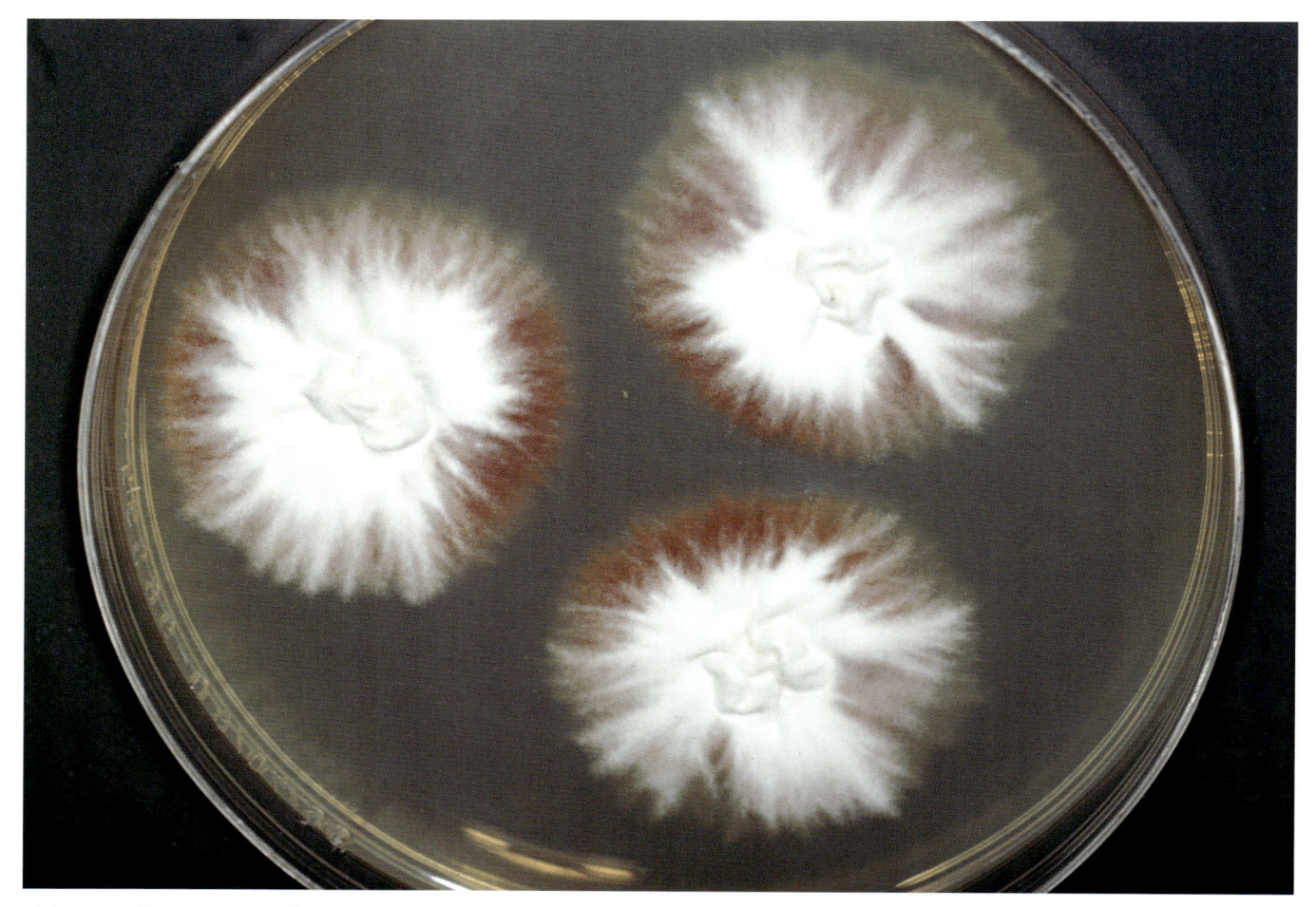

Abb. 91: Kultur von M. audouinii.

Kultur

- nur langsames Wachstum auf Standardnährboden
- Kolonieoberfläche matt – samtartig
- leicht braun – gelbliche Farbgebung
- am Rand unscharfe Konturierung
- Rückseite leicht rosa bis orange – braun

Microsporum audouinii

Mikroskopische Charakteristika

Mikrokonidien kommen nur selten vor birnenförmig, einkammerig

Makrokonidien (1) relativ selten

durch Zusatz von Hefeextrakt Stimulierung der Makrokonidienbildung, dann 7-9 Kammern aufweisend

eigentliche Spindelform, jedoch nicht klar ausgeprägt, sondern eher eingefallen aussehend, unregelmäßig geformt und dickwandig, mit Protuberanzen (2) besetzt

zahlreiche terminale Chlamydosporen (3)

"Kammhyphen" (4)

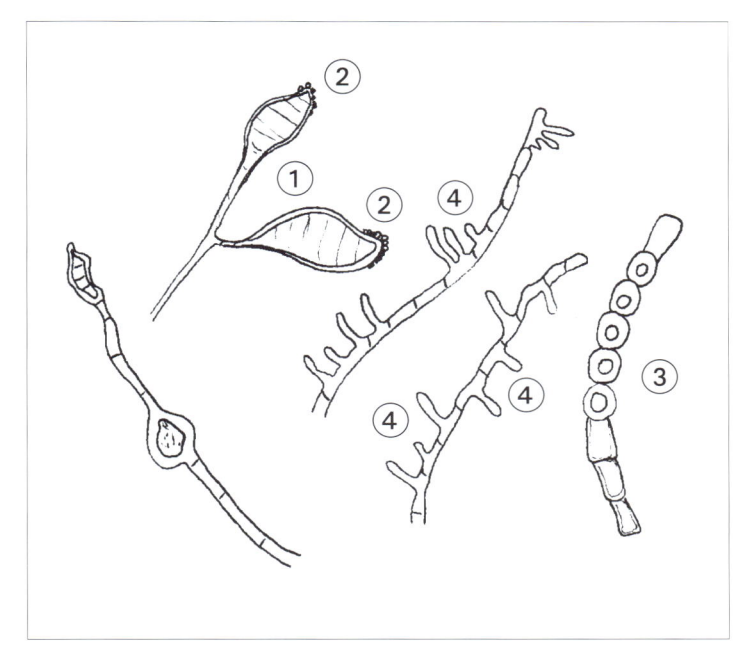

Das sollten Sie unter dem Mikroskop sehen!

Verbreitung und Ansteckung

M. audouinii hat als "Verunstalter der Kinderköpfe" bzw. Erreger der "Waisenhauskrankheit" weltweit an Bedeutung verloren.

Im Osten und Westen Zentralafrikas, insbesondere in ländlichen Gebieten aber häufigster Dermatophyt vor T. violaceum und T. soudanense.

In Europa ist M. audouinii weitgehend zurückgedrängt.

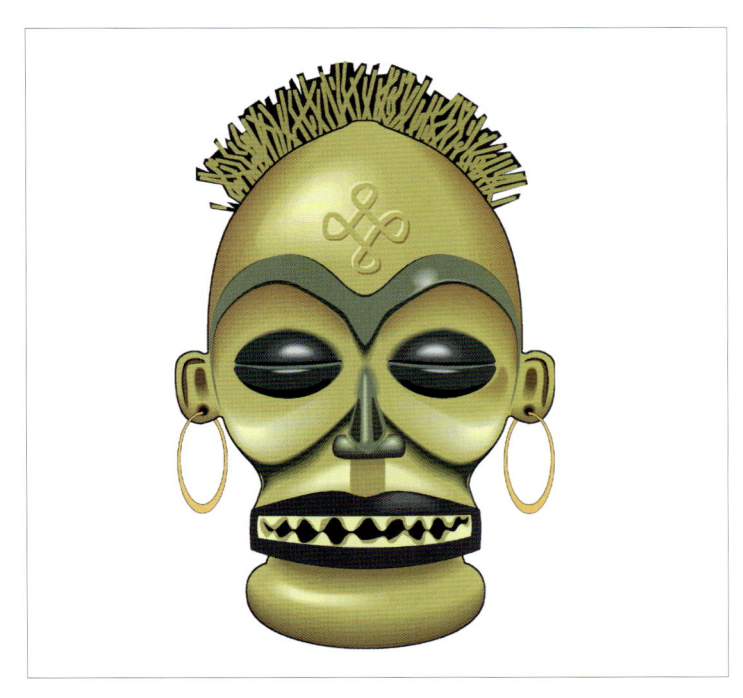

Abb. 90: M. audouinii wurde weitgehend nach Afrika zurückgedrängt.

Trichophyton gallinae

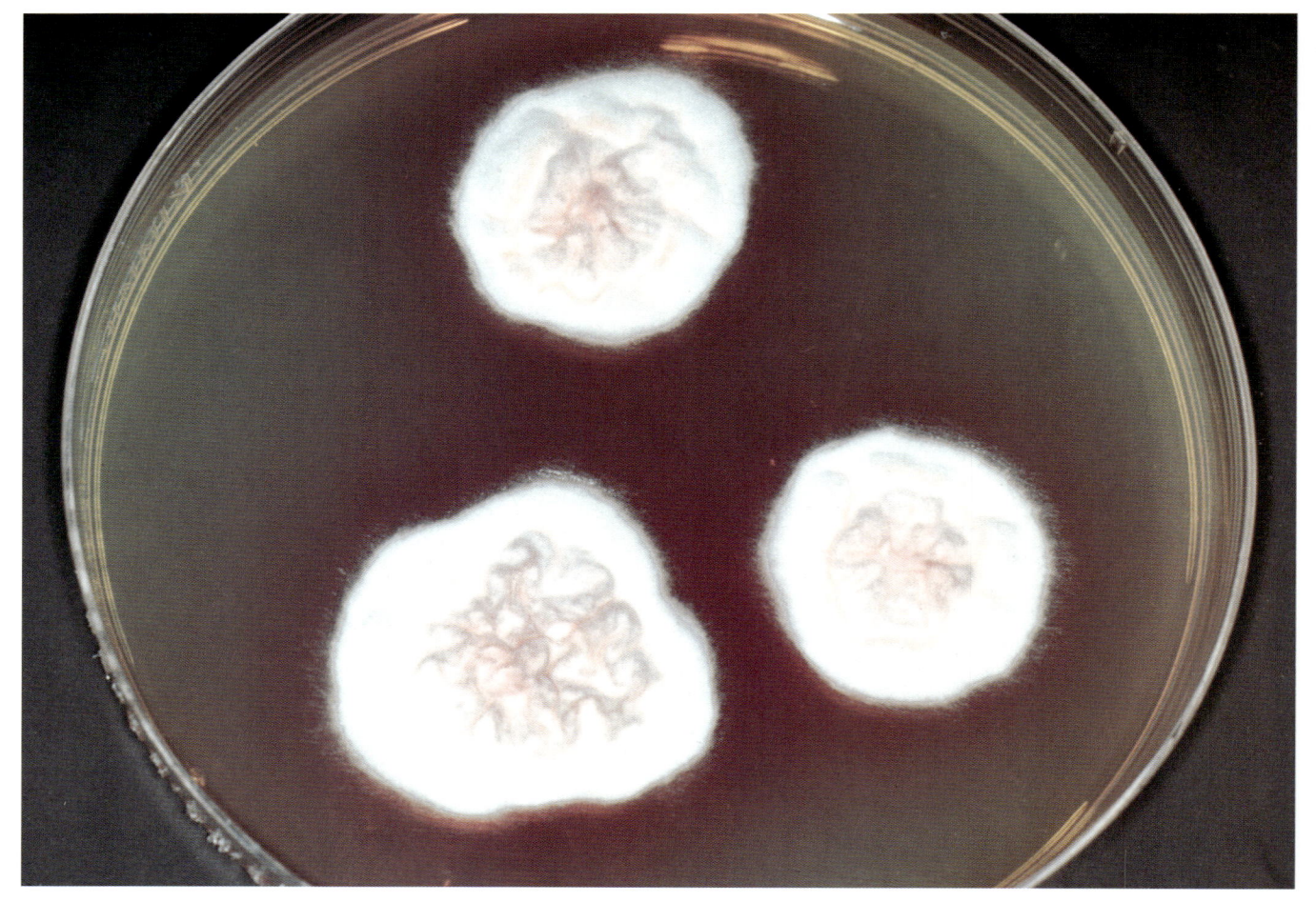

Abb. 93: Kultur von Trichophyton gallinae.

Kultur

- mittleres Wachstum

- submerser, unregelmäßig gestalteter Rand; stark gefältete Kultur mit flaumiger Oberfläche, weiß

- im Zentrum ist der Thallus leicht erhaben

- Rückseite der Kolonie typischerweise erdbeerrot, gelbrotes diffusibles Pigment

Trichophyton gallinae

Mikroskopische Charakteristika

Sehr wenig Makrokonidien (1)

glattwandig, zigarrenförmig, leicht gebogen mit bis zu 5 Kammern (2)

wegen Protuberanzen (3) am distalen Abschnitt Einordnung in Gattungen Trichophyton oder Microsporum strittig

Chlamydosporen möglich

Mikrokonidien in Ährenform (4)

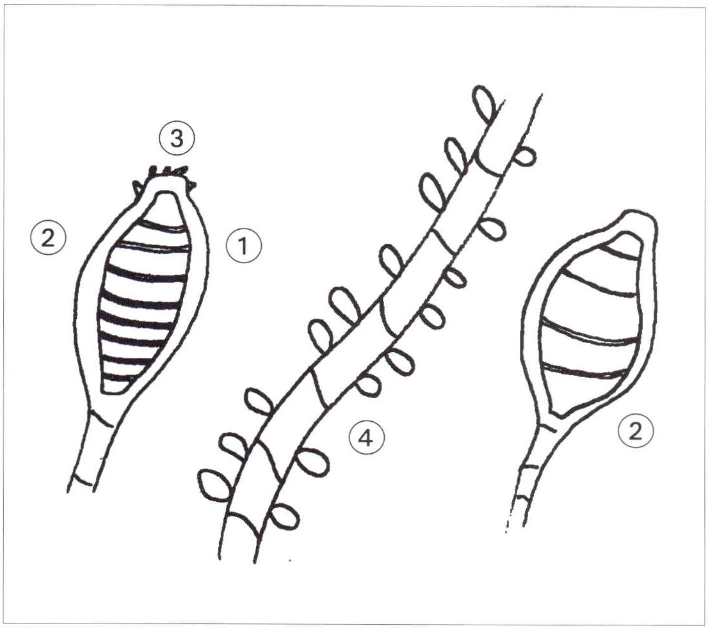

Das sollten Sie unter dem Mikroskop sehen!

Verbreitung und Ansteckung

Ubiquitär verbreitet, aber weltweit selten. Als Erreger zoophilen Ursprungs wäre der Pilz wie alle anderen Vertreter dieser biologischen Zuordnung ganz speziell für den Menschen hochkontagös und sehr virulent.

Ein Befall des Menschen ist jedoch sehr selten.

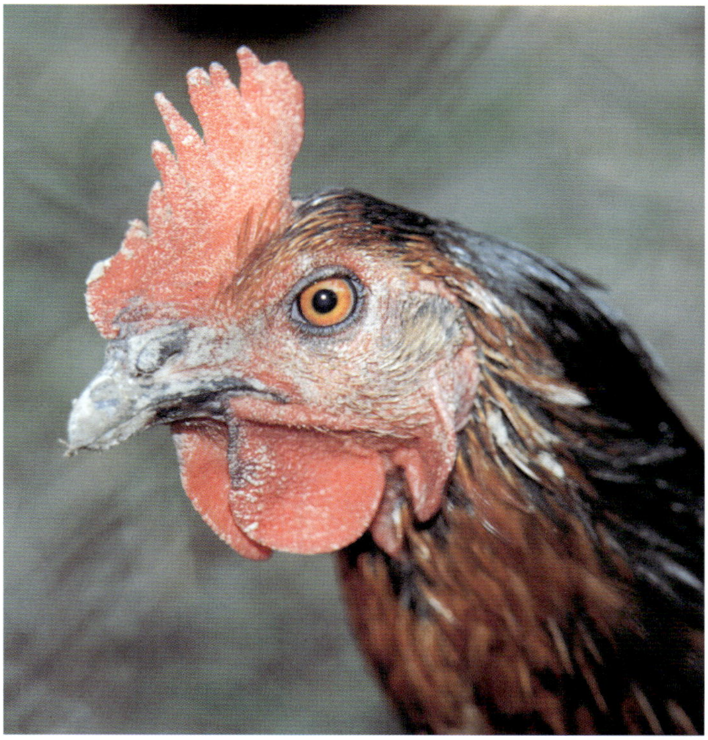

Abb. 94: Der Erreger des "Hühnerfavus" wird gelegentlich auf Geflügelfarmen angetroffen.

9.4 Artcharakteristika ausgewählter Hefearten

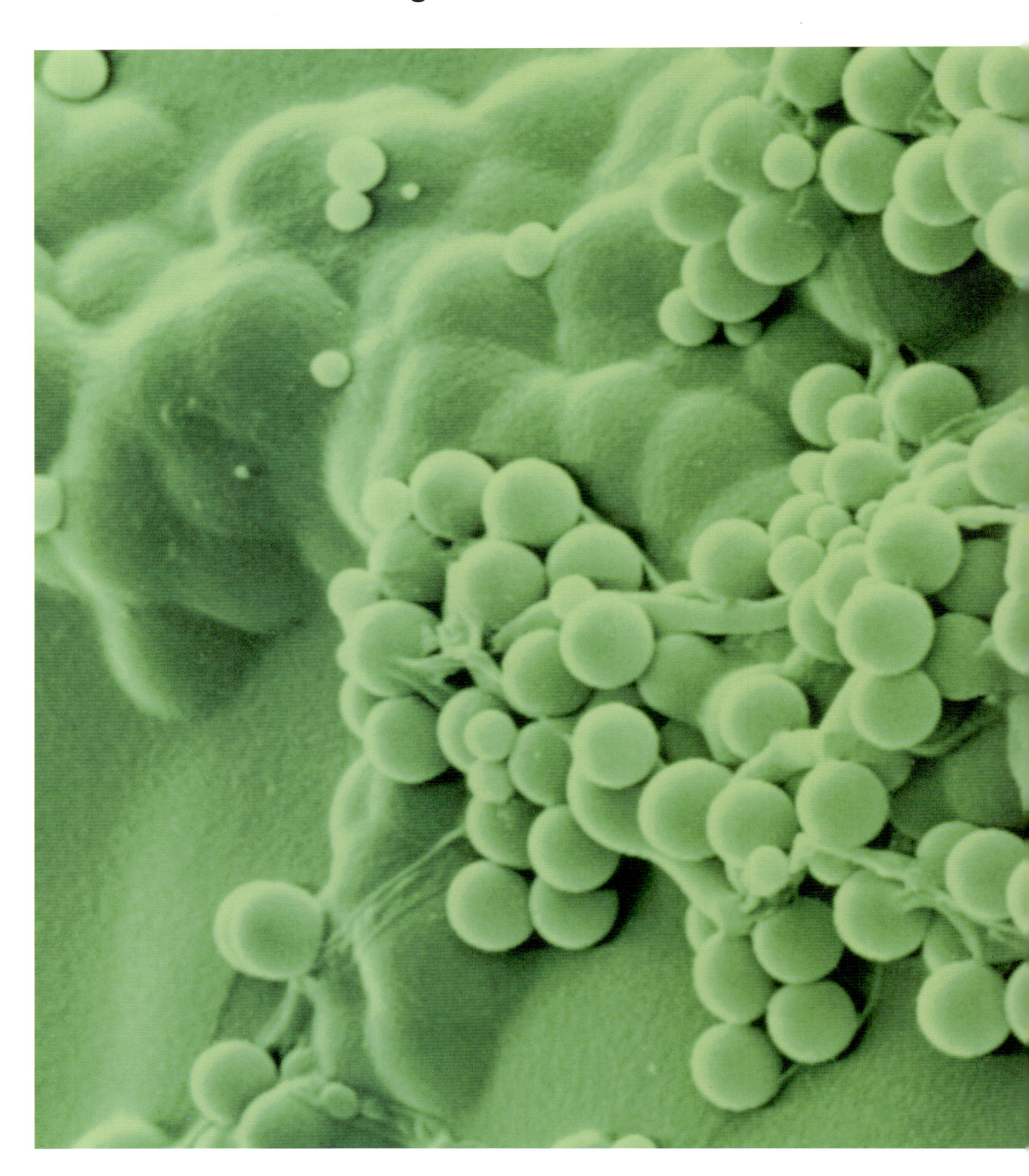

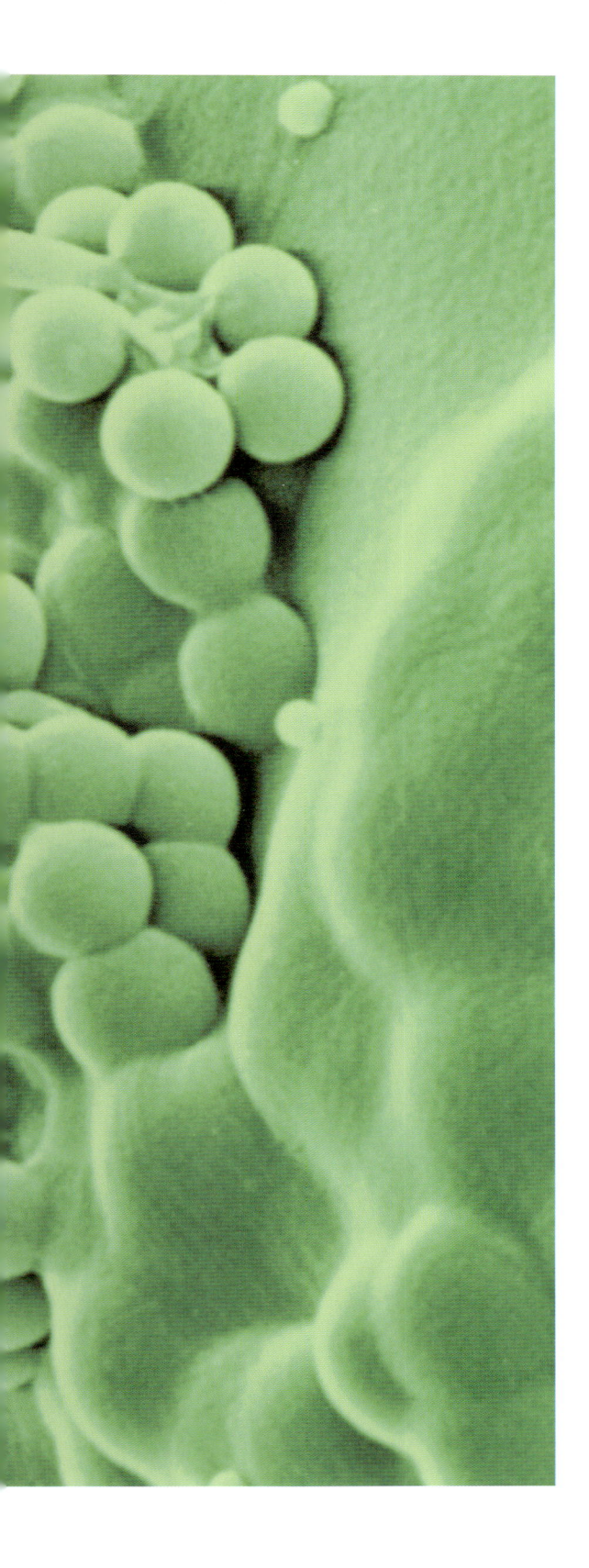

Malassezia furfur
Candida albicans
Candida parapsilosis
Candida guilliermondii
Candida glabrata
Candida krusei
Candida tropicalis

Abb. 95: Elektronenmikroskopische Aufnahme von Candida albicans auf Reis-Agar.

Identifizierung humanpathogener Hefen

Wie bei den Dermatophyten ist es erforderlich, die humanpathogenen Hefen auf Speziesniveau zu identifizieren.

Der wesentliche Grund dafür besteht in unterschiedlichen natürlichen Empfindlichkeiten der wichtigsten Candida-Arten gegenüber den Systemantimykotika Fluconazol und Itraconazol.

Die bedeutendsten Spezies im mykologischen Alltag sind

Malassezia furfur,
Candida albicans,
Candida parapsilosis
Candida guilliermondii und
Candida tropicalis

bei Dermatosen der freien Haut sowie

Candida albicans,
Candida glabrata,
Candida krusei und
Candida tropicalis

bei Schleimhaut- und vaginalen Kandidosen.

Candida glabrata ist gegenüber Fluconazol und Itraconazol mäßig empfindlich und therapeutisch nur über eine adäquate Dosisanpassung erfaßbar.

Candida krusei verfügt über eine natürliche Resistenz gegenüber Fluconazol, während *Candida guilliermondii* häufig Parallelresistenz bezüglich beider Präparate aufweist.

Alle anderen genannten Spezies gelten als primär gut empfindlich. Sekundäre Unempfindlichkeiten im Sinne einer erworbenen Resistenz werden selten beobachtet.

Die Häufigkeit des Auftretens der einzelnen Arten ist in den Tabellen 1 und 2 dargestellt.

Die bei Fluconazoltherapie problematischen Spezies *C. glabrata* und *C. krusei* haben demnach als Erreger von Dermatomykosen keine Bedeutung.

Auffällig sind die erheblich voneinander abweichenden Erregerspektren zwischen akuter und chronisch rezidivierender Vaginalkandidose.

Für die Therapie dieser Erkrankungen ist der genaue Erregernachweis deshalb von entscheidender Bedeutung.

Ein weiteres Motiv für die exakte mykologische Diagnostik ist die notwendige Unterscheidung zwischen pathopotenten und apathogenen Arten *(Candida kefyr, Saccharomyces cerevisiae, Rhodotorula rubra, Geotrichum candidum)*.

Bei der Diagnostik von Hefepilzinfektionen der Haut und Schleimhäute hat sich ebenfalls die Kombination von Mikroskopie und kultureller Untersuchung bewährt.

Hefe-Spektrum bei Verdacht auf Dermatomykose
(543 Erregernachweise 1996/97, Anzahl der Pilzisolate insgesamt: 1735 Stämme)

Spezies	Anzahl der Stämme	Anteil in %	gesamt
Candida albicans	135	24,9	7,8
Candida parapsilosis	130	23,9	7,5
Malassezia furfur	75	13,8	4,3
Candida guilliermondii	61	11,2	3,5
Trichosporon cutaneum	57	10,5	3,3
andere wie Candida famata Candida lipolytica Candida zeylanoides Candida tropicalis Candida pelliculosa	85	15,7	4,9

Tabelle 1

Candidaspektrum bei vaginaler Kandidose.
(n = 464 Erregernachweise bei akuter Infektion;
n = 138 Erregernachweise bei chronisch rezidivierender Form)

Spezies	Verlaufsform der vaginalen Kandidose	
	akut	chron. rezidivierend
Candida albicans	94,2%	49,3%
Candida glabrata	4,1%	29,0%
Candida krusei	0,9%	10,9%
Candida tropicalis	0,4%	2,9%
andere	0,4%	7,8%

Tabelle 2

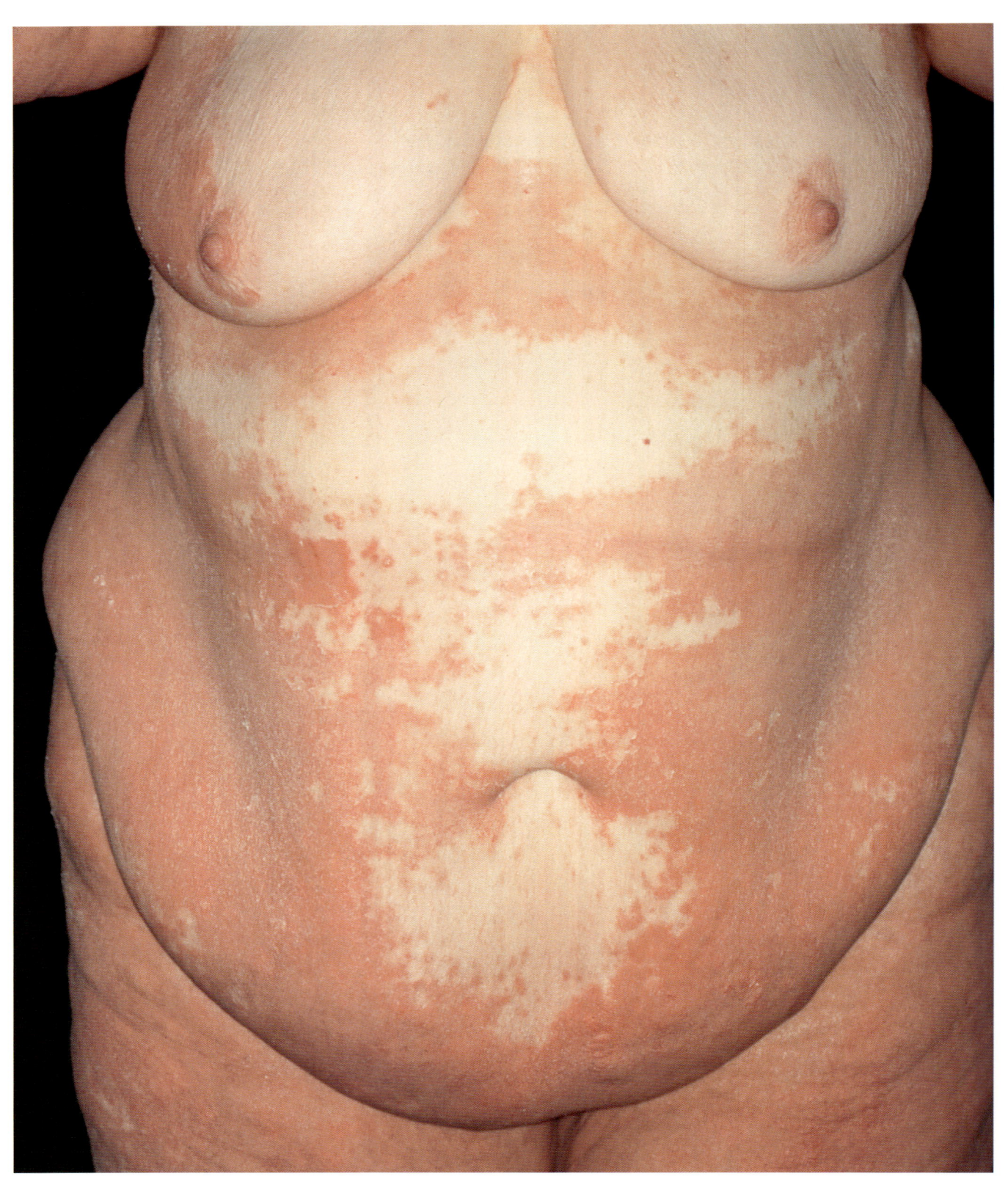

Abb. 96: Ekzematisierte Kandidose der Haut durch C. albicans.

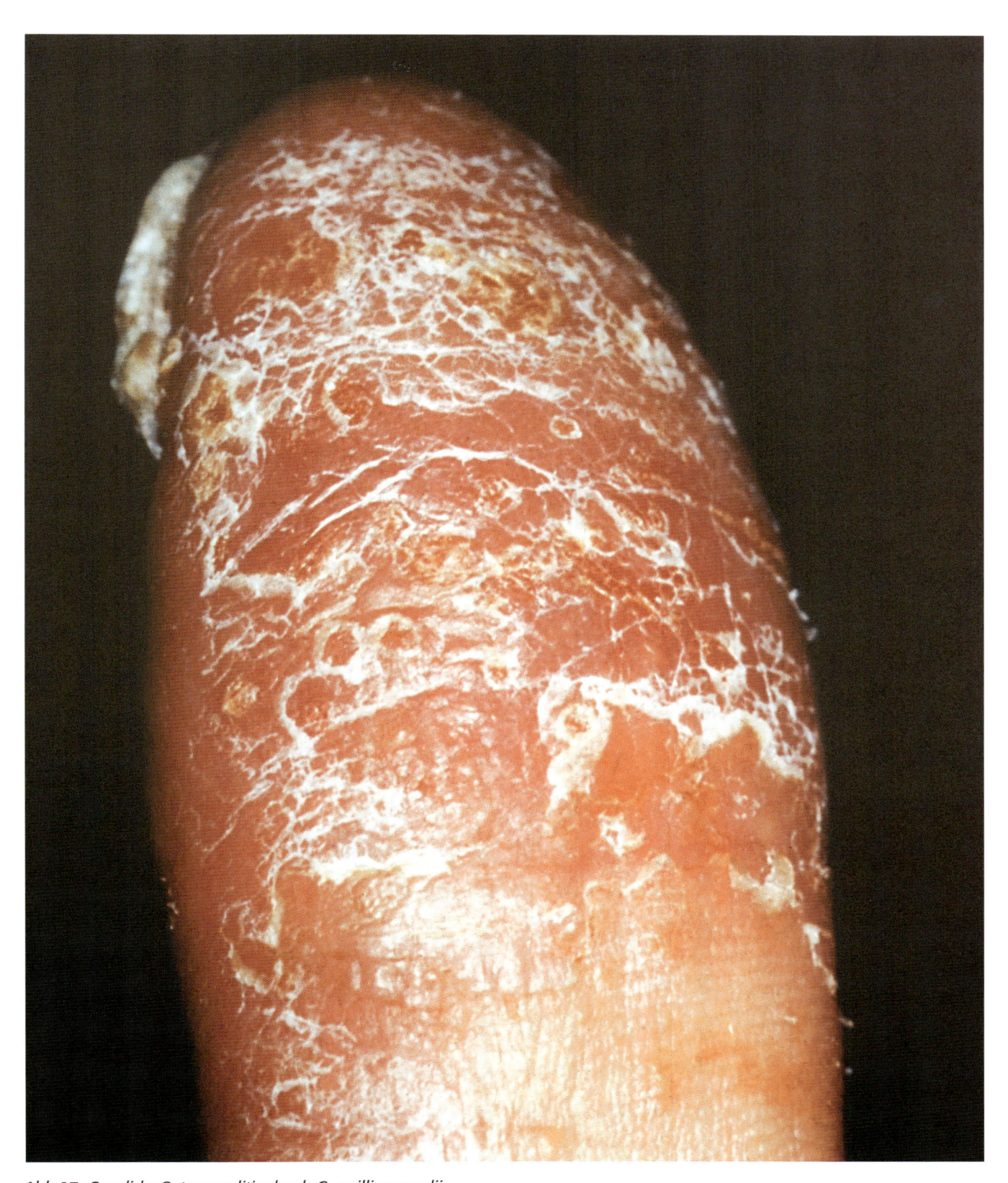

Abb.97: Candida-Osteomyelitis durch C. guilliermondii.

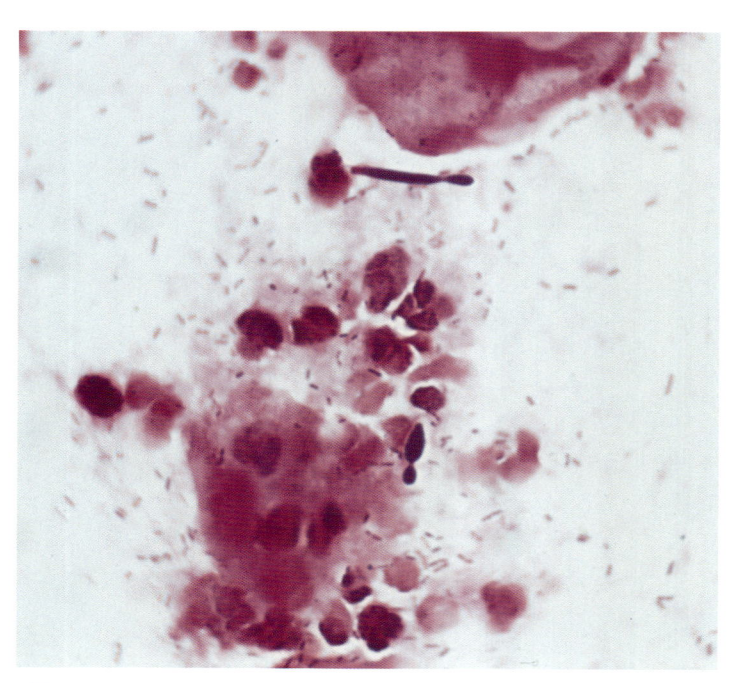

Abb. 98a

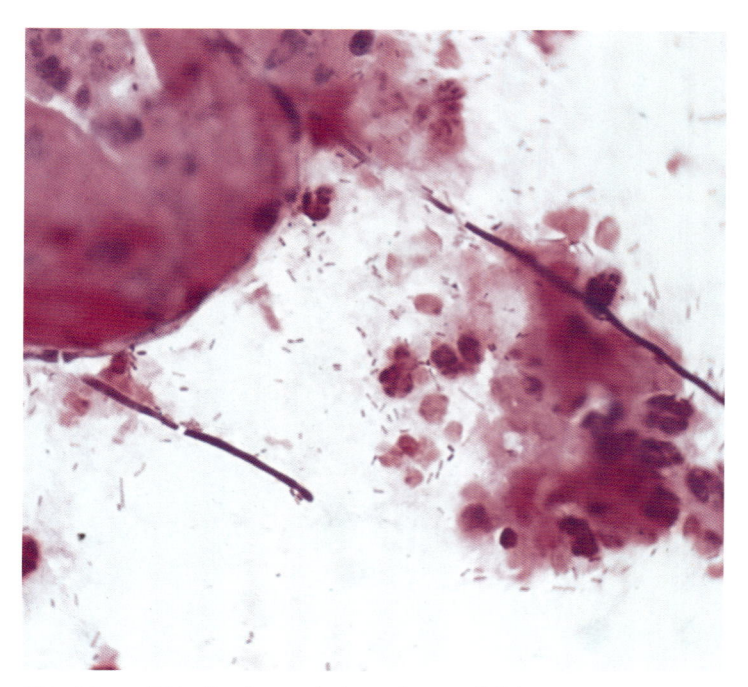

Abb. 98a + 98b: Beginnende Pseudomyzelbildung von C. albicans im Vaginalsekret (Gramfärbung).

Materialentnahme

Technik:

Material ohne vorherige Desinfektion mittels Öse, Tupfer bzw. Spekulum auf a) Objektträger und b) Pilznährboden überführen. Die kulturelle Probe fraktioniert ausstreichen. Auch bakteriologische Abstriche können auf diese Weise verarbeitet werden.

Mikroskopie

Technik:

Einige Tropfen Untersuchungsmaterial mit Deckglas abdecken, Hautschuppen mit KOH-Lösung versetzen und ungefärbt bei mittlerer Vergrößerung (40iger Objektiv) nach

a) Pilzmyzel und

b) Sproßzellen fahnden

(bei Methylenblauzusatz 30s Färbedauer).

Bewertung:

Die Empfindlichkeit der Methode ist geringer als gegenüber Dermatophyten. Ausnahmen sind C. albicans mit einer Trefferquote von etwa 50%, insbesondere dann, wenn Pseudomyzel vorliegen (Abb. 98a+b) und Malassezia fufur, wo der mikroskopische Befund (haufenförmig gelagerte Rundzellen, umgeben von kurzen Hyphen, beweisend ist und auf das Anlegen einer Kultur verzichtet werden kann. C. glabrata ist gegenüber den klassischen Candida-Arten weder im Gewebe noch auf Reisagar imstande, Pseudomyzel auszubilden. Generell ist bei allen Candida-Spezies auch die Hefezell-Form als pathopotent einzustufen. Das steht im Widerspruch zu früheren Ansichten, wonach die Mikroskopie von Pseudomyzel als pathognomonisch, der alleinige Hefezellnachweis als Besiedlung galt.

Im mikroskopischen Präparat ist nicht klar erkennbar, ob es sich um pathogene Candida-Arten oder Besiedelungskeime wie C. kefyr, Saccharomyces cerevisiae, Rhodotorula rubra oder Geotrichum candidum handelt. Daher ist es ratsam, in jedem Fall eine Kultur anzulegen.

Kultur

Die Identifizierungsmöglichkeiten reichen von der Primäranzucht auf Selektivnährböden, über die Subkultivierung mit anschließender Mikroskopie auf Reisagar, die biochemische Erregerbestimmung bis hin zur Art- und Stammidentifikation mittels DNA-Fingerprinting und PCR.

Die Primäranzucht der Hefen erfolgt idealerweise auf Selektivnährböden. Sie bietet den Vorteil der Erkennung von Mischinfektionen, wenn beispielsweise der häufigste Pilz, C. albicans, in Farbkontrast zu allen anderen Spezies dargestellt wird. (Abb. 99)

Bei Anzucht auf gewöhnlichen Medien besteht die Gefahr, daß zur Resistenz neigende Spezies, wie C. glabrata, unerkannt als Satellit innerhalb von C. albicans-Kolonien wachsen, womit natürlich ein Selektionsrisiko weniger empfindlicher Spezies infolge unterdosierter Fluconazol- oder Itraconazoltherapie einhergeht.

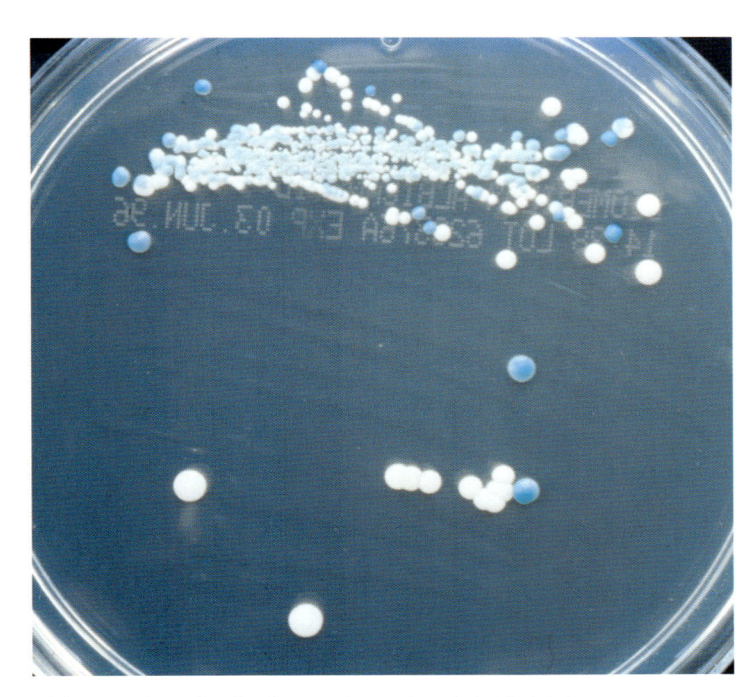

Abb. 99: Einer der bedeutendsten Spezialnährböden differenziert zwischen C. albicans (blau) und Non-C. albicans-Arten (weiße Kolonien).

CAVE!

Die Nährböden zur Hefepilzdiagnostik dürfen kein Cycloheximid enthalten, da durch die Hemmung nahezu aller Non-C. albicans-Arten falsch negative Ergebnisse entstehen.

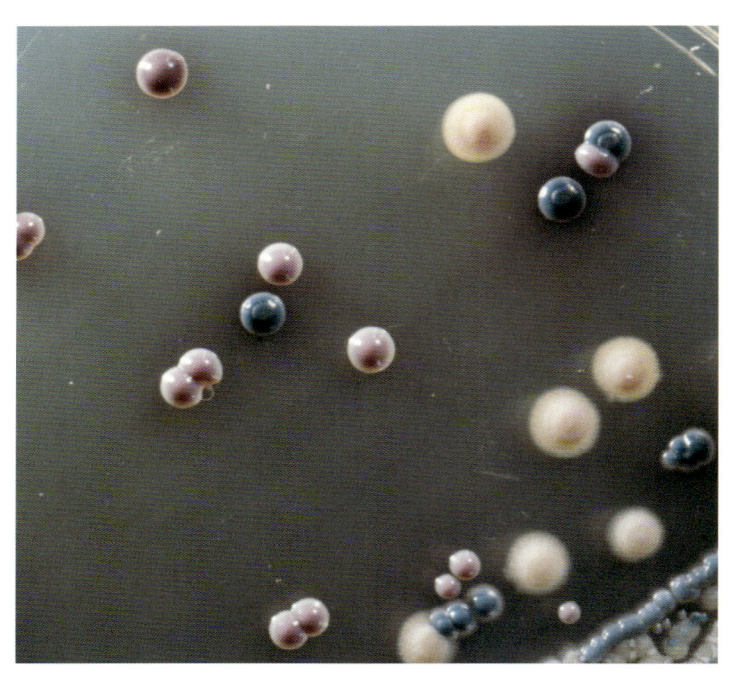

Abb. 100: Chromagar mit C. albicans (grün),
C. glabrata (rot), C. krusei (rosa), C. tropicalis (schwarz).

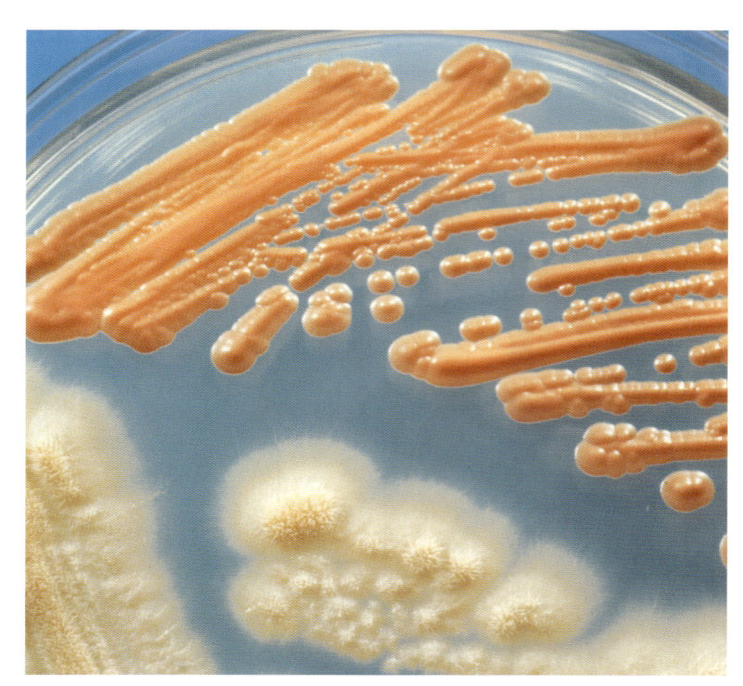

Abb. 101: Zufallskeime bei Hefeabstrichen:
Rhodotorula rubra und Aureobasidium.

Ein zweites Problem stellen Verwechslungen zwischen Hefen und Bakterien dar, die auf nichtantibiotischen Medien in der Wachstumsgeschwindigkeit und Koloniebeschaffenheit mit Candidaarten konkurrieren können. Nur wenige Keime der bakteriellen Hautflora wie Streptococcus pyogenes wachsen nicht auf den sogenannten "Pilzmedien". Deshalb sollten Sabouraud-, Kimmigagar oder andere Modifikationen zusätzlich Breitbandantibiotika enthalten Penicillin/Streptomycin, Gentamycin oder Chloramphenicol). Im Zweifelsfall sind verdächtige Kolonien zu mikroskopieren. Die morphologischen Unterschiede zwischen Hefen und Bakterien sind leicht ohne Färbung und nur bei geringer Vergrößerung (etwa 200fach) mikroskopisch feststellbar.

Dermatomykologisch irrelevante Keime wie Cryptococcus albidus, in seltenen Fällen auch Cryptococcus neoformans, heben sich von allen anderen Pilzarten durch die Fähigkeit zur Schleimbildung ab und werden ebenso wie die Pigmentbildner Rhodotorula rubra und Aureobasidium in der Regel kulturell gut erkannt.

Ein Höchstmaß an Erregeridentifikation unter den Selektivnährböden bieten derzeit Fabrikate mit der Möglichkeit der farblich differenzierten Darstellung von bis zu 10 verschiedenen Spezies (Abb. 100). Es ist jedoch Vorsicht geboten, da das Farbenspiel sehr leicht durch irrelevante Kontaminanten und apathogene Pilze gestört werden kann (Abb. 101).

Für das Praxislabor ergibt sich nach wie vor eine sichere und kostengünstige Speziesidentifizierung durch Primäranzucht der Hefen auf einfachen und in Sektoren einteilbare Festmedien mit der Erkennung von Hefepilzkolonien im ersten Schritt (Abb. 102) sowie deren anschließenden Subkultivierung auf Reisagar.

Auch hier darf aufgrund der nur geringen Kontaminationsgefahr durch Schimmelpilze mehrfach parzelliert werden (Abb. 103).

Erklärung zur Abbildung 102:

Kultivierung folgender Spezies von oben in Uhrzeigerrichtung

1. Candida albicans
2. C. parapsilosis
3. C. guilliermondi
4. C. glabrata
5. C. krusei
6. C. tropicalis

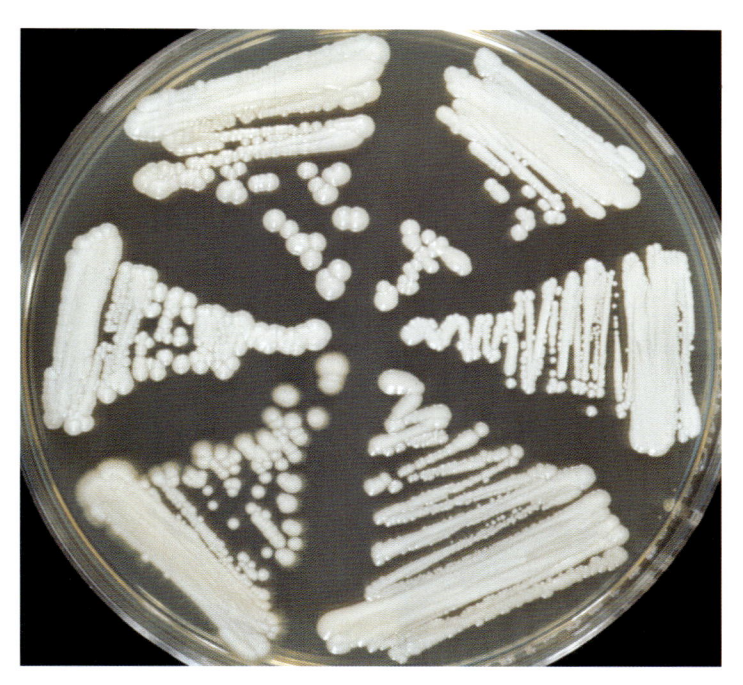

Abb. 102: Verschiedene Candida-Spezies auf Kimmig-Agar.

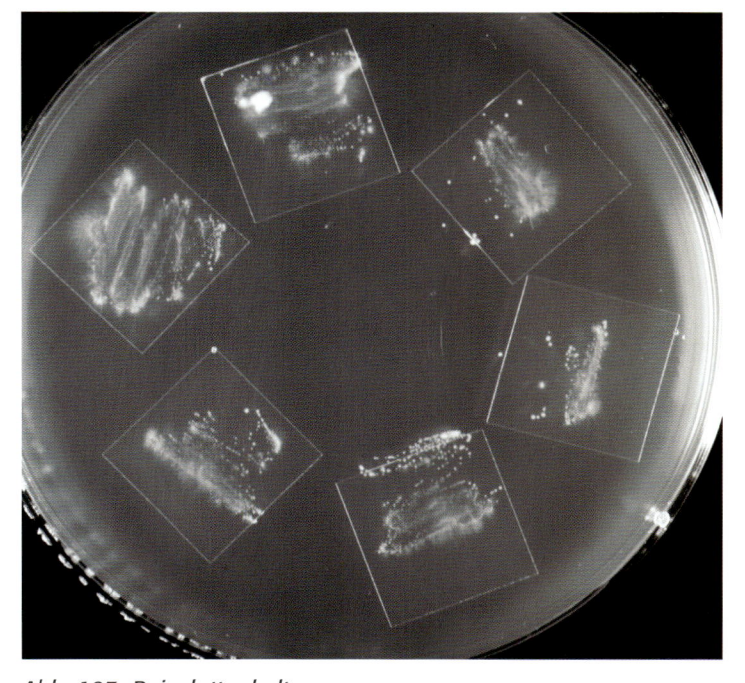

Abb. 103: Reisplattenkultur.

9.4.1 Reisplattenkultur

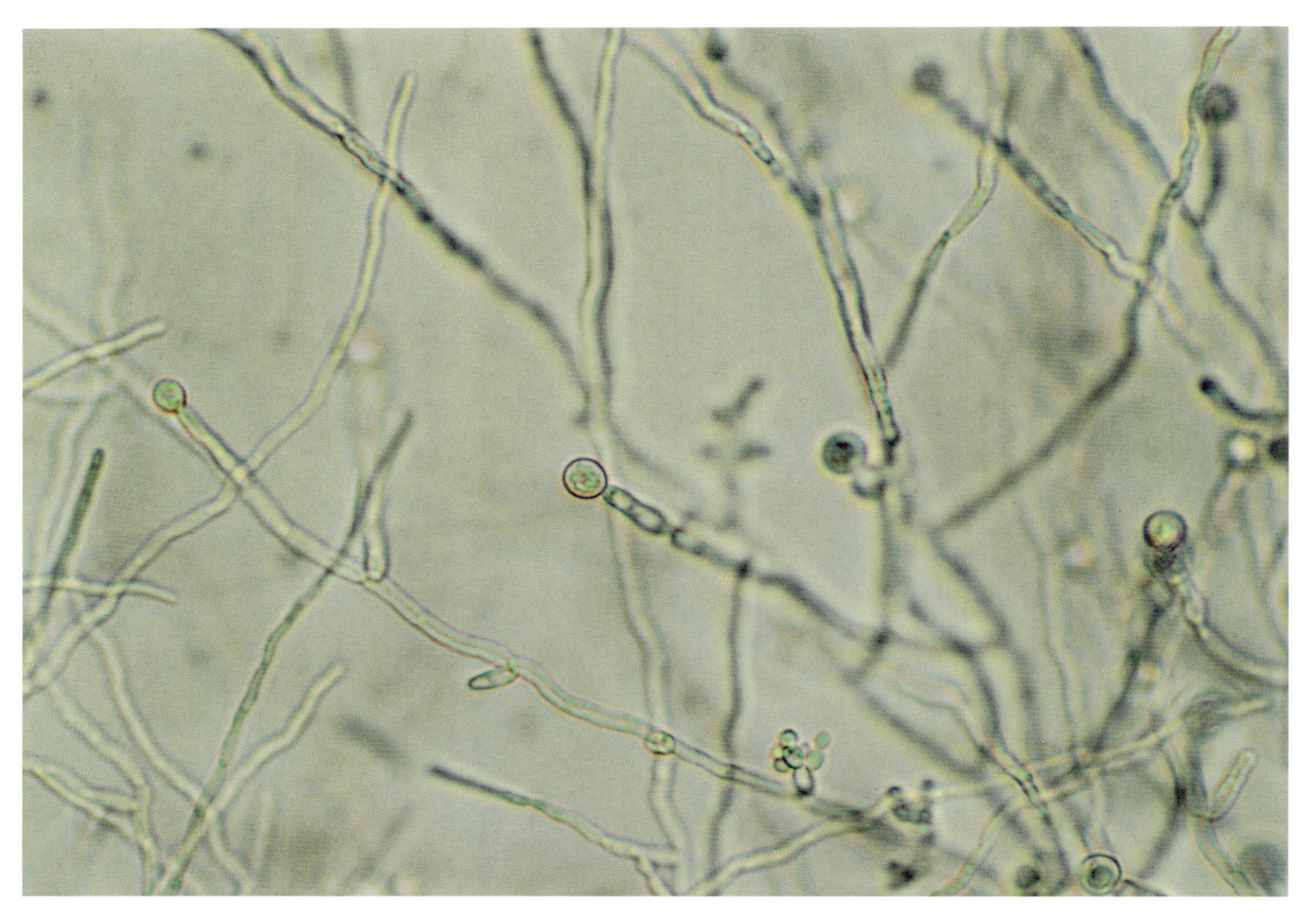

Abb. 104: Pseudomyzel und Chlamydosporen bei C. albicans.

Technik:

Jeweils eine viertel bis eine halbe Kolonie dünn auf Reisextraktagar in Schlangenlinien ausstreichen, mit Deckglas abdecken und bei Zimmertemperatur (**nicht** bei 37°C) mindestens ein bis zwei Tage bebrüten. Die mikroskopische Ablesung der Platten ist bis zu 10 Tagen nach der Beimpfung möglich.

Reisplattenkultur

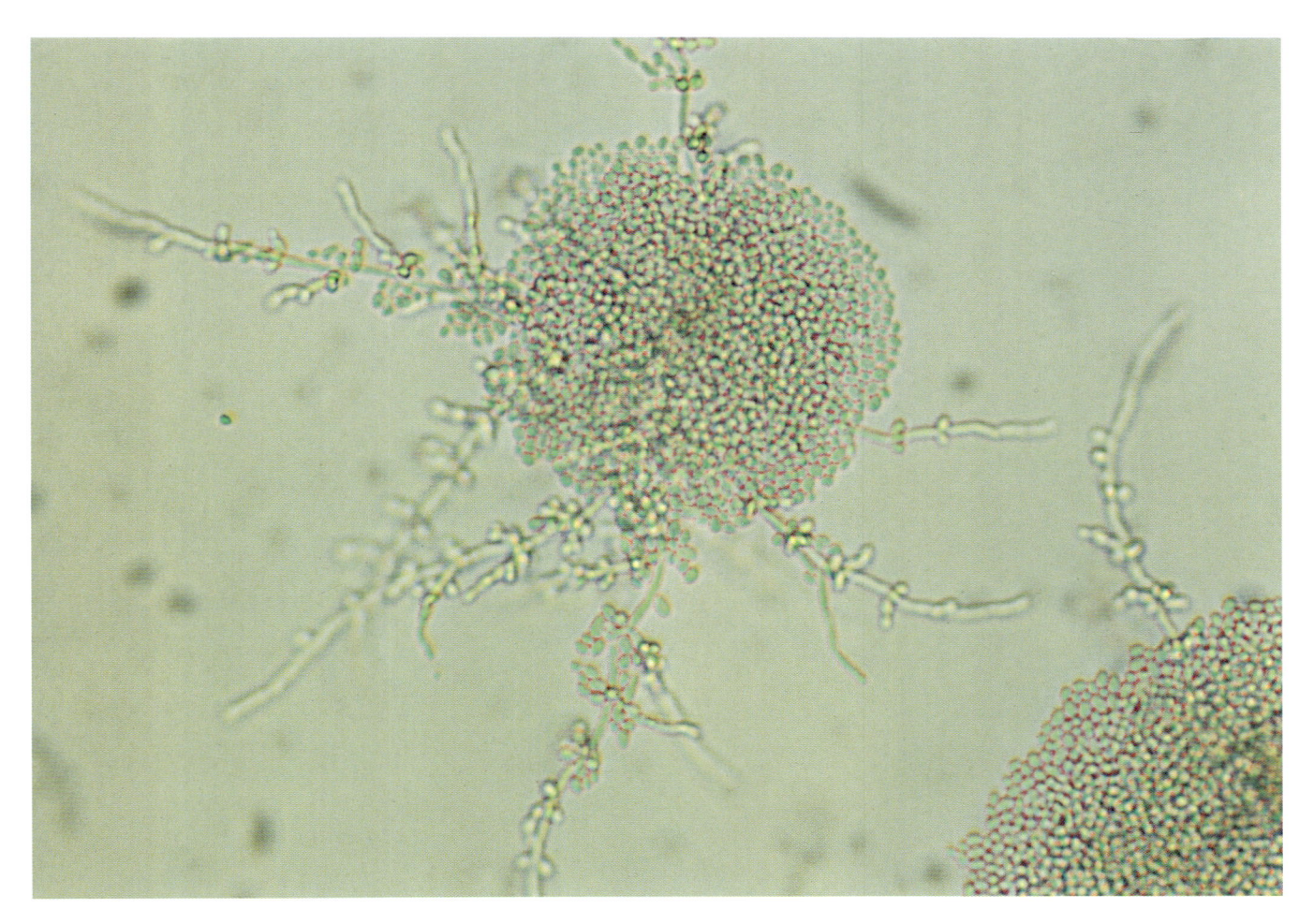

Abb. 105: Arttypisches Pseudomycel bei C. parapsilosis.

Bewertung:

Die Arterkennung der wichtigsten Candida-Spezies anhand typischer mikromorphologischer Merkmale auf der Reisagaroberfläche ist auf den Abbildungen 93 - 95 dargestellt.

Reisplattenkultur

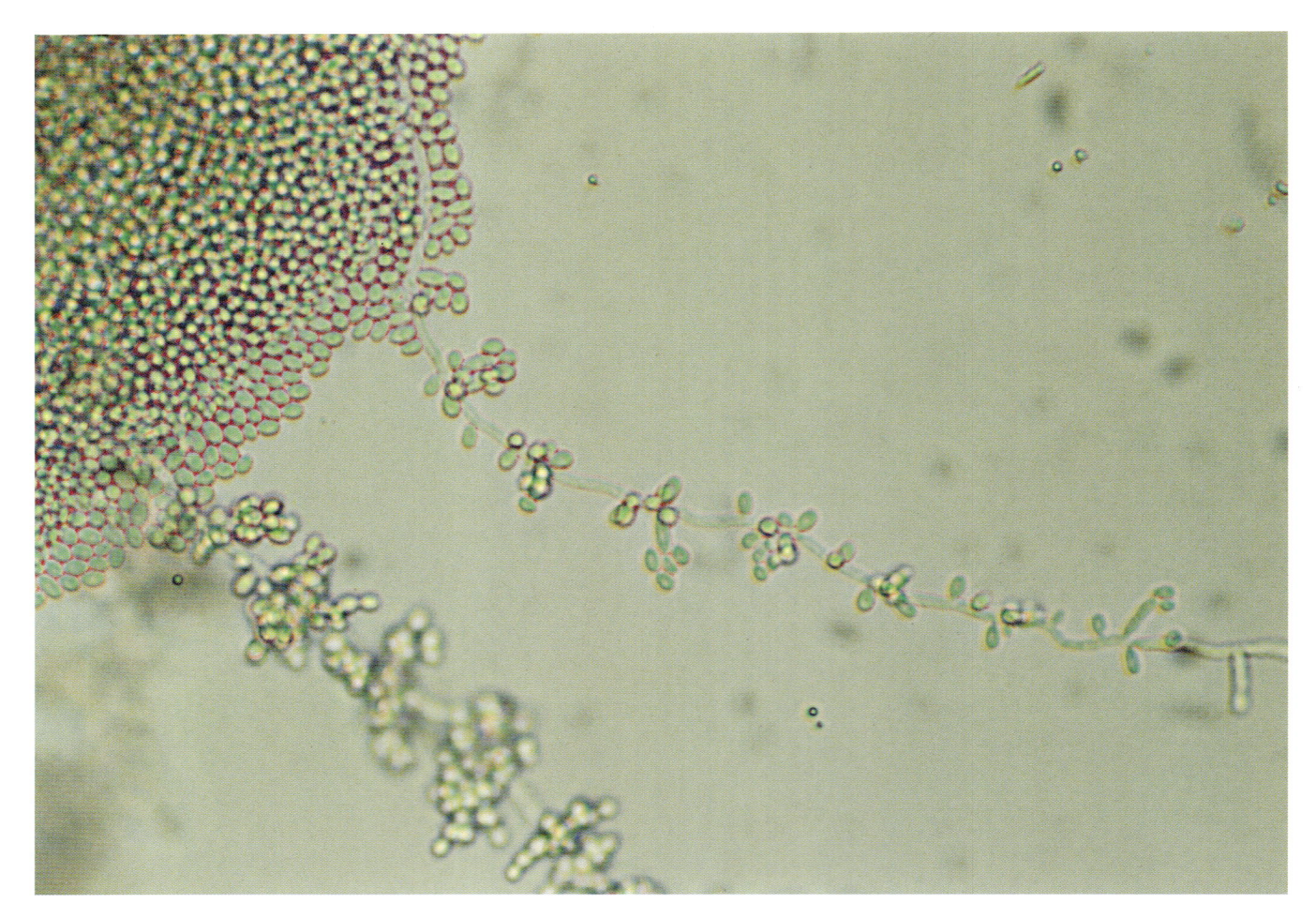

Abb. 106: Arttypisches Pseudomyzel bei C. tropicalis.

Reisplattenkultur

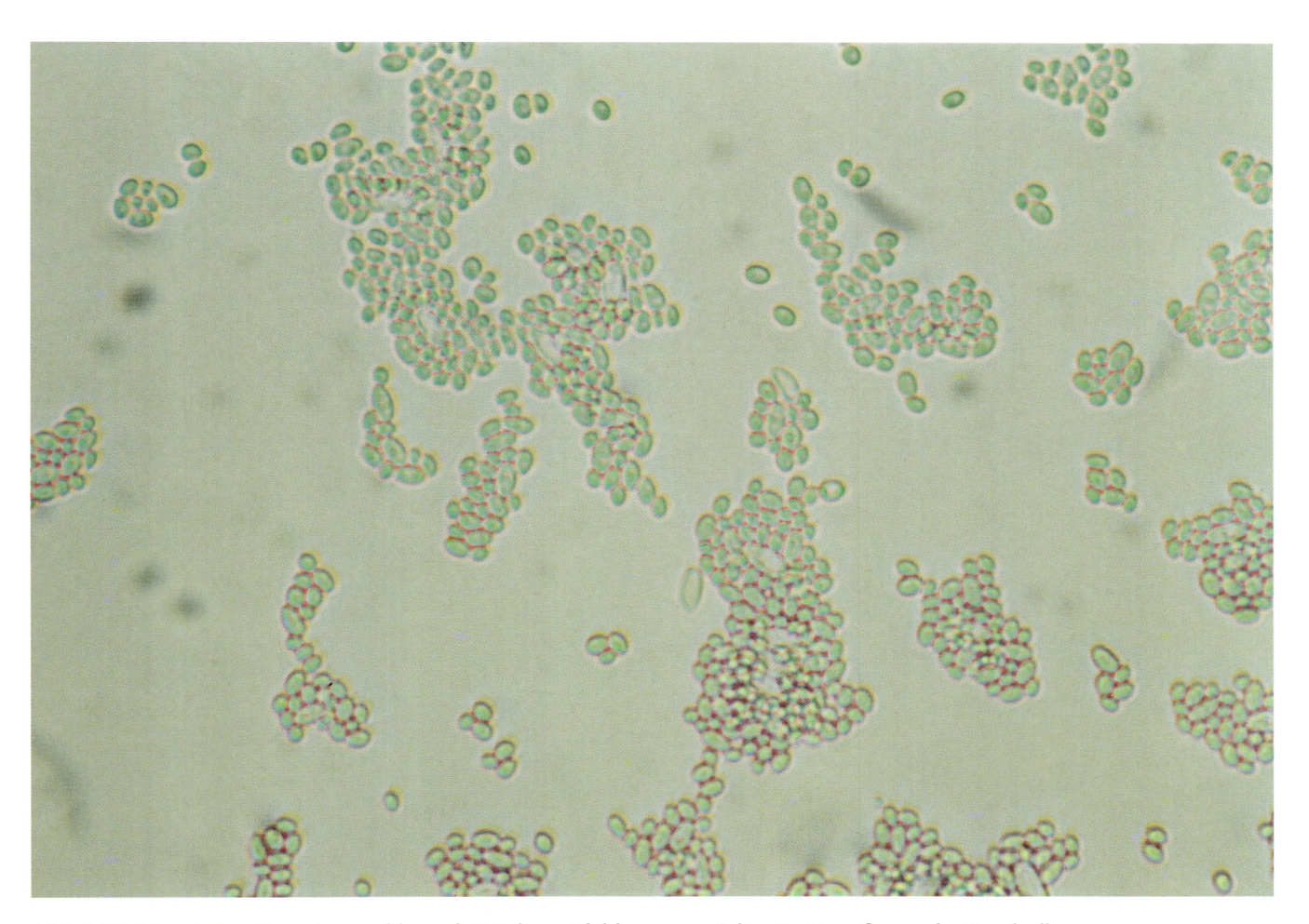

Abb. 107: Arttypisches Pseudomyzel kann bei C. krusei fehlen, man sieht primärgroße, ovale Einzelzellen.

✕ TIP:

Es ist rationell, die beimpften Reisplatten zu sammeln und einmal wöchentlich zu mikroskopieren.

Mikroskopieren Sie bei einer Vergrößerung von 200, d.h. mit 20er Objektiv und 10er Okular.

Reisplattenkultur

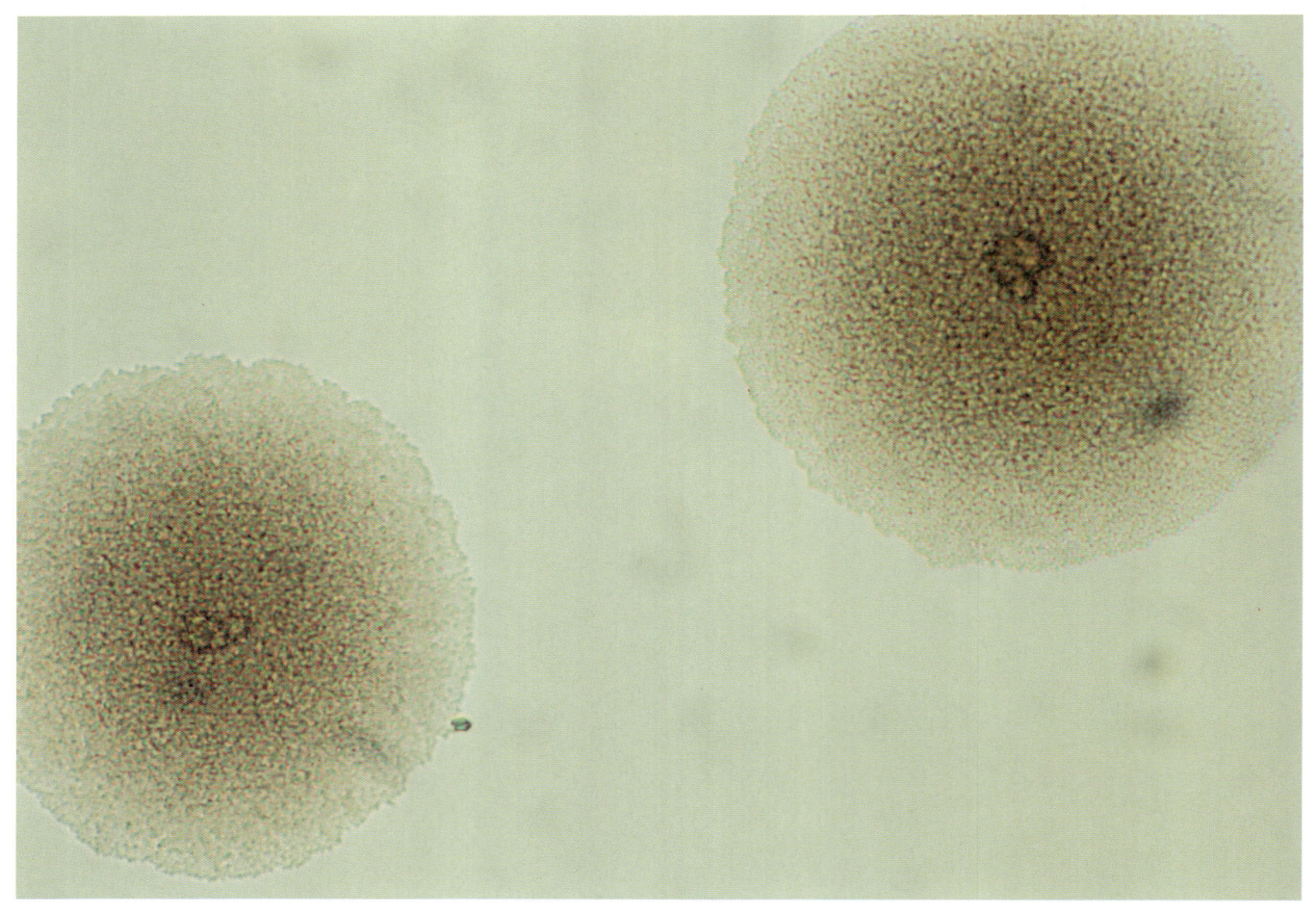

Abb. 108: Arttypisches Pseudomyzel kann bei C. guilliermondi fehlen. Man sieht sehr kleine Einzelzellen in Spiegeleikolonien.

Eine weiterführende Identifizierung seltener Arten erfolgt mittels "bunter Reihe" durch Assimilations- und Fermentationsverfahren. Diese Techniken sind Speziallaboren vorbehalten, führen aber nicht in jedem Fall zur exakten Artdiagnose.

Ein Beispiel ist die oftmals mangelhafte biochemische Diskriminierung zwischen pseudomyzellosen C. guilliermondii-Isolaten und der gelegentlich aus Hautproben isolierten apathogenen Spezies C. famata. Diese Lük-

Reisplattenkultur

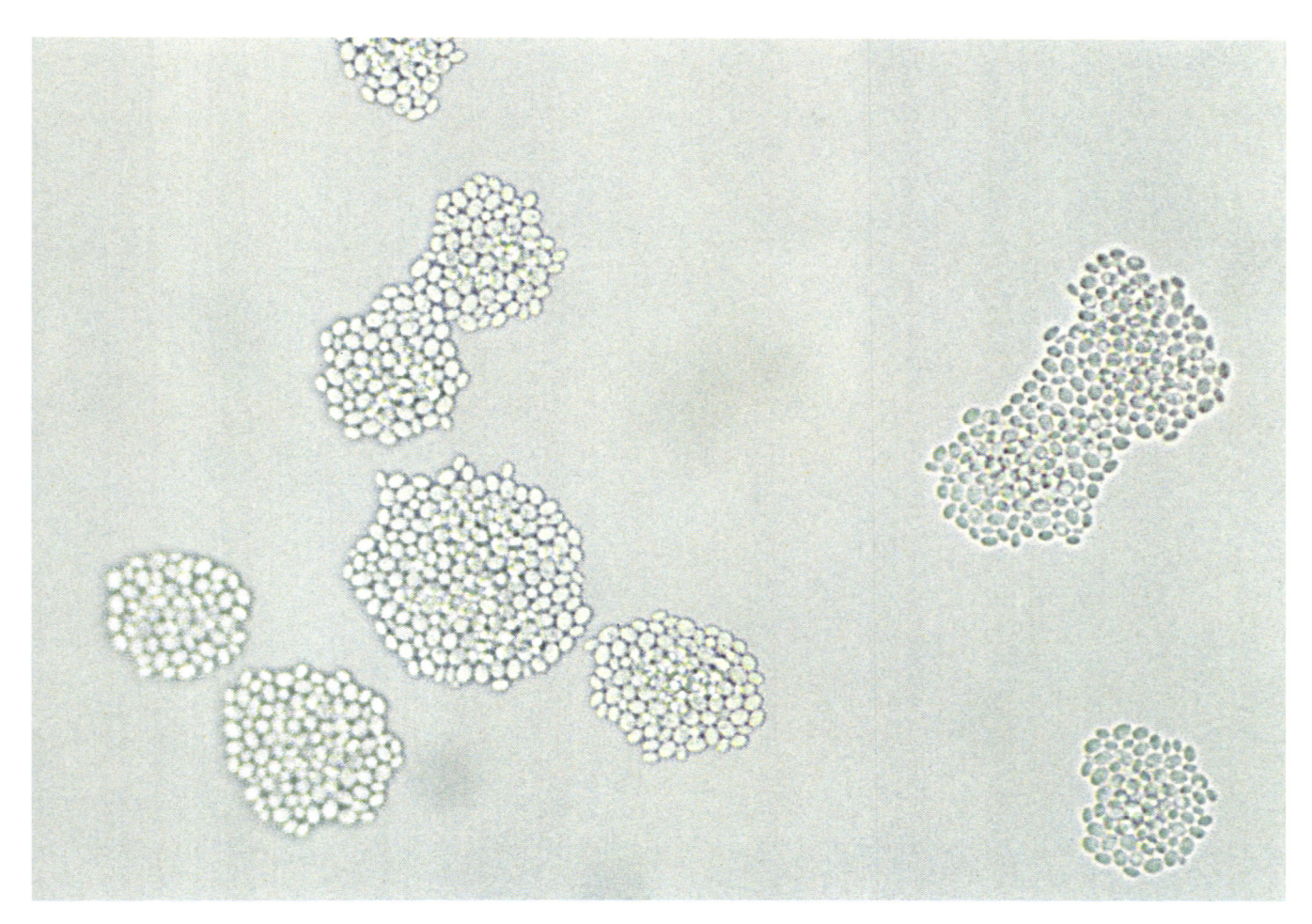

Abb. 109: Candida glabrata zeigt mikroskopisch kein Pseudomyzel. Charakteristisch sind Blastosporenhaufen.

ke kann geschlossen werden durch Versand fraglicher Stämme an Referenzlaboratorien, in denen durch moderne genetische Untersuchungen, wie das DNA-Fingerprinting mittels PCR, der Erreger zweifelsfrei identifiziert werden kann.

Ebendort sollte bei Bedarf auch die Resistenzbestimmung erfolgen, da es für den Routinebetrieb noch immer an kostengünstigen, standardisierten und reproduzierbaren Methoden mangelt.

Zuverlässige Testverfahren sind die Mikrodilution, die Agardilution und der E-Test (Abb. 110 + 111).

Sekundäre Resistenzphänomene, die Anlaß für eine routinemäßige Empfindlichkeitsdiagnostik wären, sind außerordentlich selten. Eines der wenigen Beispiele, wo Resistenz entstehen kann, ist die azoltherapiepflichtige Stomatitis candidosa bei HIV-Infektion über Jahre.

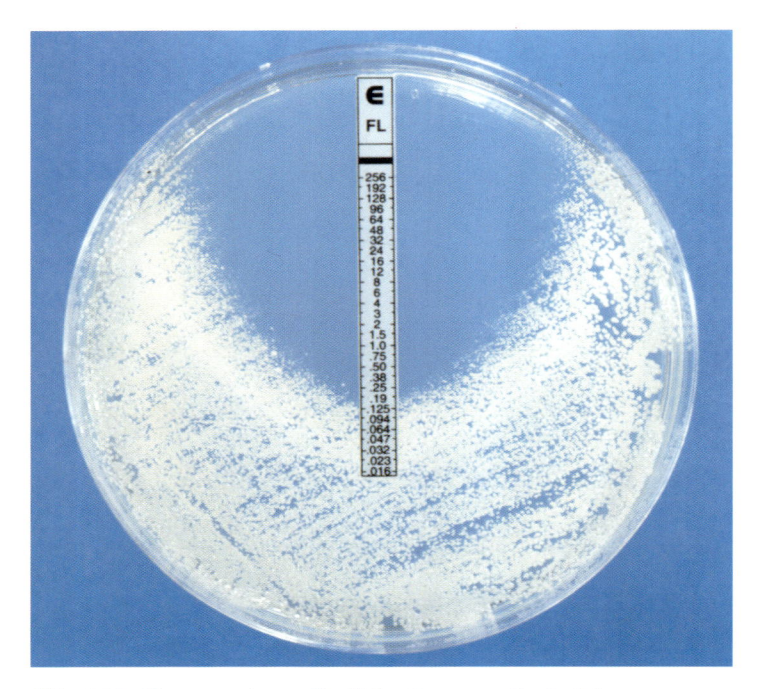

Abb. 110: Fluconazol-empfindliche C. parapsilosis Art.

✗ TIP:

Es empfiehlt sich, bei der Therapie, die aufgezeigten natürlichen Empfindlichkeitsunterschiede der einzelnen Arten zu berücksichtigen.

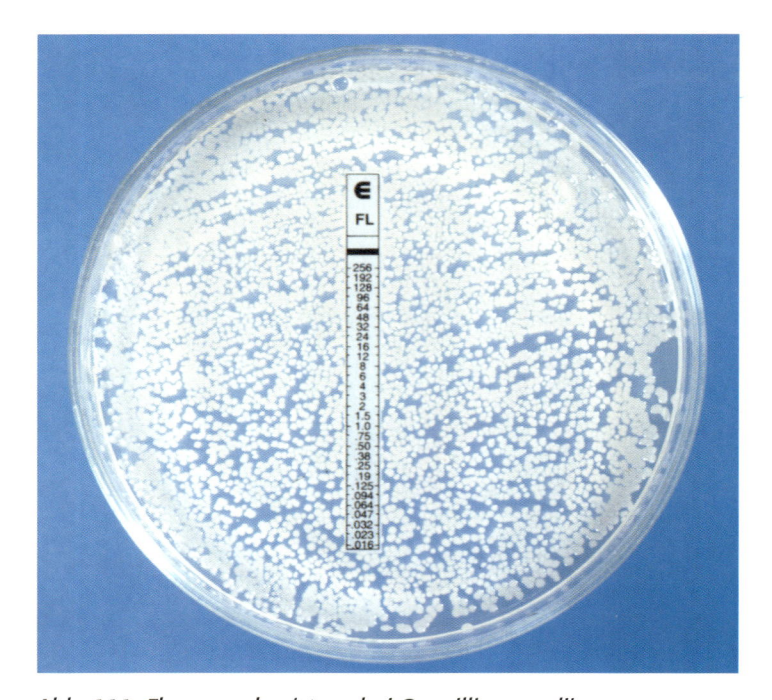

Abb. 111: Fluconazolresistenz bei C. guilliermondii.

In folgendem Abschnitt werden typische, morphologische Eigenschaften in Kombination mit artcharakteristischen Krankheitsbildern durch die wichtigsten Candida-Spezies vorgestellt.

Sie dokumentieren eine Arbeitsteilung zwischen den Spezies, bei der C. albicans und seltener auch C. tropicalis zu den Erregern von Breitbandmykosen (Endo-, Schleimhaut- und Dermatomykosen) zählen.

Candida parapsilosis und Candida guilliermondii befallen bevorzugt die Haut und deren Anhangsorgane, wogegen Candida krusei und C. glabrata häufiger als Erreger vaginaler Kandidosen, insbesondere bei deren chronischen Verlaufsformen, anzutreffen sind.

9.4.2 Kurzbeschreibung des mikroskopischen Erscheinungsbildes

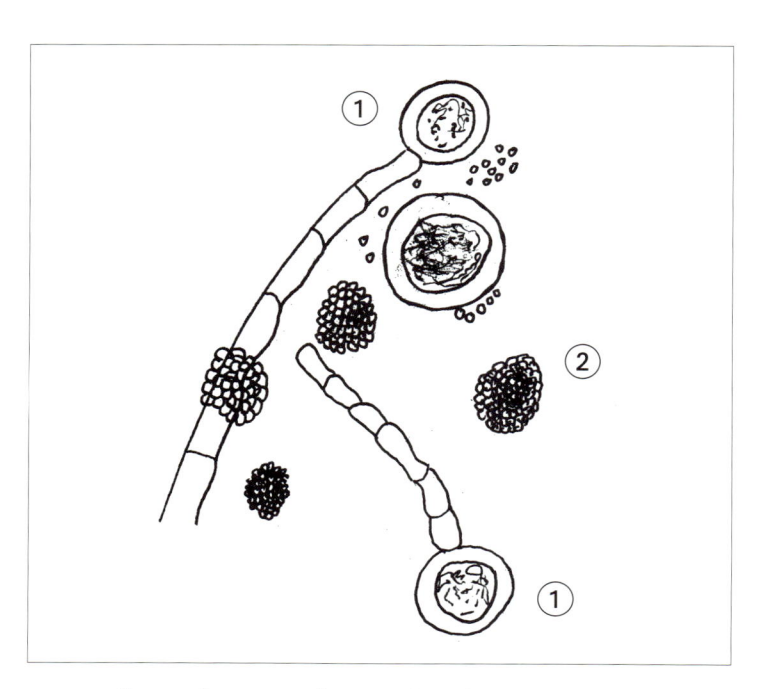

Candida albicans

Chlamydosporen:

Auf Reisagar zahlreich, werden bei Hefen nur von C. albicans gebildet (1).

Zahlenmäßig überwiegen die Blastosporen (2).

Arthrosporen werden nicht gebildet.

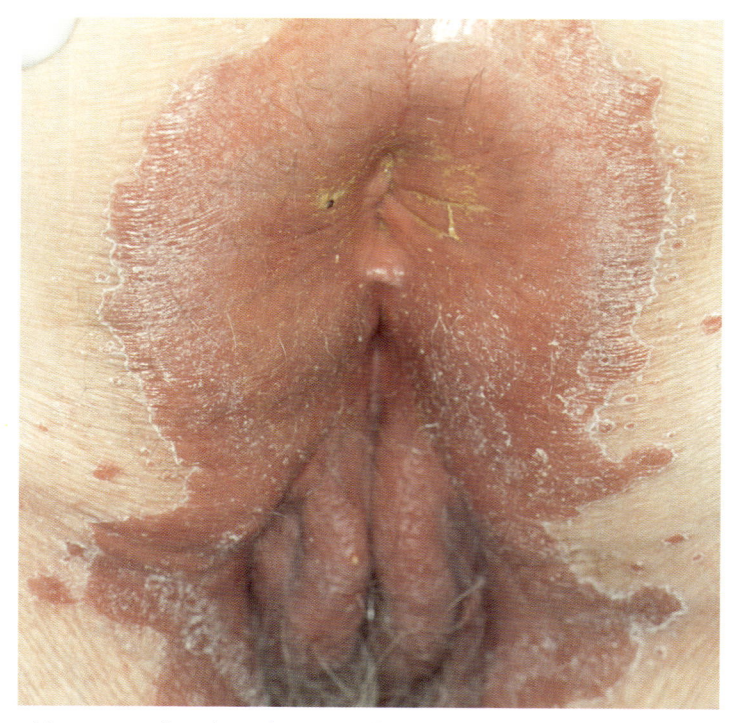

Das sollten Sie unter dem Mikroskop sehen!

Abb. 112: Perianale, vulvavaginale Kandidose, verursacht durch C. albicans.

dickwandige
Chlamydosporen

Hefemyzel

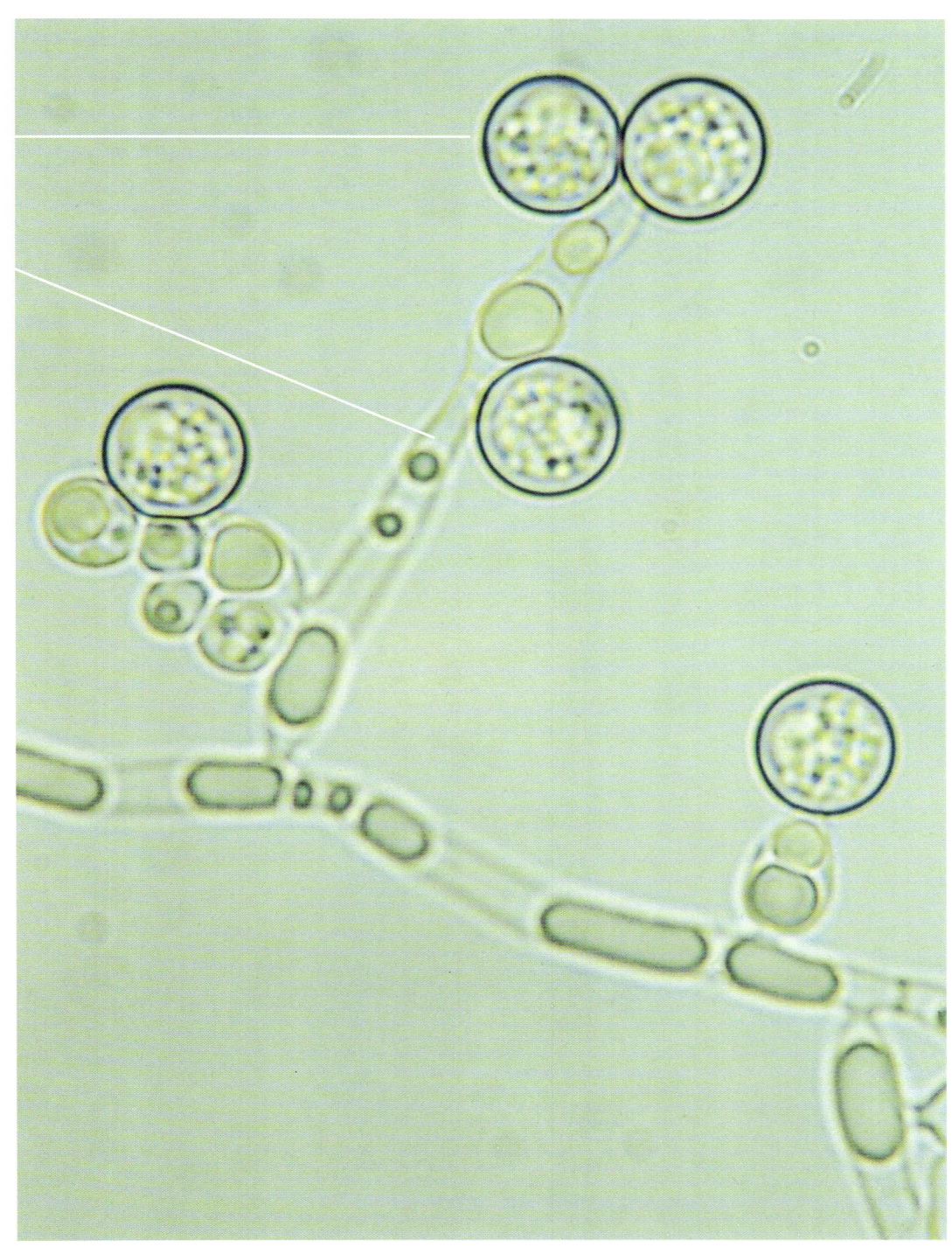

Abb. 113: Mikroskopisches Erscheinungsbild von C. albicans.

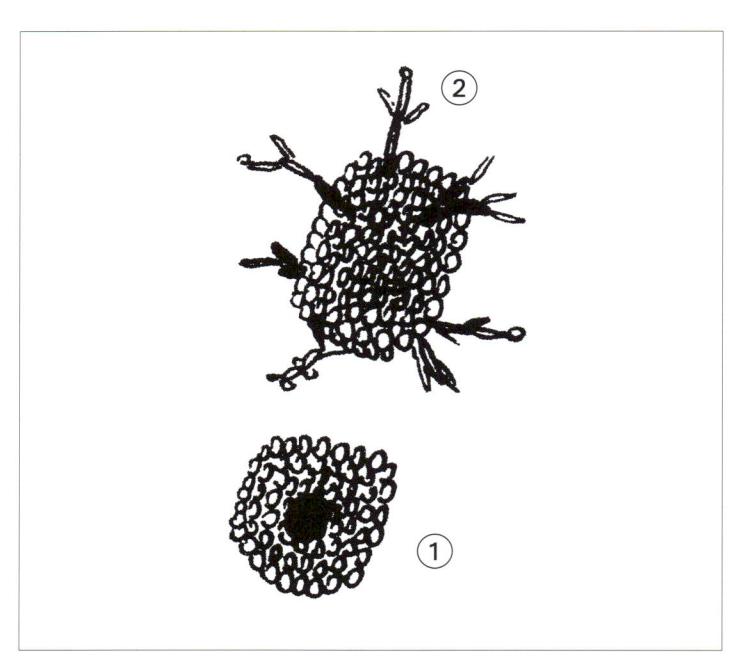

Candida guilliermondii

Sehr kleine Blastosporen in spiegelei-artigen Koloniehäufchen (1).

Spärliches Pseudomyzel, das auch gänzlich fehlen kann (2).

In diesem Fall ist der Erreger kaum zu unterscheiden vom dermatogenen Kontaminanten C. famata.

Um sicherzugehen:

Einsendung fraglicher Stämme an ein dermatomykologisches Referenzlabor zur Identifizierung mittels Gentest und Resistenzprüfung.

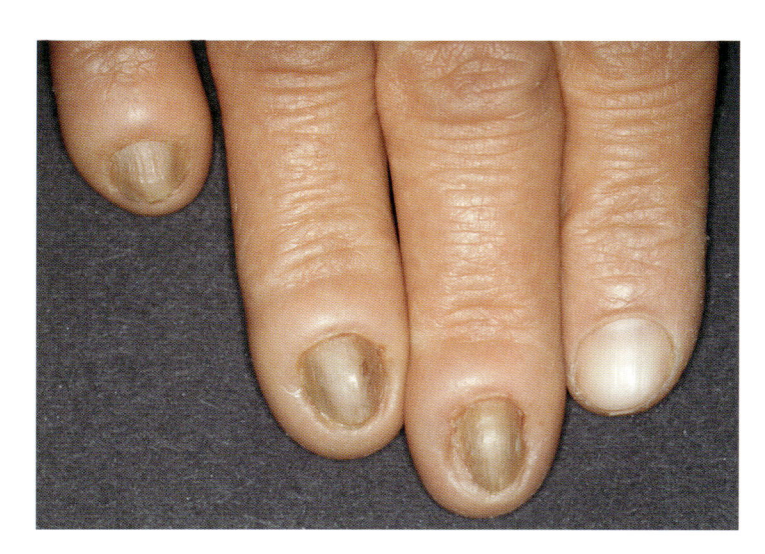

Das sollten Sie unter dem Mikroskop sehen!

Abb. 114: Chronisch rezidivierende Onychomykose durch C. guilliermondii.

Candida glabrata

Bildet weder auf Reisagar noch in klinischem Material Pseudomyzel.

Die Blastosporen sind klein und in Häufchen gelagert (1).

Frühere Speziesbezeichnung: Torulopsis glabrata.

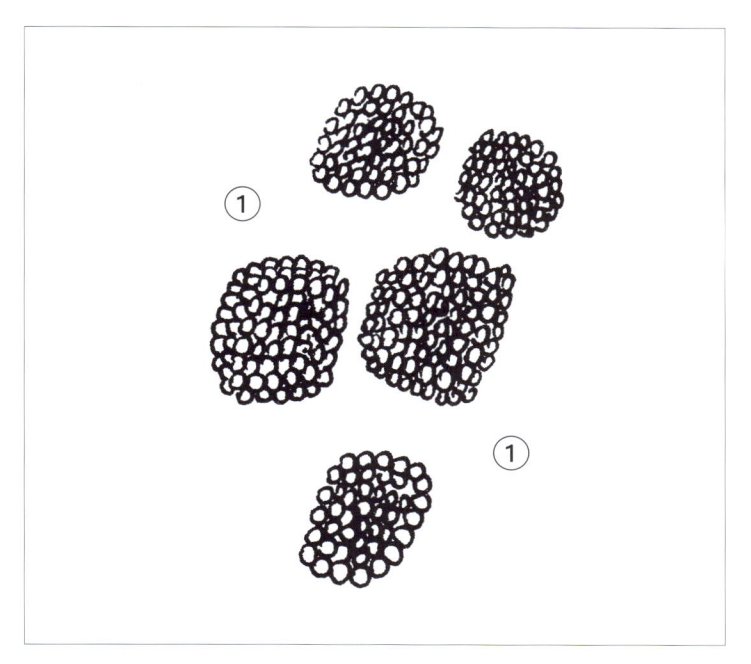

Das sollten Sie unter dem Mikroskop sehen!

Candida krusei

Das Pseudomyzel (1) ist langgestreckt und wird von ovalen sehr großen Blastosporen begleitet (2).

In manchen Kulturen fehlt Pseudomyzel.

Große, ovale Einzelzellen sind jedoch auch dort vorhanden und diagnostisch wegweisend.

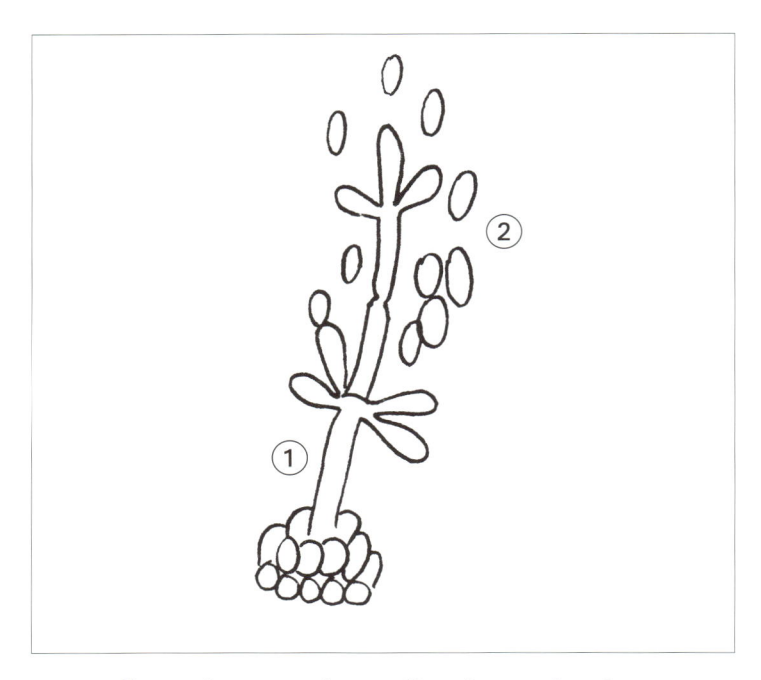

Das sollten Sie unter dem Mikroskop sehen!

Typisch für einen C. krusei-Befall ist ein klinischer Verlauf mit subjektiven Beschwerden, wie Brennen und Juckreiz.

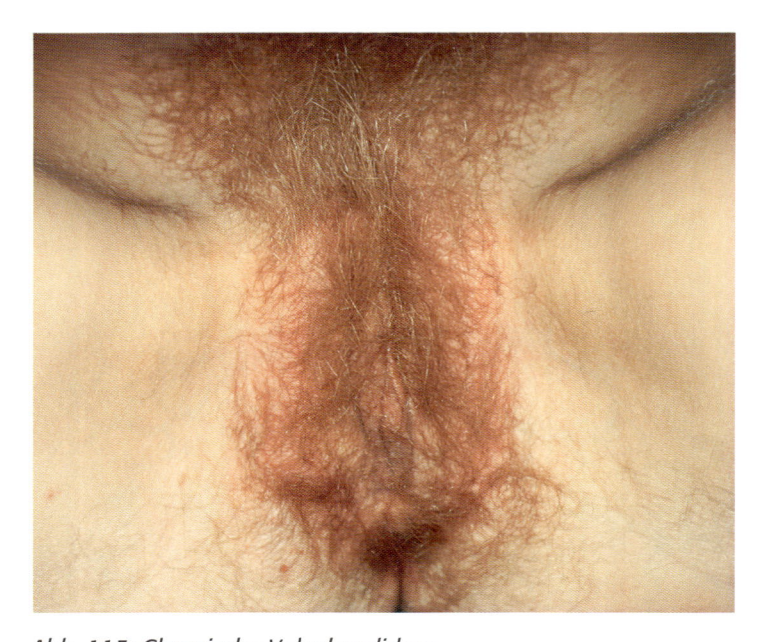

Abb. 115: Chronische Vulvakandidose verursacht durch C. krusei.

Candida parapsilosis

Länglich ovale Blastosporen (1), kleiner als bei C. albicans, die typischerweise rosettenförmig angeordnet sind.

Das Pseudomyzel erscheint insgesamt sternenförmig (2).

Arthrosporen werden nie gebildet.

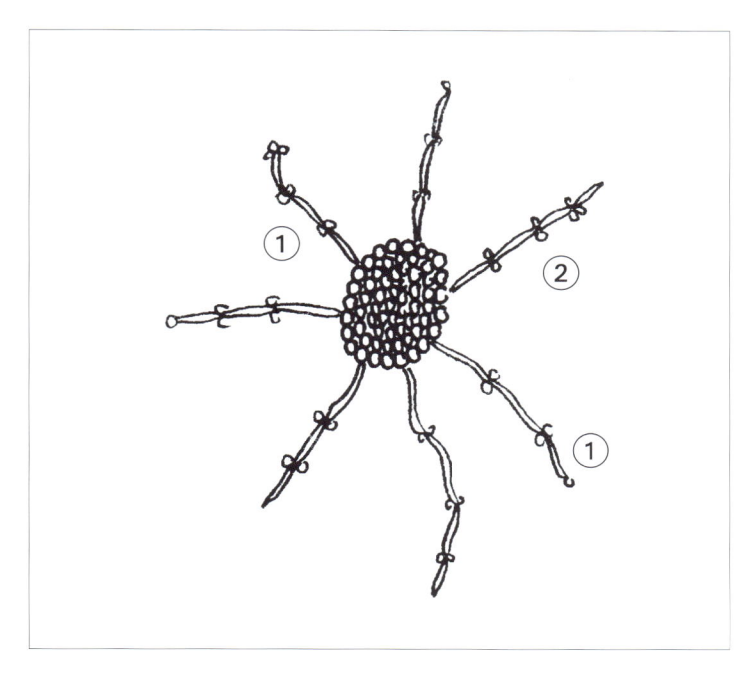

Das sollten Sie unter dem Mikroskop sehen!

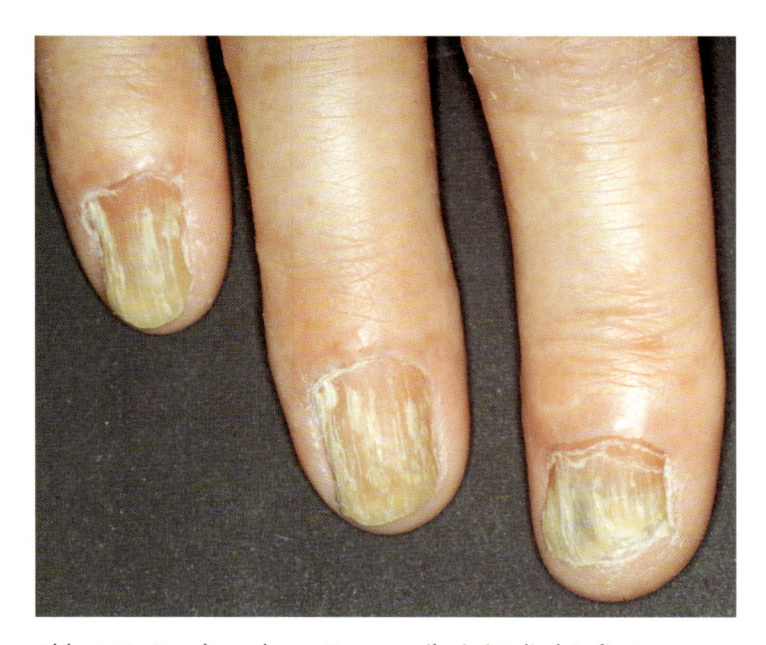

Abb. 116: Onychomykose. C. parapsilosis ist die häufigste Hefe in klinischem Nagelmaterial. Oftmals in Kombination mit T. rubrum.

Candida tropicalis

Langgestrecktes, oftmals sehr verzweigtes Pseudomyzel (1).

Blastosporen wie bei C. albicans (2).

Keine Chlamydosporen.

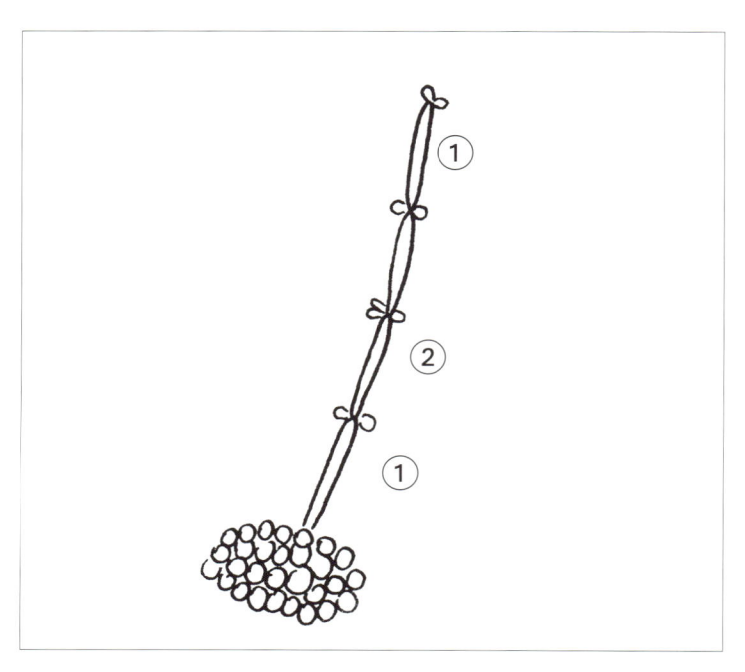

Das sollten Sie unter dem Mikroskop sehen!

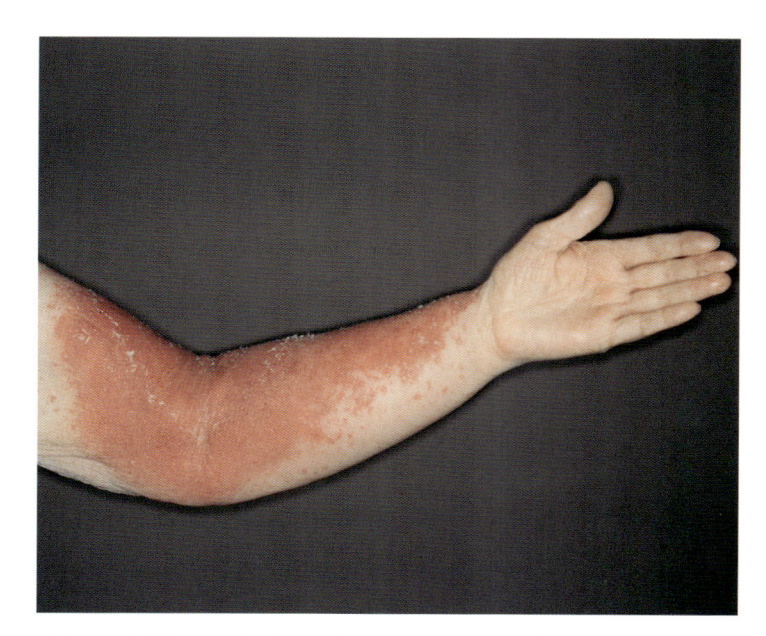

Abb. 117: Klinisch ist C. tropicalis ein Breitbanderreger wie C. albicans, jedoch weitaus seltener anzutreffen.

Malassezia furfur

Verursacher und Auslöser der Pityriasis versicolor.

Da die Hefe sehr lipophil ist, wird sie zu Anzuchtbedingungen als Entnahmematerial in einem Tropfen Olivenöl auf dem Agar suspendiert.

Einzige Hefe, die im Nativpräparat erkannt werden kann.

Das mikroskopische Bild erinnert an einen in Sand gewälzten Glasstab.

Neben vielen kurzkettigen Hyphenbruchstücken (1) gibt es zahlreiche rundliche Sporen (2).

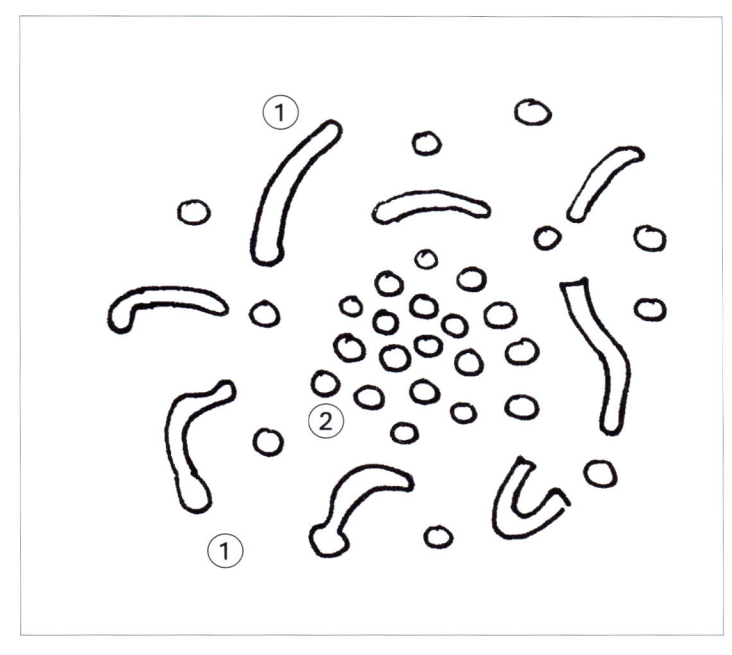

Das sollten Sie unter dem Mikroskop sehen!

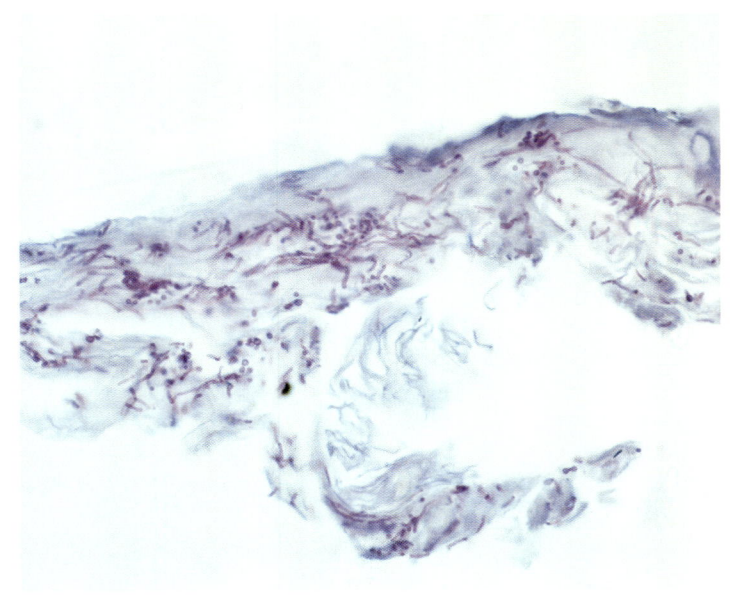

Abb. 118: Histologischer Nachweis von M. furfur mittels PAS-Färbung.

9.5 Artcharakteristika ausgewählter Schimmelpilze

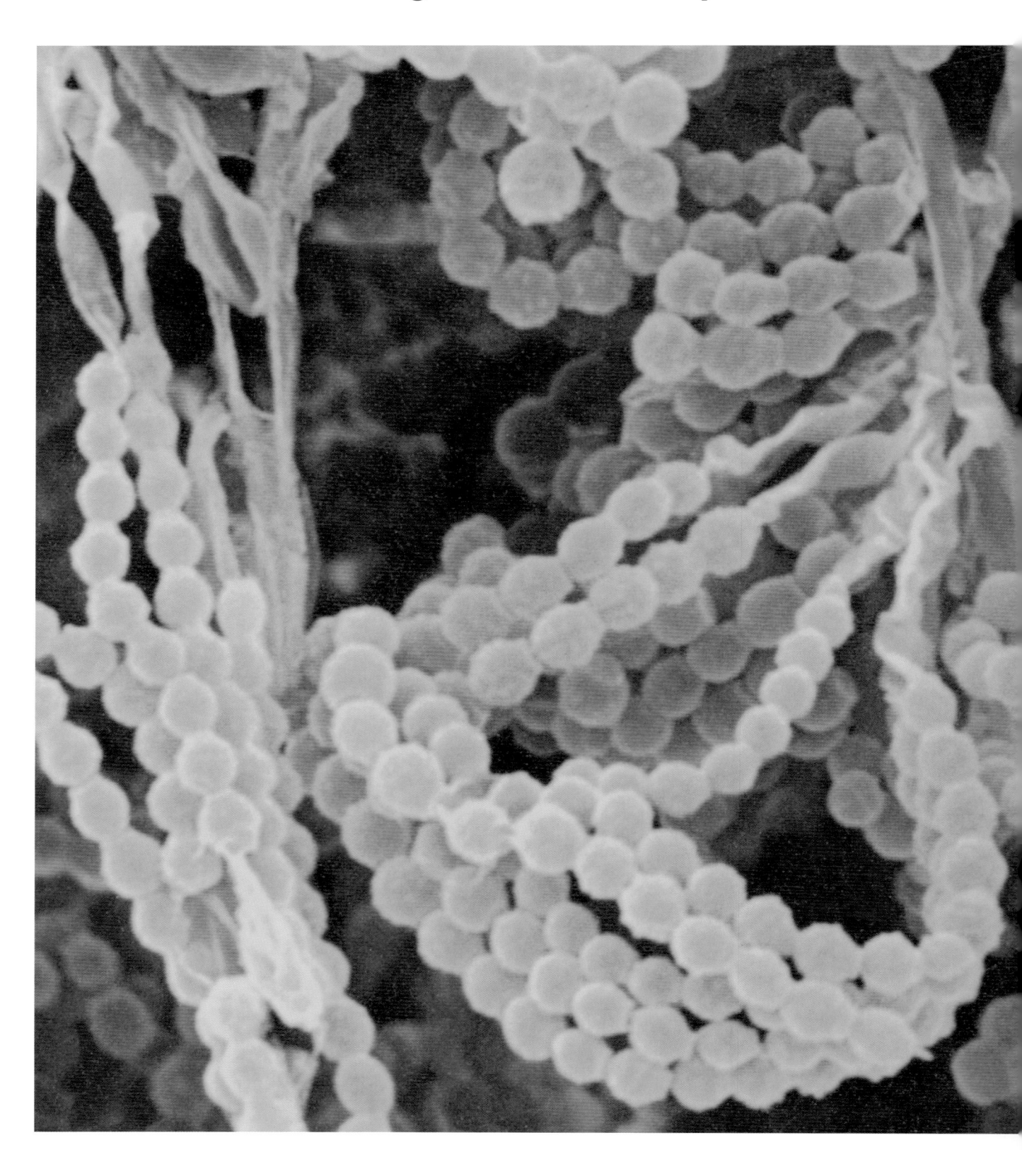

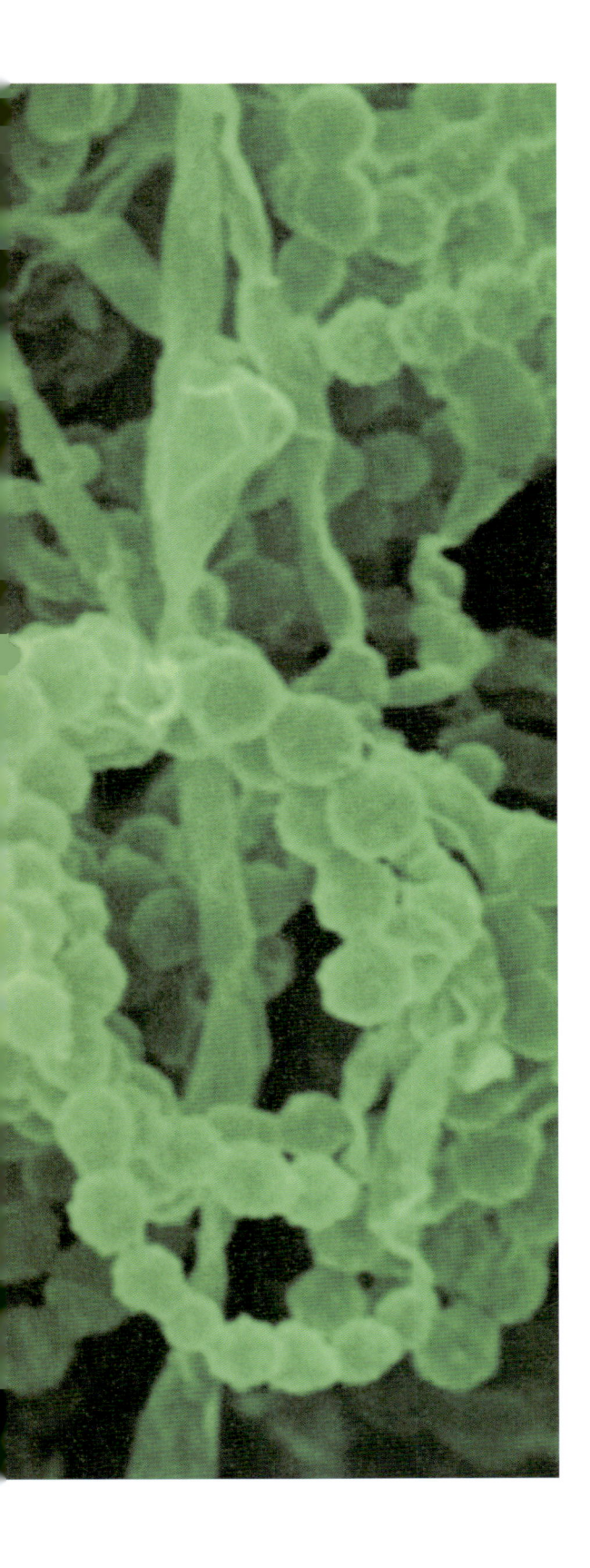

S. brevicaulis
Aspergillus fumigatus
***Penicillium* Spec.**

Abb. 119:
Elektronenmikroskopische Aufnahme
von Scopulariopsis brevicaulis.

Für gewöhnlich vermögen die in der Gruppe der Schimmelpilze zusammengefaßten Vertreter keine Mykosen der Hautoberfläche auszulösen.

Begründet wird diese Tatsache durch das Fehlen leistungsstarker Keratinasen bei diesen Pilzen, die es ihnen nicht ermöglichen, die Haut anzudauen.

Aus der Literatur sind nur 3 Spezies bekannt, denen es offensichtlich nicht am notwendigen Enzymbesteck mangelt:

Scopulariopsis brevicaulis,
Scytalidium hyalinum und
Hendersonula toruloidea.

Während Scopulariopsis brevicaulis weltweit relativ häufig als Erreger einer Onychomykose identifiziert wird, spielen die anderen beiden Vertreter zumindest in unseren Breiten fast keine Rolle.

Hendersonula toruloidea wurde nach unserem Kenntnisstand in den letzten 20 Jahren in Deutschland lediglich zweimal gesichert identifiziert.

Trotzdem spielen die Schimmelpilze eine wesentliche Rolle in der kulturellen Anzucht, da sie in großen Mengen in der Luft enthalten sind und somit eine Kontaminationsgefahr für alle Überimpfvorgänge haben.

Außerdem sind beispielsweise die Aspergillaceae sehr wohl in der Lage, sich auf bestehende Infektionsherde aufzusetzen und so eine Mykose der Hautoberfläche zu unterhalten.

Wir wollen uns deshalb auf die Vorstellung von S. brevicaulis und auf die Familie der Aspergillaceae und der Penicillium – Arten generell beschränken.

Abb. 120: Reife Kultur Scopulariopsis brevicaulis.

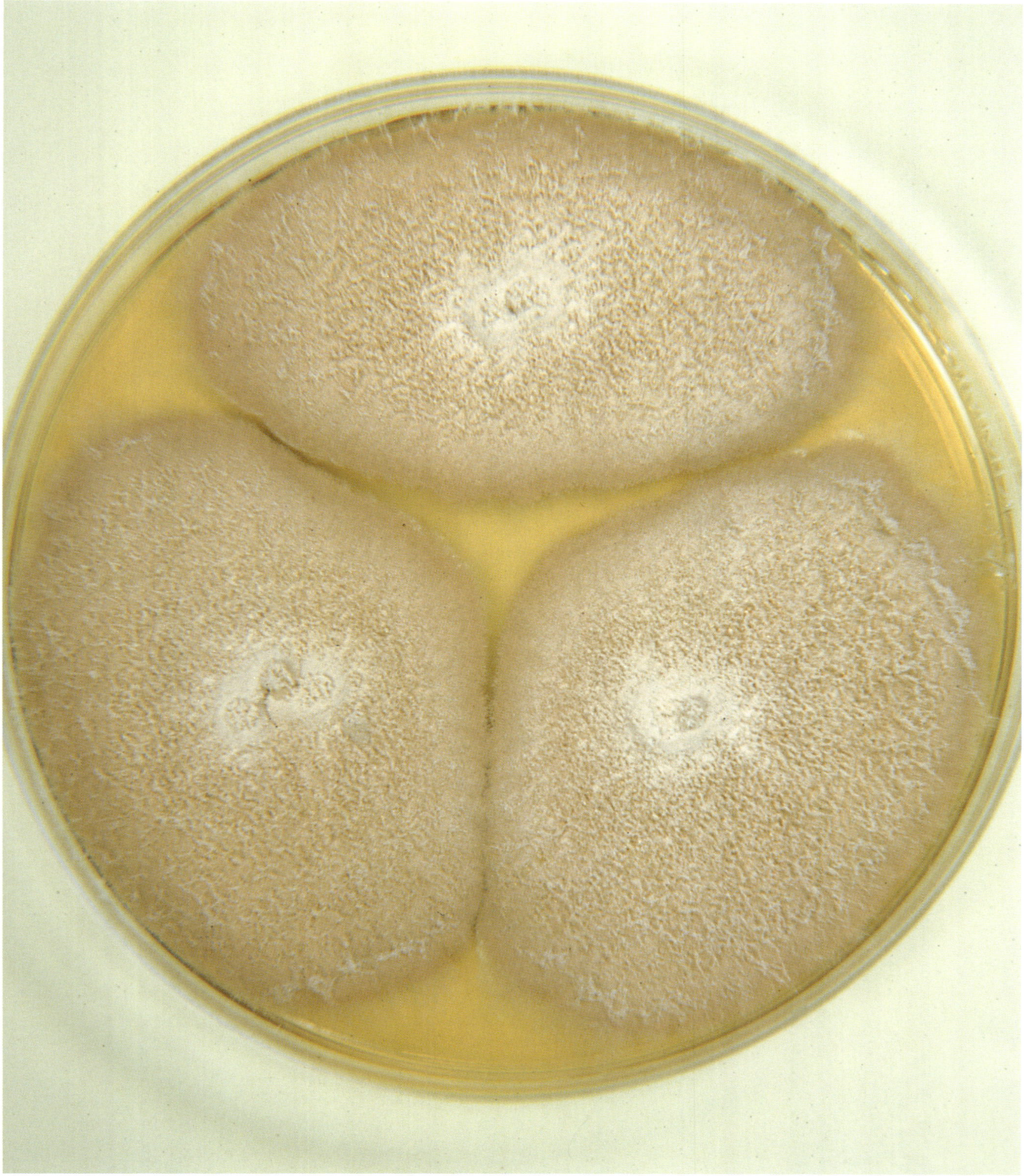

Scopulariopsis brevicaulis

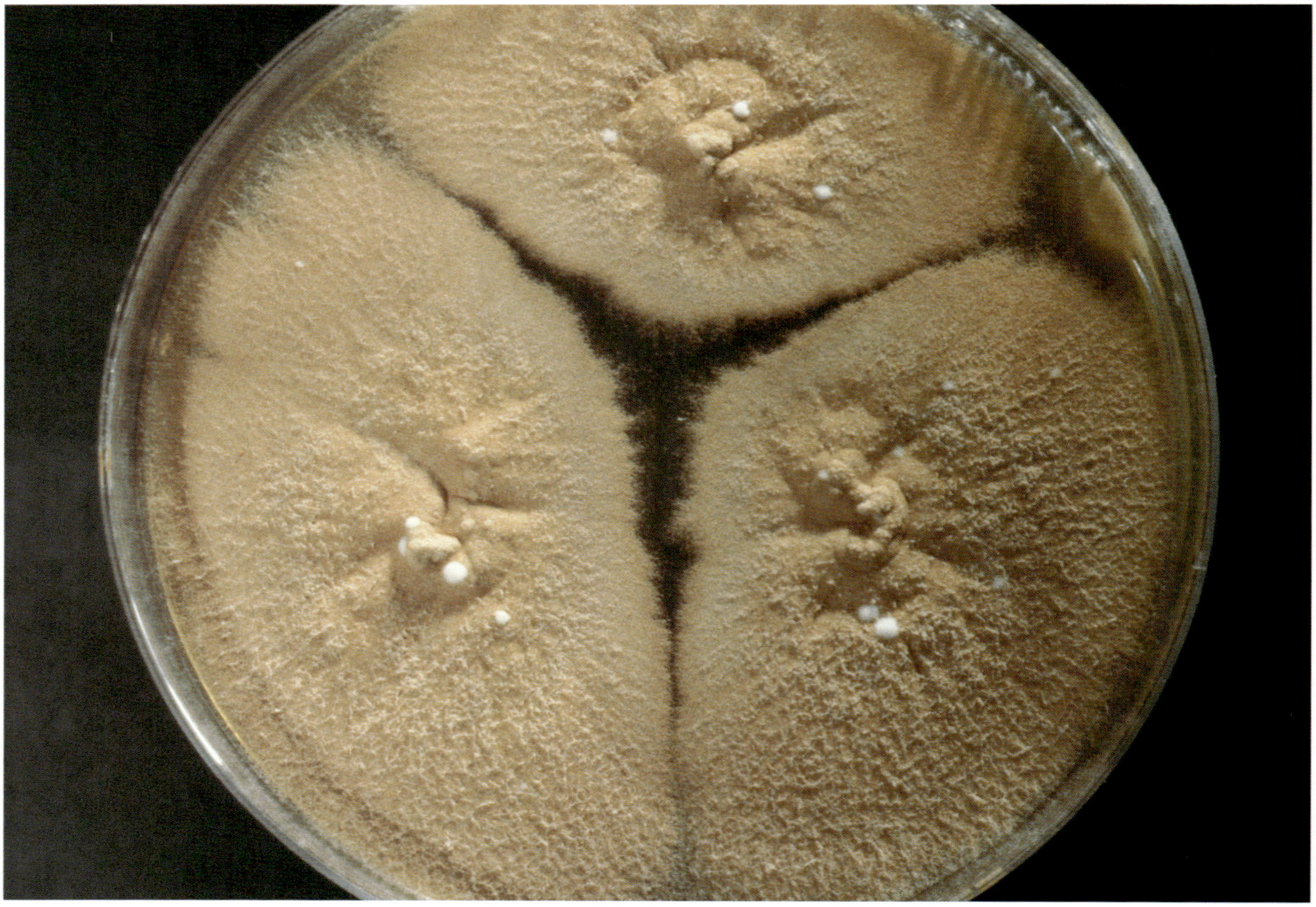

Abb. 121: Kultur von S. brevicaulis.

Kultur

- bildet typisch bräunlich eingefärbte Kolonien

- stark gekörnt erscheinend durch massive Sporenproduktion

- meistens glatter Rand

- ältere Kulturen zeigen zentral eine weiße Flöckchenbildung

Scopulariopsis brevicaulis

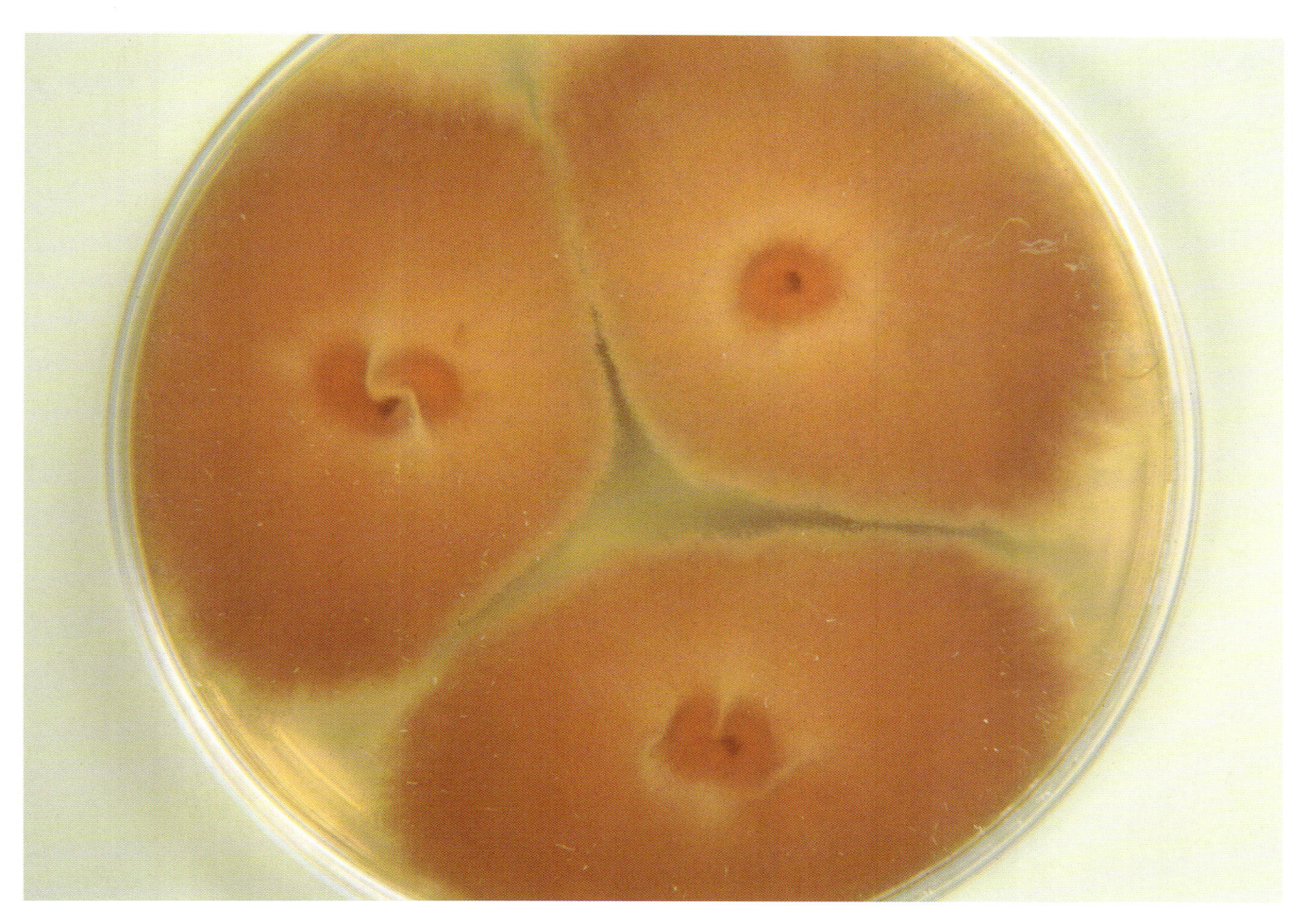

Abb. 122: Kulturrückseite von S. brevicaulis.

Scopulariopsis brevicaulis

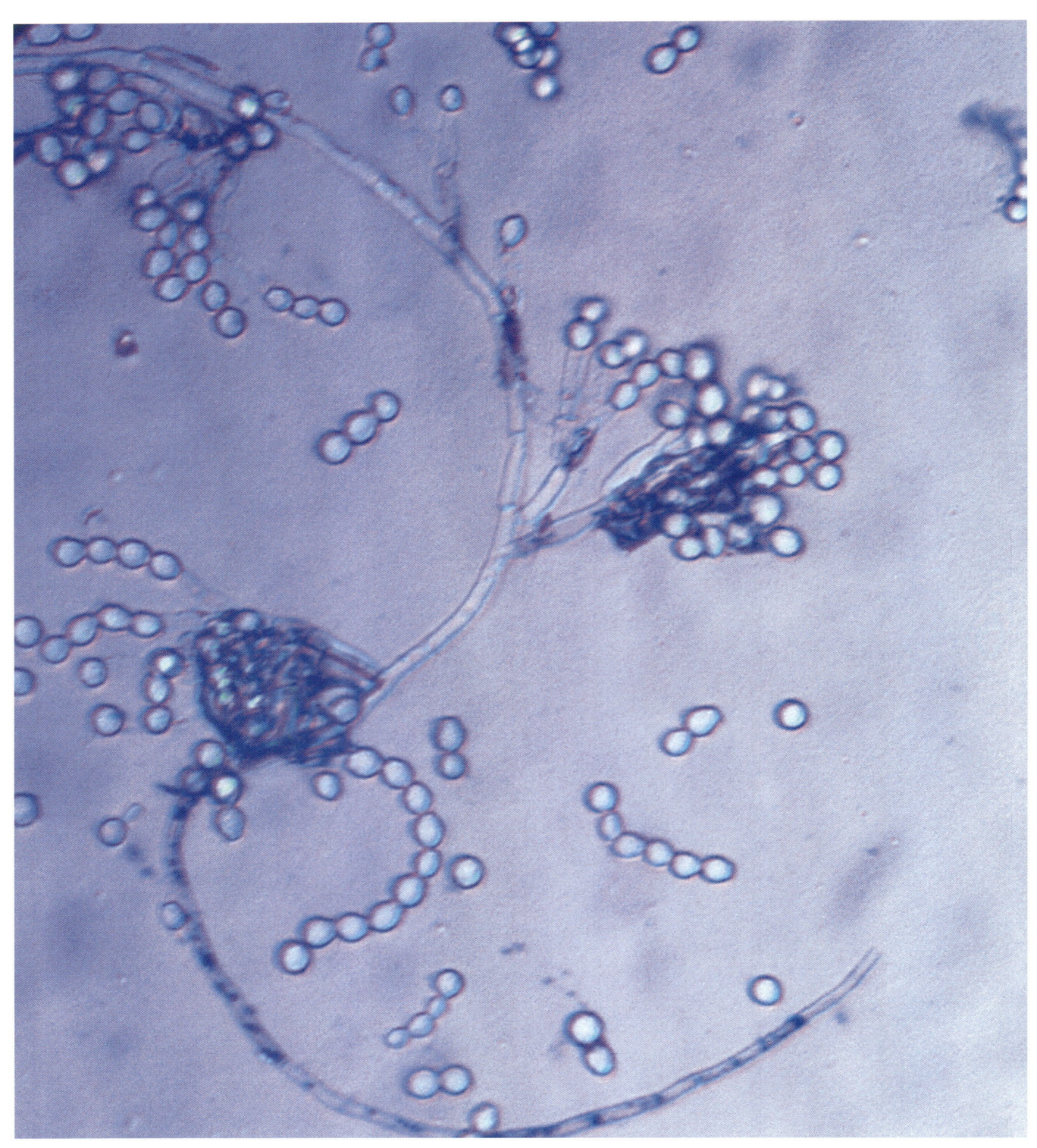

Abb.123: Mikroskopisch charakteristisch sind die in langen Ketten angeordneten, stacheligen Konidien in "Stechapfel- (Morgenstern-) form".

Scopulariopsis brevicaulis

Mikroskopische Charakteristika

Septierte Hyphen

kurze Konidiophoren, stehen im rechten Winkel zur Hyphe

Konidien selbst sind stachelförmig und werden in langen Ketten von den Konidiophoren abgeschnürt

oft haben sie sich im mikroskopischen Präparat von den Konidiophoren abgetrennt; Konidien erinnern an einen "Stechapfel" oder an einen "Morgenstern"

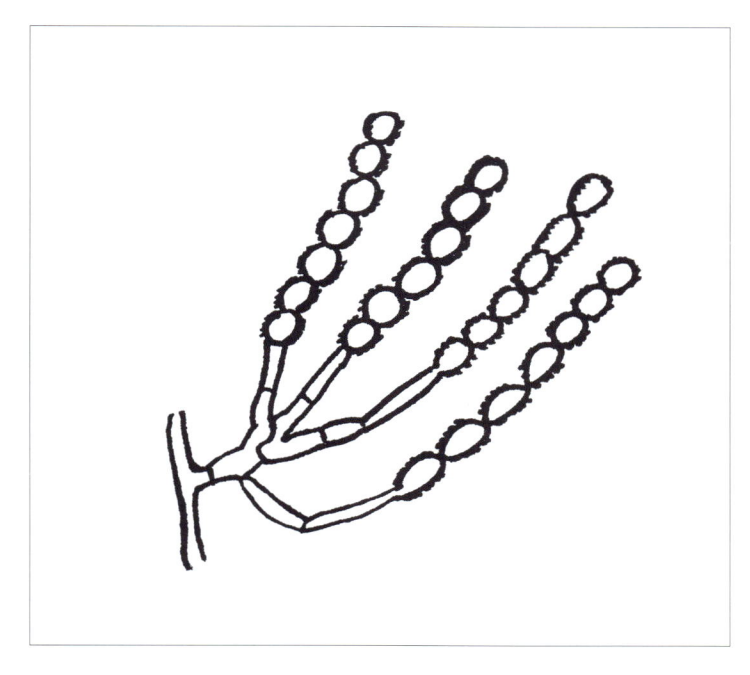

Das sollten Sie unter dem Mikroskop sehen!

Verbreitung und Ansteckung

Weltweit. Pathogengenetisch bedeutsamer Schimmelpilz bei der Onychomykose. Am häufigsten werden die Großzehennägel befallen.

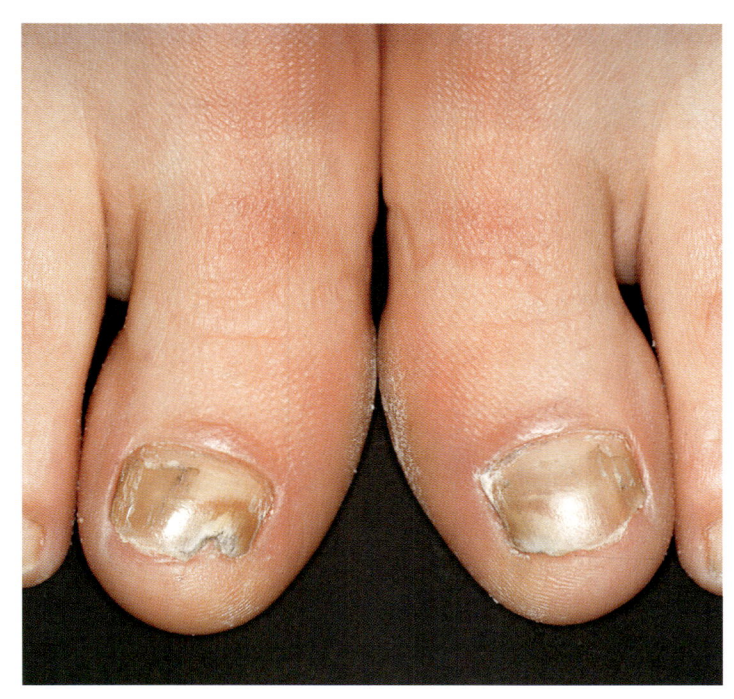

Abb.124: Onychomykose, verursacht durch S. brevicaulis.

Aspergillus fumigatus

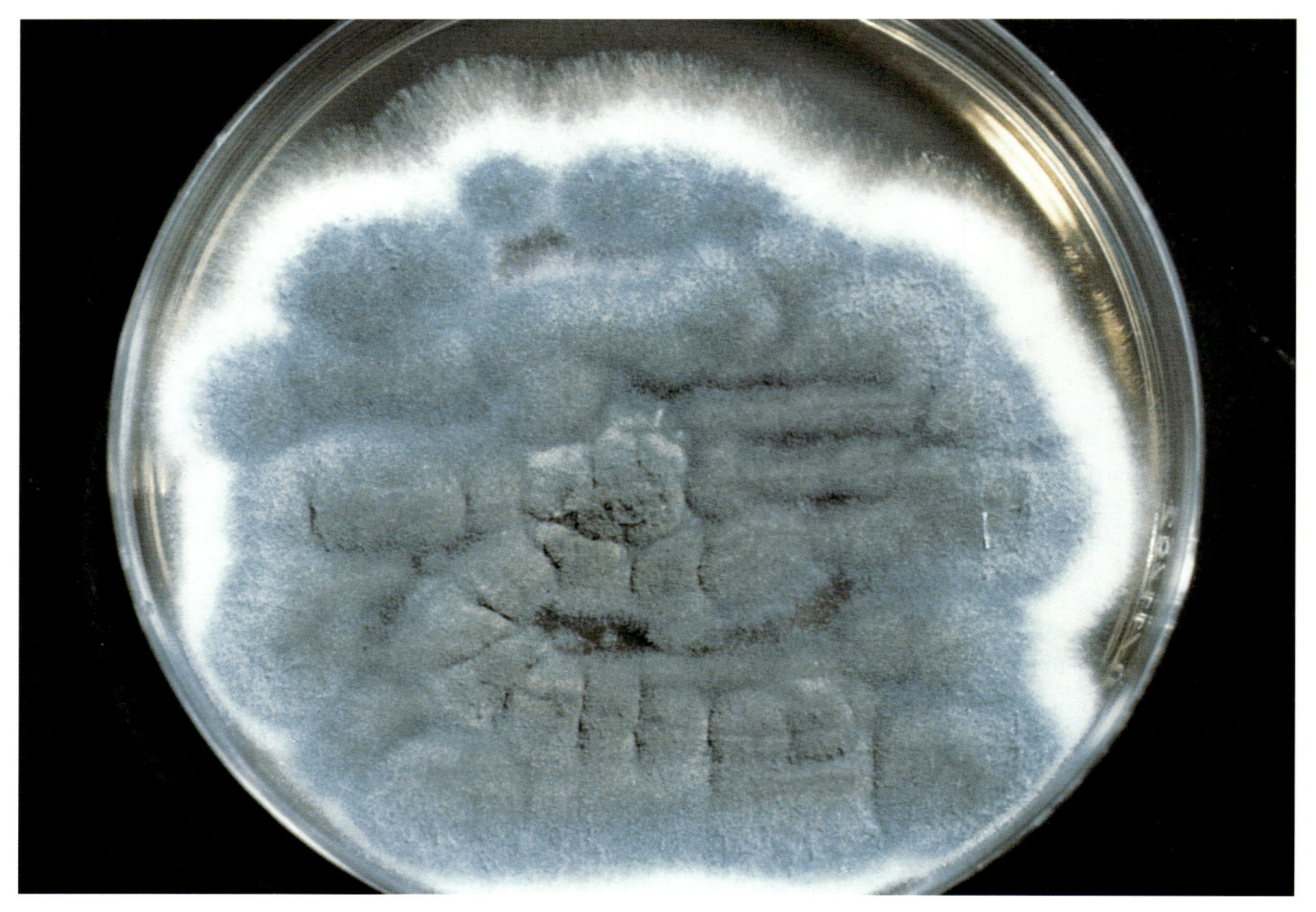

Abb. 125: Aspergillus fumigatus in Reinkultur.

Kultur

- ähnlich wie Penicillium-Arten sehr schnell wachsend

- ausgeprägt sporulierend, daher eher "flockige" Oberfläche

- je nach Spezies variieren die Koloniefarben von sanften Helltönen wie bei A. flavus über ausgebleichtes, schmutzig wirkendes Grau bei A. fumigatus bis hin zum tiefsten Schwarz (A. niger)

Aspergillus fumigatus

Mikroskopische Charakteristika

Das Myzel besteht aus septierten Hyphen

Ausbildung eines ausgeprägten Luftmyzels

Konidiophoren sind unseptiert und gehen im rechten Winkel von der Hyphe ab

Konidiophoren terminal blasig aufgeschwollen; von hier gehen die Sterigmen aus, die eine unendliche Vielzahl Sporen produzieren.

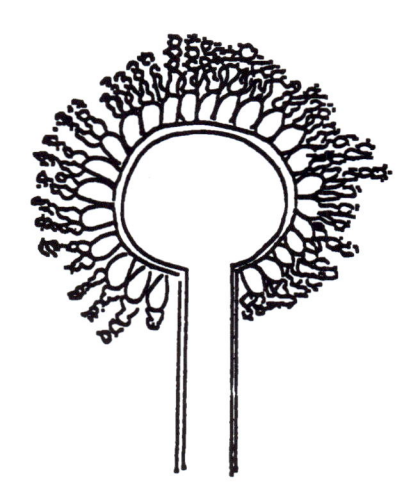

Das sollten Sie unter dem Mikroskop sehen!

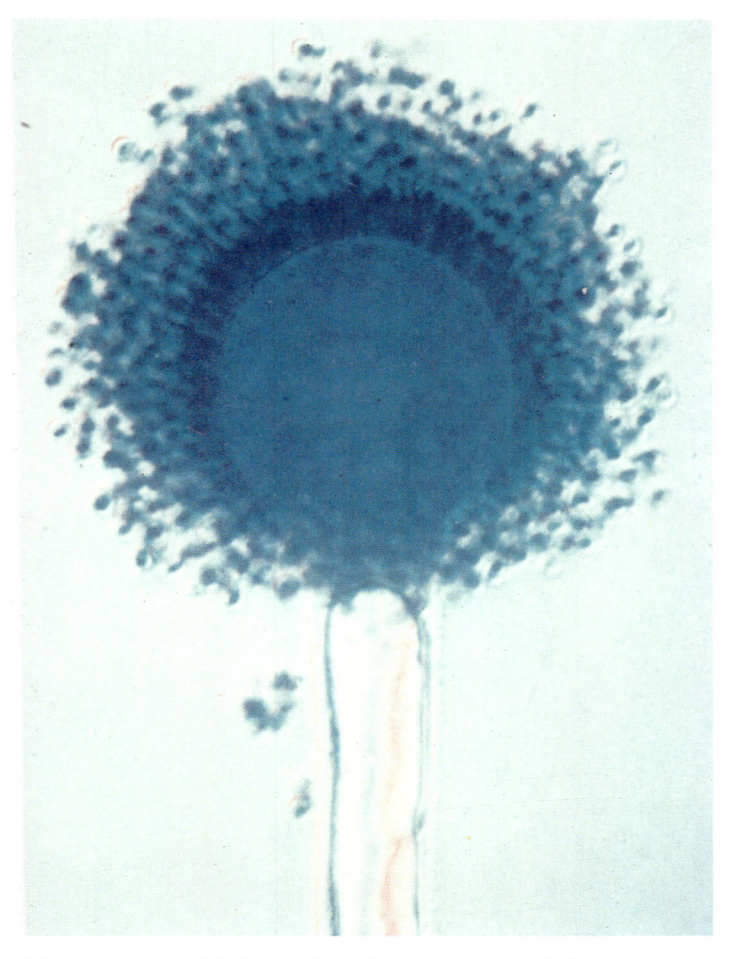

Abb. 126: In Mischkulturen ist zwischen Schimmelpilzen und Dermatophyten zu unterscheiden.

Verbreitung und Ansteckung

Weltweit eine der verbreitetsten Pilzarten und häufigster Kontaminant in Pilzkulturen von dermatologischen Untersuchungsmaterialien. Vorkommen in Blumentopferde, auf Teppichen, Tapeten und in der Raumluft. Als Erreger von Onychomykosen bekannt, aber extrem selten.

Penicillium

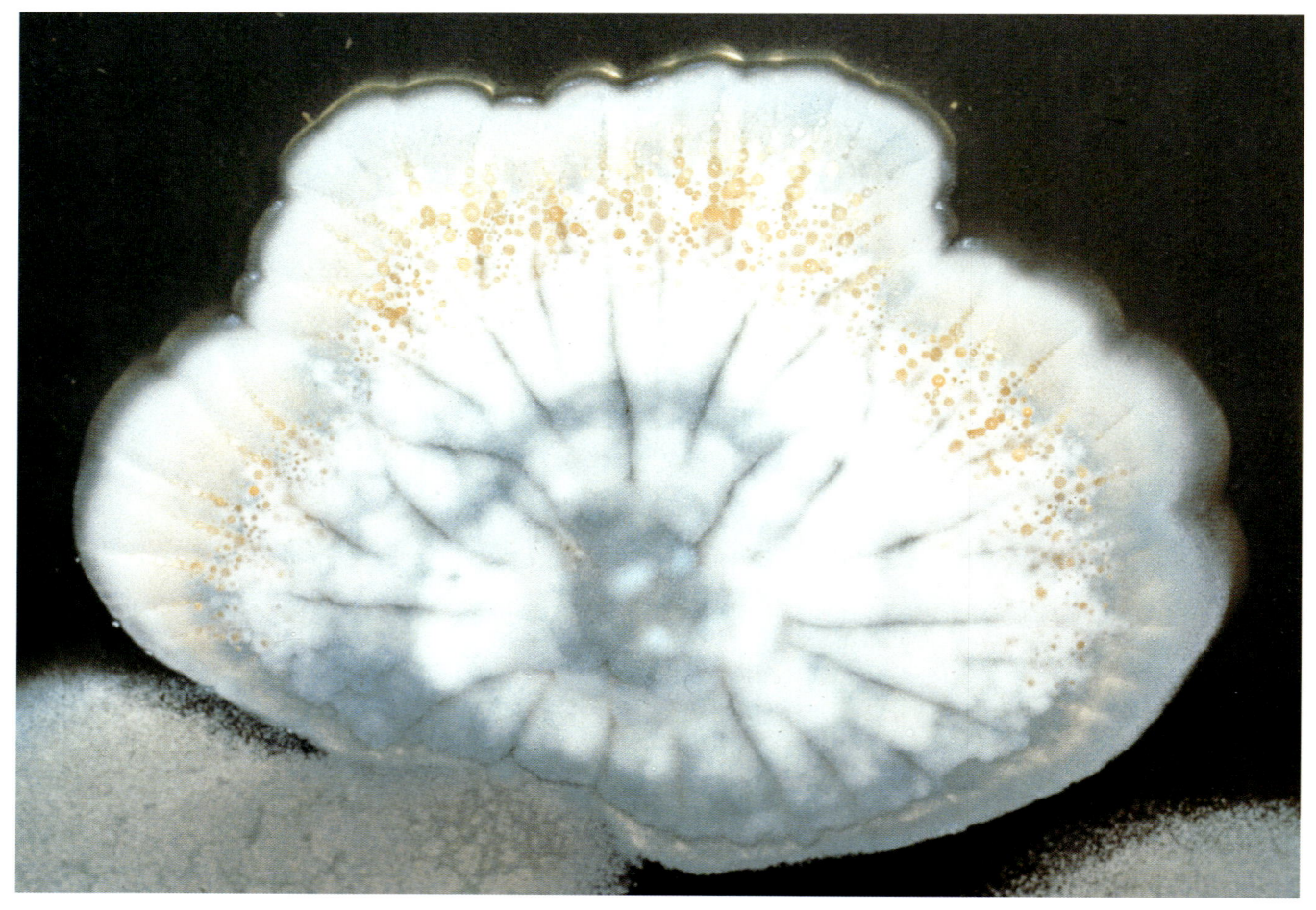

Abb. 127: Anzucht von Penicillium camembertii aus einer Stuhlprobe.

Kultur

- Kolonien werden bereits nach wenigen Tagen gebildet; haben damit die Chance, alles andere zu überwuchern

- liegen meist in der Kolonie in einem grünlichen Farbton vor

- Kolonie meistens pudrig oder samtig

Penicillium

Mikroskopische Charakteristika

Das Myzel ist septiert

die Konidien werden offen an den Konidiophoren gebildet

typische Pinselstruktur,
die einzelnen Penicillium-Arten werden nach der Anordnung der Konidiophoren und der Farbe und Form der Konidien differenziert

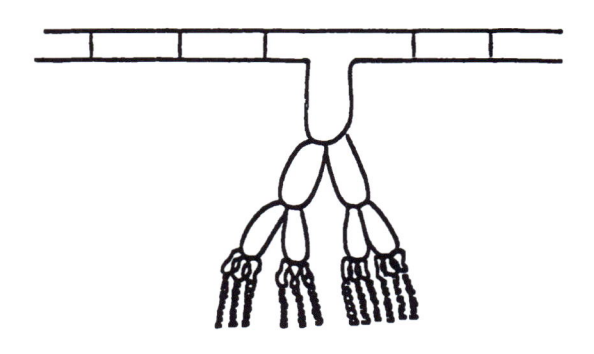

Das sollten Sie unter dem Mikroskop sehen!

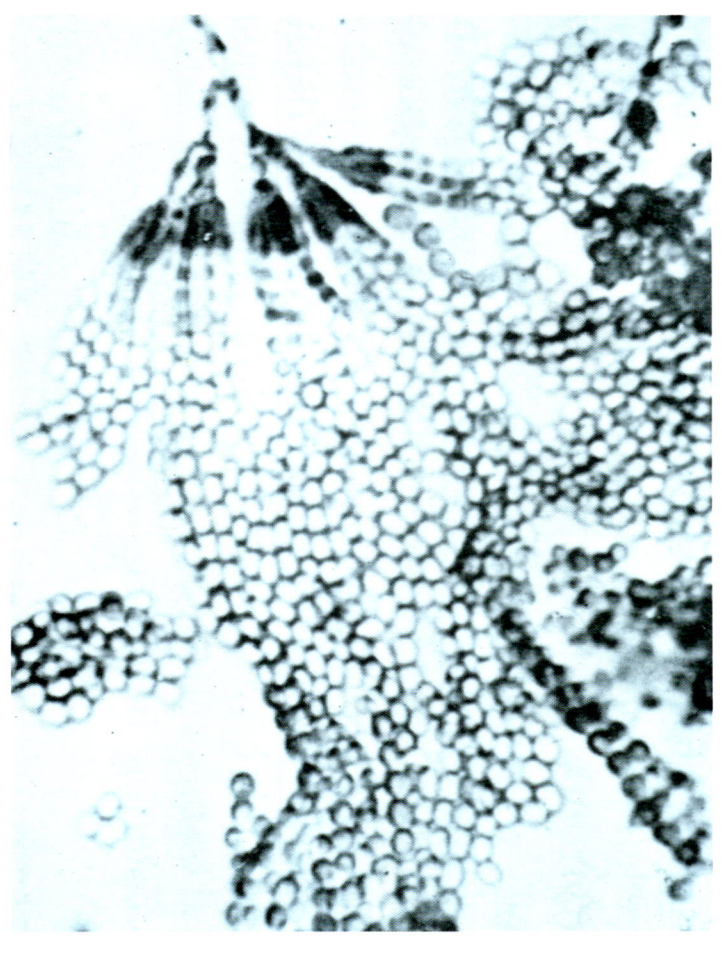

Abb. 128: Pinselartiger Konidienträger.

Verbreitung und Ansteckung

Weltweit. Noch seltener als Aspergillus treten diese Keime als Erreger in Erscheinung. Häufiger Kontaminant in Pilzabstrichen der Mundhöhle und aus Stuhlproben. (Penicillium camembertii und Penicillium roquefortii sind apathogen.)

10. Literaturverzeichnis

Clayton, Y und Gillian Midgley
Medical Mycology
Gower Medical Publishing, 1988

Baran, R, de Berker, D. und Rodney Dawber
Manual of Nail Disease and Surgery
Blackwell Science, 1997

Boni.E. Elwski
Cutaneous Fungal Infection
Blackwell Science, 1998

Frey, D., Oldfield R.J. und Ronald J. Bridger
Farbatlas pathogener Pilze
Schlütersche, 1985

Gravesen, S, Frisvad, J.C. und Robert A. Samson
Microfungi
Munksgaard, 1994

Grigoriu, D., Delacretaz, J und dante Borelli
Lehrbuch der medizinischen Mykologie
Verlag Hans Huber Berlin Stuttgart Wien, 1984

Hoog, G.S. de, Guarro, J.
Atlas of clinical fungi
Centraalbureau voor Schimmelcultures/Universitat Rovia i Virgili, 1995

Jehn, U. (Hrsg.)
Klinische Mykologie. Leitfaden für die interdisziplinäre Praxis.
Landsberg: ecomed, 1997

Koch, Herbert
Leitfaden der Medizinischen Mykologie
Gustav Fischer Verlag, 1977

Korting, H.C.
Dermatomykosen. In. Braun-Falco, O., Plewig, G., Wolf, H.H. (Hrsg.)
Dermatologie und Venerologie
Springer-Verlag, Berlin, Heidelberg, 1995, 279-317

Kozlowska, E.A., Nuber, D.
Leitfaden der praktischen Mykologie. Einführung in die mykologische Diagnostik
Blackwell Wissenschafts-Verlag, Berlin, Wien 1996

Kunzelmann. V., Tietz, H.-J., Roßner, D., Czaika, V., Hopp, M., Schmalreck, A., Sterry, W.
Voraussetzungen für eine effektive Therapie chronisch rezidivierender Vaginalcandidosen
mycoses 39 (Suppl. 1), 1996, 65-72

Meinhof, W.
Isolierung und Identifizierung von Dermatophyten
Zbl. bakt. 273 (1990), 229-245

Nolting, S., Fegeler, K.
Medizinische Mykologie
Springer-Verlag, Berlin, Heidelberg, 1992

Seebacher, C., Blaschke-Hellmessen, R.
Mykosen. Epidemiologie, Diagnostik, Therapie
Gustav Fischer Verlag, Jena, 1990

Seeliger, H.P.R. und Theresia Heymer
Diagnostik pathogener Pilze des Menschen und seiner Umwelt
Georg Thieme Verlag, Stuttgart, 1981

Tietz, H.-J.
Pilzkultur. In: Korting H.C., Sterry, W. (Hrsg.)
Diagnostische Verfahren in der Dermatologie
Blackwell Wissenschafts-Verlag Berlin, Wien, 1997, 189-196

Tietz, H.-J., Kunzelmann, V. Schönian, G.
Wandel des dermatomykologischen Erregerspektrums
mycoses 38 (Suppl.1), 1995, 33-39

Qadripur, S.A.
Pilze und Pilzerkrankungen
Thieme, 1996

11. Stichwortregister

A

Abrißpräparat, 37
Abrißtechnik, 38
Absidia, 57
Abstrichtupfer, 17
Acridinorange, 20
Actidion, 13, 27
ADIDAS-Form, 103
Agar, 13, 22, 26, 31
Agardilution, 144
Agaroberfläche, 13, 22
Agarplatten, Herstellung, 17, 23-31
Agarschale 21
Agarwürfel, 40
Ährenform, 51, 60,127
Akladiumform, 51, 60, 73, 80, 97
antropophil, 9, 21, 79, 121
apathogen, 9, 24
Aspergillus, 58-59
Apophyse, 57
Artdifferenzierung, 23
Arthrosporen, 23, 48, 111, 121, 146, 151
Askosporen, 23
Aspergillaceae, 58, 63
Aspergillus fumigatus, 155, 162-163
Aspergillus-Köpfchen, 59
Athrosporen, 23, 48, 121, 146, 151
Auffangschale, 16, 18
Aureobasidium, 136
Autoklavieren, Vernichtung durch, 26, 28, 43

B

Balanitis, 17
Balanopostitis, 17
Bäumchenform, 51, 60
Beerenform, 51
birnenförmig, 51
Blastospore, 49, 46, 54, 148-151
Botrytysform, 51, 60 79, 83
Breitbandantibiotika, 24
Brocque'sche Kürette, 16
Brühreis, 31

C

Calcofluor, 20
Candida albicans, 10, 23-24, 31, 116, 129-138, 145-147, 152
Candida dubliniensis, 23
Candida famata, 131, 142, 148
Candida glabrata, 129-130, 134, 136-137, 143, 145, 149
Candida guilliermondii, 10, 118, 129-131, 137, 140, 144-145, 148
Candida krusei, 129-130, 136-137, 141, 145, 150
Candida lipolytica, 131
Candida parapsilosis, 10, 116, 129-131, 137, 139, 144-145, 151
Candida pelliculosa, 131
Candida stellatoida, 23
Candida tropicalis, 117, 129-131, 136-137, 140, 145, 152
Candida zeylanoides, 131
Chitin, 20,
Chlamydosporen, 23, 31, 50, 54, 61, 62 73, 79, 91, 97, 103, 112, 113, 115, 117, 121, 125, 127, 152
Chloramphenicol, 14, 24, 136
Chlorazol Black E, 20
Columella, 57
Cryptococcus albidus, 136
Cryptococcus neoformans, 136
Cycloheximid, 13, 23-25, 29, 135
Crossing-over Phänomen, 121

D

Deckgläschen, 11, 40-41, 134
Dermatomykose, 9, 10, 24
Dermatophyten, 4, 9, 15, 21, 24, 66-67, 83, 118, 128
Desinfektion, 43
dichotom, 117
humanpathogene Pilze, 44
Differentialfärbung, 20,
Direktmikroskopie, 38-39, 44

Drucktopf / Schnellkochtopf, 28,
Durchmustern, 18-19

E

Eingucken; 19
Epidermophyton floccosum, 24, 61, 66, 100-103
Erbgrind, 113
Erlenmeyer-Kolben, 29
E-Test, 144

F

Faviforme Erreger, 106, 118,
Feuchte Kammer, 18-19, 32, 40
Fliesspapier, 11, 18-19,
Fluoreszenzmikroskopie, 20-21
Fluorochrom, 20
Fruchtkörper, 36

G

Gelenkspore s. Arthrosporen
Gentamycin, 24, 136
Geotrichum candidum, 130, 135
Gevisol, 43
geweihartig, 53, 113
Geweihhyphe, 53, 113
Glans penis, 17
Glucose, 26, 30,
Glycerin, 30,

H

Haar, 13-15, 20-21
Haarstümpfe, 14-15
Hautschuppen, 12-13, 19, 134
Hefeextrakt, 125
Hefen, 9, 17, 24, 128, 131, 136, 147
Hendersonula toruloidea, 156
Hyphen, 16, 36, 53, 87, 117, 134
Hyphengeflecht, 111
Hyphenanschwellungen, 115

I

Impfhaken, 11, 22, 41
Impföse, 11, 17, 41
Inkubationsdauer, 24
interkalar, 103
Intermediärform, 87
Ito-Refai-Kultur, 41

K

Kalilauge 11, 18
Kammhyphen, 111, 125
Kartoffel-Agar, 27
Kartoffel-Glukose-Agar, 27
Keimschlauch
Keime, Keimzelle, 136
Keratin, Keratinbestandteile, 19
Kerzenhalterform, 97,
Kimmig-Agar, 23 ,30, 136
Klebeband, 22, 29
Klebestreifen (Abriß) Präparat, 37
Kochsalzlösung, physiologische, 17
Köpfchenschimmel, 57
KOH, 13, 18-19, 134
Kollehalter, 11, 22
Konidie, 51, 63, 97, 160, 165
Konidienträger, 56, 58
Konidiophor, 56, 161, 163

L

Lactophenolblau, 11, 20
Luftmyzel, 55
Lysolin, 43

M

Makrokonidien, 4, 23, 30, 36, 52, 61-63, 73, 78-80, 83, 85, 87, 91, 111, 113, 117, 119, 121, 123-125, 127
Malassezia furfur, 10, 21, 129-131, 134, 153
Mantelsporen, 21
Materialentnahme, 9,1 2,1 34

Mazeration, 18
Meerschweinchen, 8
Megasporen, 21
Metula, 56
Microdilution, 144
Mikrokonidien, s. Makrokonidien
Mikroskopie, 134
Micromorphologie, 24
Microsporum audouinii, 65, 124-125
Microsporum canis, 21, 10, 60, 65, 67, 92-97
Microsporum cookei, 4
Microsporum ferrugineum, 65
Microsporum. gallinae, 65, 67
Microsporum gypseum, 62, 67, 98-99
mikroaerophil, 23
Mikrokonidie, 30, 51, 60-63, 79-81, 83, 85, 87, 91, 99, 117, 119, 121, 123
Mikrosporie, 9, 19, 99
Mucor, 53, 57
Myzel, 23, 36, 55
Mykothek, 32

N

NaCl, 26
NaOH, 28
Nagelmaterial, 16, 20
Nativpräparat, 8-9, 12, 18-19, 21, 153

O

Objektglaskultur, 40
Objektträger, 11, 18, 38, 40, 134
Onychomykose, 73, 161

P

Paronychium, 16
PAS-Färbung, 59, 153
Pilzhyphen, 16, 20
Penicillin, 14, 24
Penicillium, 56, 164
Pepton, 26, 30
Petrischale, 11

Petrischalen-Kultur, 41
Petrischalentechnik, 41
pH – Wert, 24, 28
Phenol, 26
Pigmentinduktion, 27
Pilzdifferenzierung, 17
Pilzhyphen, 16, 20
Pilzkulturen, -Beseitigung, 35
Pilzmorphe, 24
Pityriasis versicolor, 153
Pleomorphie, 23, 30, 32
Präpariernadel, 11, 13, 18-22
Präputium, 17
Protuberanzen, 99, 125, 127
Primärkultur, 18-23, 27, 36
Pseudomyzel, 23, 54, 135, 148

R

Raquettehyphen, 53, 63
Reis-Agar, 23, 31
Reisplatten-Kultur, 137-143, 146-147
Resistenzphänomen, 144
Resistenzprüfung, 148
Rhizomucor, 57
Rhizopus, 57
Rhodotorula, 25
Rhodotorula rubra, 136

S

Sabouraud-Glucose-Agar, 23, 30
Sagrotan, 43
Scharfer Löffel, 11
Schimmelpilz, 9, 23-24, 56-57, 154-155
Schimmelpilze pathopotente, 24
Schrägagar-Röhrchen, 32-34, 39
Scopulariopsis brevicaulis, 10, 64, 155-156, 158-161
Scytalidium hyalinum, 156
Seitenhyphen, 121
Seitenverzweigung, 115
Sekundärkultur, 23
Selektiv-Agar, 23-24

Selektiv-Nährmedium, 13
Selektiv-Nährböden, 135-136
septiert, 18, 36
Skalpell, 11, 40-41
Soor, 24
Spekulum, 17
Spiralhyphe, 53, 60, 79-80, 86
Sporangiophor, 57
Sporangium, 57
Spore, 16, 30, 36, 47
Sporangienträger, 57
Sporenkeimung, 47
Sporenkette, 49
Sporenmanschette, 21
Sporenmutterzelle, 49
Sporenrasen, 21
Sproßzelle, 20, 134
Standard-Nährbouillon, 30
Staubbüschel, 79
Sterigmen, 56, 58, 63, 163
sternenförmig, 151
Streptococcus pyogenes, 136
Streptomycin, 24, 136
Subkultur, 70, 137
Substratmyzel, 55

T

TEAH, 11, 13, 18-19
terminal, 103
Tesafilm, Abriß, 107
Thallus, 88
Thiamin, 61
Tinea, 8, 12, 21, 73, 108
Tinea imbricata, 117
Transportmedium, 17
Traubenform, s. Botrhytysform
Trichophytie, 14
Trichophyton ajelloi, 65-67, 118-119
Trichophyton concentricum, 65, 67, 116-117
Trichophyton equinum, 65, 67, 122-123
Trichophyton gallinae, 67, 126-127
Trichophyton schoenleinii, 65, 67, 112-113
Trichophyton soudanense, 65, 67, 120-121, 124
Trichophyton terrestre, 63, 65, 67, 84-87
Trichophyton tonsurans, 10, 21, 24, 65, 67, 88, 91
Trichophyton verrucusum, 21, 61, 65, 67, 106-111
Trichophyton violaceum, 24, 65, 67, 114-115, 125
Trichosporum cutaneum, 10, 131
Trichophyton rubrum, 10, 21, 24, 26, 27, 60, 65, 67-73
Trichphyton mentagrophytes, 24, 60, 73-83
T.m. var. interdigitale, 10, 27, 65, 67, 74
T.m. var. granulosum, 8, 21, 45, 65, 67, 75-77
T.m. var. erinacei, 26, 65, 67, 80-81
T.m. var. quinckeanum, 65, 67, 83-84

U

Unterkammerungsgrad, 103
Ureaseagar, 26
Ureasetest, 26

V

Vaginalsekret, 17
Vakzination, 111
Versandröhrchen, 17
Vesicula, 58, 63
Vorreinigung, 12-14, 16

W

Wolfszahn, 60

Z

Zellwände, 119
zigarrenförmig, 73, 83, 97
zoophil, 9, 21, 65, 79, 83
Zupfpräparat, 36